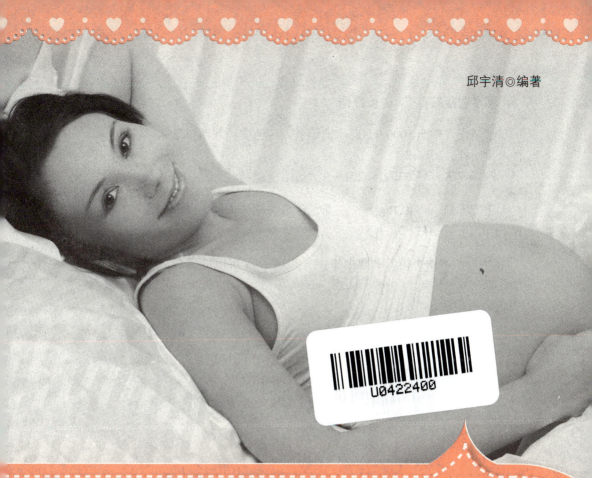

邱宇清◎编著

最新 十月怀胎 1000问

ZUIXIN SHIYUE HUAITAI 1000 WEN

陕西出版传媒集团
陕西科学技术出版社

图书在版编目（CIP）数据

最新十月怀胎1000问/邱宇清编著. —西安：陕西科学技术出版社，2014.10
　ISBN 978-7-5369-6201-9

Ⅰ. ①最… Ⅱ. ①邱… Ⅲ. ①妊娠期—妇幼保健—问题解答 Ⅳ. ①R715.3-44

中国版本图书馆CIP数据核字（2014）第184938号

最新十月怀胎1000问

出 版 者	陕西出版传媒集团　陕西科学技术出版社
	西安北大街131号　邮编　710003
	电话 (029) 87211894　传真 (029) 87218236
	http://www.snstp.com
发 行 者	陕西出版传媒集团　陕西科学技术出版社
	电话 (029) 87212206　87260001
印　　刷	三河市南阳印刷有限公司
规　　格	710mm×1000mm　16开本
印　　张	27.25
字　　数	420千字
版　　次	2015年1月第1版
	2015年1月第1次印刷
书　　号	ISBN 978-7-5369-6201-9
定　　价	29.80元

版权所有　翻印必究

Foreword 前言

　　经历怀孕的女人是美丽的，养育儿女的母亲是伟大的。孕育带给女人特殊而难忘的经历，也承载了女人一生的幸福。对于女人来说，怀胎10个月，虽然很辛苦，但感觉肚中宝宝一天天长大，将为人母的幸福感会充满孕妈妈生活的每一个角落。

　　谁都想生一个健康、聪明的宝宝。相信孕妈妈从准备怀孕的那一刻起，就会对任何与怀孕有关的事情产生疑问。比如：生宝宝的最佳年龄是多少？何时是受孕的最佳时机？孕前需要做哪些检查？孕前要防治哪些遗传病？在怀孕的十个月里，孕妈妈与胎宝宝同体休息，孕妈妈如何饮食和保健才能让自己和宝宝都健康？怎样进行胎教才能让宝宝更聪明？临近分娩，孕妈妈是不是很焦虑，甚至有点不知所措？临产前应做好哪些准备工作？哪些辅助工作能让生产更安全？产后如何照顾宝宝更合理？……面对这些问题，要使孕妈妈们打消顾虑、安心地度过孕育的日子，这正是我们编写《最新十月怀胎1000问》的初衷，并以此奉献给新婚夫妇和年轻的父母们。

　　本书对孕妈妈所有可能遇到的问题进行了归类整理，介绍了孕前准备、孕期保健、分娩及产后保健等多方面的知识。本书寓科学于优生，寓医学于保健，没有长篇大论的医学理论知识，只是用通俗易懂的语言告诉读者，该做什么，不该做什么。通过阅读，读者可以轻松学习到孕育常识，了解孕育的过程，进而扫清幸福路上的一切障碍。

　　最后，希望本书的光顾，会让读者如愿以偿，并伴随读者愉快地度过孕产期，成为读者贴心的老师、顾问和朋友，成为读者科学孕育健康宝宝、顺利分娩的首选指南。

编　者

目录

Part1 不容忽视的孕前准备

遗传的秘密 /002
夫妇在什么情况下需做遗传咨询 /002
哪些遗传者不宜生育 /002
什么是遗传性疾病检查 /003
为什么患有同种隐性遗传基因的夫妇
　不宜生育 /004
为什么近亲不宜结婚 /004
针对男性的遗传病都有哪些 /004
选择性别可以阻断遗传吗 /005
为什么说母亲的智力在遗传因素中
　占重要地位 /006
"儿子像妈妈，女儿像爸爸"有道理吗 /006

关注科学饮食 /006
为什么孕前要注重补充叶酸 /006
怎样从食物中摄取叶酸 /007
孕前什么时候开始加强营养 /007
孕前不宜过多食用哪些食物 /008
怎样通过食物排出体内毒素 /008
为什么说孕前要定时吃饭 /009
孕前男性还要注意饮食吗 /009

孕前男性需要摄入哪些食物 /010
如何做到营养均衡 /011
吃什么有助于受孕 /011

日常生活中的小细节 /012
孕前男性用药要注意哪些事项 /012
孕前夫妇长时间熬夜有哪些危害 /012
孕前女性为什么不宜接触洗涤剂 /013
男性怎样做才能为优生创造条件 /013
为什么男性孕前不宜洗桑拿浴 /014
男性在备孕前要戒烟戒酒多久 /014
孕前女性用药有哪些注意事项 /015
孕前应做好怎样的心理调整 /015
为什么说孕前男性也要调整好心态 /015
准备怀孕的夫妇正常体重范围是多少 /016
太胖的女性孕前怎样减重 /016
太瘦的女性孕前如何增肥 /017
孕前如何测试自己的体能 /017
如何科学安排孕前运动 /018
哪些工作不利于怀孕 /018

001

重视孕前检查 /019

什么时候开始做孕前检查 /019
哪些女性一定要做孕前检查 /019
男性也要做孕前检查吗 /020
男性要做的孕前检查项目有哪些 /020
女性要做的孕前检查项目有哪些 /021
孕前检查要做哪些准备 /022
为什么孕前一定要做口腔检查 /023
孕前可以进行X射线检查吗 /023

孕前知识补充 /024

最佳孕育年龄是多大 /024
高龄还能妊娠吗 /024
一天中什么时间受孕最好 /024
一年中哪个月份怀孕比较好 /025
女性性高潮真的有利于优生吗 /025
受孕的最佳体位是什么 /025
通过饮食能控制生男生女吗 /026
生双胞胎与哪些因素有关 /026
精子是如何产生的 /027
卵子是如何产生的 /027
精子与卵子的相遇过程是怎样的 /028

Part2 非常完美的十月孕期

孕1月

发现身体微妙变化 /030

月经超过1~2周没来就是怀孕了吗 /030
胃口是否发生变化了 /030
有乳房胀痛的感觉了吗 /031
是否出现尿频现象了 /031
基础体温升高正常吗 /031
是否感到精神疲乏了 /031
偶尔会出现眩晕、头昏吗 /031
阴道分泌物是否增多了 /031
特别图示——胎宝宝每周变化 /032

找到最佳胎教方案 /032

什么是胎教 /032
接受过胎教的宝宝有什么特点 /033
准爸爸参与胎教有哪些好处 /033
哪些胎教方式夫妻合作效果更好 /034
怎样选择胎教方案才会不盲目 /035

目录

好心情也是胎教的一种吗 /035	孕妈妈选择鞋子有什么讲究 /047
什么是斯瑟蒂克胎教法 /036	厨房里的油烟有怎样的危害 /047
胎儿对声音有分辨能力吗 /036	孕妈妈为什么要及早进行早孕检查 /048
为胎儿进行音乐胎教有什么益处 /036	淋浴时为什么水温不宜过高 /048
胎教的先决条件是什么 /037	孕妈妈运动时有哪些注意事项 /048
为什么说胎教应适度进行 /037	医院有哪些验孕方法 /049

掌握科学的饮食原则 /038

怎样才能减少辐射 /049
孕早期的营养原则是什么 /038
装修与胎儿健康有着怎样的联系 /050
早餐吃什么更健康 /038
生活中有哪些辐射源要注意 /050
孕妈妈每日的摄盐量以多少克为宜 /039
怀孕后为什么不宜洗盆浴 /051
孕期吃姜和蒜需要注意些什么 /039
为什么日光浴的时间不宜过久 /051
孕期为什么要喝牛奶 /040
为什么孕妈妈的居室内不宜放花草 /051
孕期吃豆腐有什么益处 /040
预产期怎样推算 /052
为防止便秘,孕妈妈应多吃哪些食物 /041
孕早期每天适宜睡多久 /052
孕早期每日供给量的参考值是多少 /041
孕早期身体不适还能做家务吗 /052
孕妈妈偏食有危害吗 /042

消除孕期症状困扰 /053

孕妇缺钙有什么危害 /042
孕妈妈应如何注意口腔卫生 /053
孕期怎样合理补钙 /042
孕妈妈为什么要注意唇部卫生 /054
喝大骨头汤可以补钙吗 /043
阴道炎在未治愈前为什么不宜怀孕 /054
孕妈妈如何补锌 /043
生理性腹痛真的不必担心吗 /054
水果吃得越多就越好吗 /043
为什么会出现腹痛 /054
为什么不宜吃罐头食品 /044
服用感冒药后发现自己怀孕了怎么办 /055
为什么说孕期吃牛、羊肉比吃猪肉好 /044
孕妈妈该如何预防感冒 /055
可以防治口腔疾病的食物都有哪些 /044
孕期感冒怎么处理好 /056
孕1月推荐的食谱都有哪些 /045
孕期生病吃中草药对宝宝有害吗 /056

关注日常生活细节 /046

什么样的女性容易发生宫外孕 /056
孕期一定要暂别宠物吗 /046
如何辨别宫外孕 /057
如何防止甲醛的危害 /046
宫外孕会影响以后的生育吗 /057
在购置孕妇装时应注意什么 /046
孕早期没有妊娠反应正常吗 /057

孕早期阴道出血是严重问题吗 /058
孕早期可以做放射线检查吗 /058
孕早期需要做B超检查吗 /058

孕2月

发现身体微妙变化 /059

有眩晕感正常吗 /059
经常感到潮热是怎么回事 /059
乳房胀痛、尿频是正常现象吗 /059
孕期腹部出现蜘蛛状细纹是病吗 /060
为什么会出现慵懒乏力的症状 /060
子宫有了怎样的变化 /061
情绪发生了怎样的变化 /061
基础体温是否升高了 /061
为什么会出现外阴瘙痒 /061
为什么会出现胀气 /062
呼吸加快是正常现象吗 /062
偶尔会出现轻微腹部疼痛正常吗 /062
特别图示——胎宝宝每周变化 /063

找到最佳胎教方案 /063

如何进行音乐胎教 /063
如何进行环境胎教 /064
如何进行联想胎教 /065
什么是脑呼吸法 /065
进行音乐胎教时为什么忌用高频声音 /066
为什么胎教音乐不宜过长 /066
播放胎教音乐时,怎样调整
　合适的音量 /066
哪些文学类胎教读物较好 /067

哪些亲情绘本类胎教读物较好 /067
选择哪些诗歌童谣类读物较好 /067
为什么说母体行为会影响到胎宝宝 /067
怎样进行自然胎教 /068

掌握科学的饮食原则 /068

为什么说少量多餐可以缓解孕吐 /068
有哪些易于消化的食物 /068
饮食清淡可以缓解孕吐吗 /069
尝试用水果做菜可以缓解孕吐吗 /069
何时吃早餐最合适 /069
孕妈妈为什么不适宜吃山楂 /069
孕期为什么不宜吃人工腌制类食物 /069
孕期食用土豆需注意些什么 /069
孕妈妈身边可以常备哪些小零食 /070
为什么说过吃桂圆易流产 /070
孕期怎样选对喝水时间 /071
孕期每天喝多少水比较合适 /071
哪些水不能喝 /071
什么是"高GI"食物 /072
哪些食物有助于通便 /072
为什么说孕期宜摄入适量植物油 /072
为什么说孕期要摄入更多的
　蛋白质和钙 /072
经常吃香蕉、苹果有什么益处 /073
如何通过饮食缓解眩晕 /073
孕期可以吃冷饮吗 /073
孕妈妈喝牛奶有哪些要注意的 /074
孕妈妈适宜吃哪些酸味食物 /074
孕期多吃瘦肉有什么好处 /074
孕期为什么要少吃动物肝脏 /075

目录

食用芝麻可以补充脂肪吗	/075
孕妈妈为什么不宜吃太多菠菜	/076
孕2月推荐的食谱都有哪些	/076

关注日常生活细节 /077

孕妈妈在选择胸罩时有什么讲究	/077
孕期在选购内裤时应注意什么	/078
孕期为什么不适合睡软床	/078
工作中的孕妈妈如何面对孕吐	/078
孕妈妈夏季如何做好防晒	/079
孕期怎样提高睡眠质量	/079
怎样避免噪声污染	/080
在职孕妈妈需要远离哪些工作环境	/080
寻找怎样的时机告诉老板孕事更合适	/081
孕期泡脚要注意些什么	/081
孕期使用什么护肤品比较好	/081
孕妈妈为什么要增加休息时间	/082
孕妈妈抹外用药为什么要慎重	/082
孕早期为什么要禁止性行为	/082
睡午觉对孕妈妈有什么益处	/083
孕妈妈在看电视时有哪些注意事项	/083
孕妈妈在开车时要注意什么	/084
为什么要建立健康档案	/084
建立健康档案需要什么证件	/085
建立健康档案前需做哪些检查	/085

消除孕期症状困扰 /085

什么是妊娠牙龈炎	/085
妊娠牙龈炎如何预防	/085
什么情况下需要进行提前产检	/086
怎样缓解乳房的不适感	/086
孕妈妈经常出现尿频是怎么回事	/087
如何应对先兆流产	/087
为什么说第1次产前检查非常关键	/087
为什么说孕早期拔牙易流产	/088
怎样避免阴道交叉感染	/088
孕期如何应对胃灼热	/088
孕早期频繁恶心、呕吐怎么办	/089
恶心、呕吐对孕妇和胎儿有影响吗	/089
什么是习惯性流产	/089
习惯性流产该如何预防	/089

孕3月

发现身体微妙变化 /091

总有饥饿感是怎么回事	/091
孕妈妈是否感觉变胖了一些	/091
孕期一直有尿频现象吗	/092
妊娠斑开始出现了吗	/092
出现气短的情况是身体有什么疾病了吗	/092
孕妈妈为什么情绪波动越来越大了	/092
为什么皮肤越来越油腻了	/093
本月子宫长到多大了	/093
抑郁和头疼属于正常现象吗	/093
出现便秘是正常的吗	/093
乳房持续增长是正常的吗	/093
皮肤粗糙是正常变化吗	/094
特别图示——胎宝宝每周变化	/094

找到最佳胎教方案 /095

为什么要对胎宝宝哼唱歌曲	/095
意识诱导真的很重要吗	/095

005

准爸爸在胎教中有着怎样的责任 /095
怎样给胎宝宝绘声绘色地讲故事 /096
如何为宝宝准备胎教卡片 /097
接受过胎教的宝宝有怎样的特征 /097
怎样对胎宝宝进行良性的听觉刺激 /098
与胎宝宝聊天有哪些需要注意的 /098
为什么说爱美也是一种胎教 /099
抚摸胎教怎样做 /099
在绘画时如何更好地进行胎教 /099
如何根据孕期不同阶段选择胎教音乐 /100
孕妈妈怎样听音乐最有利于胎教 /100
胎教时选择听古典音乐是不是更好 /101
胎宝宝喜欢准爸爸的声音吗 /101

掌握科学的饮食原则 /101

孕妈妈如何补充锌、铜等微量元素 /101
如何为胎宝宝提供充足的钙 /102
孕早期为什么要少吃糖 /103
怎样通过饮食预防妊娠贫血 /103
孕期饮食有哪些禁忌 /104
多吃含维生素C食物能增加抵抗力吗 /104
孕妈妈偏食会影响胎宝宝发育吗 /104
哪些孕妈妈易被"孕期抑郁"侵扰 /105
孕妈妈是否需要喝孕妇奶粉 /105
孕妇奶粉怎样选用 /106
喝孕妇奶粉会发胖吗?还需要
　补叶酸吗? /106
为什么说孕妈妈不可节食 /106
孕期吃水果能改善宝宝的肤色吗 /107
易过敏的孕妈妈在饮食方面有哪些
　注意事项 /107

常见的过敏食物有哪些 /107
适宜孕妈妈吃的粗粮有哪些 /108
为什么说摄入蛋白质要适量 /109
不能以营养品代替食品的原因是什么 /109
孕3月推荐的食谱都有哪些 /109

关注日常生活细节 /110

哪些体操适合孕妈妈 /110
手指健脑操怎么做 /111
孕早期如何缓解心理压力 /111
在职孕妈妈需准备哪些小道具 /112
工作时怎样保持舒适的坐姿 /112
遇到怎样的情况孕妈妈应暂停工作 /113
准爸爸在给妻子按摩时有哪些
　注意事项 /113
孕妈妈戴隐形眼镜有哪些危害 /113
孕期为什么不能戴首饰 /114
孕妈妈在看电视时应注意些什么 /114
徒步走有什么讲究 /115
如何搭乘各种交通工具 /115
上下楼梯要注意些什么 /115
化学用品的使用方法是什么 /116
准爸爸怎样帮妻子洗头 /116

消除孕期症状困扰 /117

妊娠糖尿病对胎儿的影响大吗 /117
妊娠糖尿病产后会好吗 /117
出现外阴瘙痒时该怎样处理 /117
如何判断孕妈妈是否患有贫血 /118
如何防治贫血 /118
唐氏筛查的准确度是多少 /118
哪些孕妈妈要做唐氏筛查 /119

什么是葡萄胎 /119
孕妈妈出现什么情况应及时就诊 /120
如何缓解下肢水肿 /120
孕期检查为什么并非越多越好 /121
妊娠期患了乙肝怎么办 /121

孕4月

发现身体微妙变化 /122

皮肤变黑并出现黑色区域，正常吗 /122
乳房变大且颜色加深，正常吗 /122
子宫有了怎样的变化 /123
为什么夜尿量多于日尿量 /123
心搏量怎么也逐步增加了 /123
食欲大增是不是胎儿进入了
　迅速增长期 /123
腰背部出现疼痛是怎么回事 /123
感觉到胎动了吗 /123
特别图示——胎宝宝每周变化 /124

找到最佳胎教方案 /125

怎样保持乐观的情绪 /125
帮助胎宝宝发育的胎教操该如何做 /125
为什么说孕中期是进行胎教的
　最佳时期 /126
哪些方法能让心情很快平静下来 /126
孕妈妈自觉紧张时如何消除 /127
孕妈妈是否知道古人对胎教的认识 /127
如何让胎宝宝感受到深深的母爱 /128
古人要求准妈妈们做到哪"四勿" /128
怎样定时与胎宝宝对话 /129

怎样对胎宝宝进行视觉功能训练 /129
现在可以对胎宝宝进行宫内
　运动训练吗 /129
怎样在孕期培养宝宝的性格 /130
孕中期准爸爸如何进行胎教 /130
孕妈妈如何陶冶自己的情操 /131
为什么说微笑也是胎教 /131
怎样用外语和胎宝宝对话 /132

掌握科学的饮食原则 /132

怎样有选择性地吃海鲜 /132
哪些食物搭配易引起腹泻 /132
为什么说孕期不宜吃热性调料 /133
多吃小米对胎宝宝发育有好处吗 /133
用食物可以矫正遗传方面的不足吗 /133
为什么吃水果也要挑好时间 /134
夏季饮食有哪些要注意的 /134
多吃芹菜有哪些好处 /135
只吃素食对胎宝宝有什么影响 /135
吃什么可以防治妊娠纹 /136
孕期可以吃薯条、薯片吗 /136
多吃黄瓜有哪些好处 /136
每次喝牛奶要注意些什么 /137
不爱喝牛奶的孕妈妈该如何补充营养 /137
不宜吃精米、精面的原因是什么 /137
吃火锅应该注意什么 /138
工作餐中哪些食物要丢弃 /138
怎样增加工作餐的营养 /139
怎样吃鱼更健康 /139
不爱吃鱼的孕妈妈该如何补充营养 /139
孕4月推荐的食谱都有哪些 /140

关注日常生活细节 /140

- 乳头内陷怎样纠正 /140
- 宫底高怎样自测 /141
- 帮助呼吸的鼓胸运动该怎么做 /142
- 孕期如何护理秀发 /142
- 孕期游泳有什么益处 /142
- 游泳前有哪些事项是需要注意的 /143
- 怎样知道自己是否超重了 /143
- 孕妈妈超重意味着什么 /144
- 如何科学控制体重的增长 /144
- 孕期瑜伽对孕妈妈有什么好处 /144
- 孕期瑜伽哪些动作不可做 /145
- 怎样进行乳房按摩 /145
- 如何按摩乳头 /146
- 怎样营造良好的睡眠环境 /146
- 孕中期怎样合理安排性生活 /146
- 为什么不可以仰卧睡 /147
- 性生活中哪些体位比较合适 /147

消除孕期症状困扰 /148

- 为什么会出现消化不良的现象 /148
- 怀孕后一定会出现静脉曲张吗 /148
- 胎盘的构成是怎样的 /148
- 胎盘的主要功能都有哪些 /149
- 胎儿的生长情况是怎么判断的 /149
- 怎样预防胎儿宫内发育迟缓 /150
- 第2次产检需要了解什么 /150
- 哪些情况下需要做羊水穿刺 /150
- 腿部抽筋该怎么预防 /150
- 子宫压迫下腹疼痛是怎么回事 /151
- 腹部开始发痒怎么办 /151
- 什么是高危妊娠 /151
- 到了孕中期肚子还小是怎么回事 /152
- 出现腹泻该怎么办 /152
- 怎样判断自己是否得了牙龈炎 /152
- 牙龈炎该怎样防治 /153
- 什么情况下容易诱发痔疮 /153
- 怎样做好痔疮的预防 /153
- 孕期打鼾需要治疗吗 /154

孕5月

发现身体微妙变化 /155

- 腹部疼痛正常吗 /155
- 乳房为什么越来越大 /155
- 子宫有多大了 /156
- 心脏负荷增加,身体有什么感觉 /156
- 发质怎么也开始改变了 /156
- 有没有感觉到胎宝宝在运动 /156
- 为什么分泌物增多了 /156
- 特别图示——胎宝宝每周变化 /157

找到最佳胎教方案 /158

- 抚摸胎教中的触压拍打法怎么做 /158
- 抚摸胎教中的踢肚游戏法怎么做 /159
- 孕妈妈唱歌是最好的胎教吗 /159
- 进行语言胎教时应注意些什么 /159
- 怎样利用图片进行胎教 /160
- 为什么要播放节奏明快的乐曲 /160
- 怎样对胎宝宝进行嗅觉胎教训练 /160
- 怎样培养胎宝宝的联想潜能 /160
- 为什么说意念是胎教的一种重要手段 /161

如何教胎宝宝识数字	/162
光照胎教的依据是什么	/162
怎样用光照为胎宝宝训练昼夜节律	/162

掌握科学的饮食原则 /163

为什么说海带要少吃，还要常吃	/163
怎样判断自己的饮食是否相对营养过剩	/163
营养过剩有哪些隐患	/164
营养过剩的一个重要表现是什么	/164
孕期怎样煮粥更好喝	/164
睡前吃少量葵花子能促进睡眠吗	/165
睡前多吃含铜的食物能促进睡眠吗	/165
孕期一点"垃圾食品"都不能吃吗	/165
孕期喝浓茶真的会造成宝宝畸形吗	/165
可以服用补充剂吗	/166
孕中期有必要减少脂肪和甜食的摄入量吗	/166
好吃又不会胖的营养食品有哪些	/166
孕期吃蜂王浆能促进胎宝宝大脑发育吗	/167
孕期饮食能影响到出生后宝宝的视力吗	/167
促进视力发育的食物有哪些	/168
为什么说吃熟西红柿更营养	/168
吃猪腰时有哪些讲究	/169
芒果不宜多吃的原因是什么	/169
孕期服用大量鱼肝油有哪些危害	/169
为什么孕期不能喝纯净水	/170
孕5月推荐的食谱都有哪些	/170

关注日常生活细节 /171

饮后立即洗澡有哪些危害	/171
开灯睡眠为什么不利妊娠	/171
为什么到孕中期也要坚持运动	/172
为什么不宜长时间使用电扇和空调	/172
怎样锻炼腹背肌	/172
怎样锻炼骨盆和腰肌	/173
怎样锻炼脚部肌肉	/173
戴腹带有什么好处	/173
腹带有哪几种	/173
在办公室怎样睡更舒适	/174
孕期哪个时间段可以出游	/174
旅行前该如何准备	/175
夏季孕妈妈怎样有效防蚊	/175
孕妈妈开车时有哪些需要注意的	/175
预防孕期胀气有哪些小窍门	/176

消除孕期症状困扰 /176

孕期急性阑尾炎有哪些特点	/176
怎样预防急性阑尾炎	/177
膀胱感染有哪些危害	/177
皮肤瘙痒是一种病吗	/177
妊娠糖尿病的发病原因是什么	/177
第3次产检要检查些什么	/178
什么是脐带	/178
脐带的作用是什么	/178
孕妈妈多汗怎么办	/179
哮喘对妊娠有没有影响	/179
孕妈妈容易流鼻涕怎么办	/180
孕期经常出现头痛该怎么办	/180

孕妈妈患癫痫，还能正常妊娠吗 /181
什么是妊娠高血压 /181
怎样预防妊娠高血压 /181
腰背酸痛难忍怎么办 /182
能缓解肌骨疼痛的运动方法是什么 /182
如何预防孕期耳鸣现象 /182
偶尔出现胎动减少的原因是什么 /183
怎样预防坐骨神经痛 /183
孕中期可以接种流感疫苗吗 /183

孕6月

发现身体微妙变化 /184

为什么会偶感下腹胀痛 /184
妊娠斑越来越明显，还能消退吗 /184
腿部发麻正常吗 /184
腰酸背痛感加剧是怎么回事 /185
子宫长到多大了 /185
呼吸变得急促，容易疲劳了是
　怎么回事 /185
指（趾）甲生长的速度快是什么原因 /186
特别图示——胎宝宝每周变化 /186

找到最佳胎教方案 /187

欣赏书法也是一种胎教吗 /187
为什么说剪纸是艺术胎教之一 /187
如何进行剪纸胎教 /187
如何把语言胎教视觉化 /188
做语言胎教时怎样做到形象清晰化 /188
做语言胎教时怎样做到情感化 /188
什么是哼歌谐振法 /189
为什么做音乐胎教要精神专注 /189

为什么森林浴可以让母儿都有好心情 /189

掌握科学的饮食原则 /190

如何选择营养补充剂 /190
营养素补充剂的参考值是多少 /190
孕期为什么要注重补充维生素 /191
食用鱼类时为什么尽可能不吃大鱼 /191
有益于肾脏健康的吃法是什么 /191
甲鱼味美，但不能多吃的原因是什么 /192
孕妈妈多吃鳝鱼有哪些好处 /192
孕妈妈真的适合喝绿茶吗 /192
孕期应怎样改进饮食习惯 /193
孕期应怎样改进烹调方式 /193
孕妈妈喝奶茶有什么好处 /194
孕妈妈喝枣茶有什么好处 /194
孕妈妈喝柚子茶有什么好处 /194
为什么孕妈妈不能擅自增加奶粉
　的饮用量 /194
所有孕妈妈都适合喝孕妇奶粉吗 /195
什么时间喝汤最健康 /195
为什么熬汤时间不宜过久 /195
怎样通过饮食强化胃肠功能 /195
孕6月推荐的食谱都有哪些 /196

关注日常生活细节 /197

孕期怎样挑选长裤 /197
职场孕妈妈如何挑选服饰 /197
哪些孕妈妈不宜做家务 /197
孕妈妈做家务时要注意些什么 /197
为什么孕妈妈夜间爱出汗 /198
孕妈妈如何安全出行 /198
孕妈妈在行走时要注意些什么 /199
孕妈妈怎样站立会更轻松 /199

什么样的坐姿才是安全的	/199
怀孕期间可以去美容院吗	/200
孕期去美容院要注意些什么	/200
为什么说卧室要慎用消毒剂	/201
为什么说补充铁质可以改善手脚冰凉	/201
为什么说促进血液循环可改善手脚冰凉	/201
孕期居室内不宜摆放的花草有哪些	/201

消除孕期症状困扰 /202

出现"漏尿"时该怎么办	/202
出现尿道痛时该怎么办	/202
什么是妊娠瘙痒症	/202
怎样防治妊娠瘙痒症	/203
如何应对尿频造成的失眠	/203
什么是圆韧带牵拉痛	/203
孕期眼睛干涩是怎么回事	/203
缓解孕期眼睛干涩的方法有哪些	/204
什么是假宫缩	/204
为什么说孕期拔牙要谨慎	/204
孕期应如何预防肾结石	/204
胎位经常变化是正常的吗	/205
如何正确分辨胎心音	/205
如何判断胎心音是否正常	/206
什么是高危妊娠	/206
如何防治高危妊娠	/206
第4次产检要检查什么	/207

孕 7 月

发现身体微妙变化 /208

为什么痔疮更易发生了	/208
腿部开始出现浮肿是怎么回事	/208
为什么会频繁出现子宫收缩	/208
为什么肋骨和腰部会疼痛	/209
胎动加强了吗	/209
子宫长到多大了	/209
为什么开始心神不安了	/209
特别图示——胎宝宝每周变化	/210

找到最佳胎教方案 /211

朗读诗词是一种胎教吗	/211
音乐胎教不当有损胎儿的听力吗	/211
怎样和胎宝宝玩抚摸肚皮游戏	/211
怎样让胎宝宝感受到深深的父爱	/212
抚摸胎教怎样与语言胎教同时进行	/212
孕妈妈绣十字绣有什么好处	/212
怎样结合音乐、对话进行光照胎教	/213
怎样做家庭插花	/213
为什么说孕期社交生活有助好心情	/214
孕妈妈拍大肚照前需做好哪些准备工作	/214

掌握科学的饮食原则 /215

孕妈妈可以吃海苔吗	/215
孕妈妈可以吃奶酪吗	/215
孕妈妈可以吃板栗吗	/215
吃牛肉对孕妈妈有什么益处	/216
为什么说正确饮食可以防腹胀	/216
肾功能差该如何进行饮食调理	/216
为什么说多吃鸡蛋易致营养失衡	/216
为什么说多吃鸡蛋易致肾脏病	/217
DHA 和 EPA 是什么	/217
DHA 和 EPA 的来源是什么	/217
为什么不宜吃速冻食品	/218

怎样吃宵夜更健康	/218
卵磷脂是什么	/219
补钙过量有何危害	/219
吃含色素的食物有哪些危害	/220
吃西瓜皮可以利水消肿吗	/220
水果制品和水果有同等的营养价值吗	/220
哪些食物可有效预防先兆子痫	/221
用铁锅做饭能补铁吗	/221
怎样通过饮食强化肺功能	/221
可以适量食用青辣椒吗	/221
晚餐后为什么要控制水分的摄入	/222
孕7月推荐的食谱都有哪些	/222

关注日常生活细节 /223

为什么清洗乳房时不能用香皂	/223
如何进行乳房护理与清洁	/223
冬季用热宝应注意些什么	/224
冬季如何保证室内空气质量	/224
冬季室内空气污染有哪些危害	/225
孕妈妈如何避免日常劳累	/225
孕期怎样化解工作压力	/225
怎样合理利用枕头提高睡眠质量	/226
腹式呼吸怎样做	/226
孕妈妈在开车时有哪些注意事项	/227
怎样布置舒适的车内空间	/227
拉梅兹呼吸法如何练习更有效	/227
如何适当进行健走运动	/228
进行健走运动时应注意些什么	/228
孕妈妈该如何挑选内裤	/228
患高血压的孕妈妈在生活中应注意些什么	/229

孕期要为母乳喂养做哪些准备	/229
如何区分胎动和妊娠期腹痛	/230
如何预测胎儿体重	/231

消除孕期症状困扰 /231

如何治疗孕期焦虑症	/231
如何治疗孕期敏感症	/232
如何预防尿频与尿失禁	/232
什么是尿失禁	/233
尿失禁的应对方法是什么	/233
早产的常见诱因都有哪些	/234
预防早产的措施都有哪些	/234
补硒能治疗妊娠糖尿病吗	/235
怎样预防孕中期贫血	/235
宫颈内口松弛怎么办	/235
什么是妊娠期肝内胆汁瘀积症	/236
大龄孕妈妈有哪些危险	/236
大龄孕妈妈该如何预防危险	/237
第5次产检检查什么	/237
孕中、晚期怎样应对身体不适	/237
笑、打喷嚏或咳嗽时为什么会有小便溢出	/238
哪几种腹痛应该立即就诊	/238

孕8月

发现身体微妙变化 /239

胸口开始憋闷,呼吸更困难了是怎么回事	/239
子宫长到多大了	/239
胎动加强了吗	/239

假宫缩开始出现了吗	/240	孕妈妈吃粗粮为何不宜过多	/251
此时的胎位有哪些变化	/240	该如何科学吃粗粮	/251
胃部是否开始出现不适感	/240	适合孕妈妈的粗粮都有哪些	/251
特别图示——胎宝宝每周变化	/241	盛夏时节孕妈妈宜吃什么食物	/251
		为什么孕妈妈宜多吃鸭肉	/252

找到最佳胎教方案 /241

什么是无意胎教	/241	常吃西兰花对孕妈妈有什么好处	/252
什么是有意胎教	/242	多吃猕猴桃对孕妈妈有什么好处	/252
如何给胎宝宝朗诵诗歌	/242	孕妈妈可以吃香菇吗	/253
编织物品的同时也是在进行胎教吗	/243	孕8月推荐的食谱都有哪些	/253
如何做简单的宝宝装	/243		

关注日常生活细节 /254

做宝宝装前有哪些是需要注意的	/244	什么方法可以避免尿频、尿失禁的尴尬	/254
如何为出生后的宝宝提前做个小布偶	/244	孕晚期的普拉提是怎么做的	/255
今天听音乐了吗	/244	产假何时开始休最好	/255
如何在家里享受自然浴	/245	如何更好地交接工作	/256
怎样寻找和胎宝宝交流的话题	/245	孕期近9个月时，准爸爸该如何照顾孕妈妈	/256
有没有为胎宝宝唱过《蜗牛与黄鹂鸟》	/246	如何应对色素沉淀	/257
怎样教胎宝宝认识颜色	/246	如何消除面部色斑	/257
怎样让胎宝宝认识苹果	/246	孕妈妈如何选择床上用品	/257

掌握科学的饮食原则 /247

应对浮肿的天然饮料有哪些	/247	参加孕妇学习班有什么好处	/258
怎样通过饮食促进乳汁分泌	/247	准爸爸怎样照顾好妻子的睡眠	/258
孕妈妈在孕晚期一天睡多久合适	/248	为什么说孕妈妈不要走站太久	/258
孕晚期什么样的床更适合孕妈妈	/248	孕晚期性生活有哪些需注意的	/259
猪血对孕晚期的孕妈妈有哪些好处	/248	性生活该如何安排	/259
既防辐射又养颜的蔬菜有哪些	/249	如何防止性生活后腹痛	/260
孕期吃什么食物可以去火	/249	孕妈妈在公共场所如何防止被撞	/260
为什么说紫色食物营养高	/250	在本月，孕妈妈可以做哪些运动	/260
为什么说孕晚期无须大量进补	/250	日常生活中，有哪些方面需特别注意	/261
黄瓜真的可以防止孕期体重增长过多吗	/250	怎样矫正孕妈妈乳头扁平或内陷	/261
		丈夫陪同产检有什么好处	/262

消除孕期症状困扰 /263

什么是羊水 /263
羊水对母儿有怎样的保护作用 /263
羊水过多或过少时的危害及治疗
　措施有什么 /264
胎位异常有什么影响 /264
如何纠正胎位 /265
哪些原因会发生臀位胎位 /265
如何利用胸膝卧位法矫正胎位 /265
如何利用侧卧位法矫正胎位 /266
什么是胎心监护检查 /266
胎心监护如何进行 /266
第6、7次产检要检查什么 /267
什么是生理性水肿 /267
什么是病理性水肿 /267
骨盆的大小和形态影响分娩吗 /268
骨盆测量的指标是什么 /268
骨盆测量的方式有哪些 /268
皮肤上出现赘生物怎么办 /269
为什么孕妈妈总感觉胎宝宝出问题了 /269
孕妈妈如何防治唇、舌、口角炎 /269
孕期健忘怎么办 /270
做好哪些方面的准备，可避免难产 /270
出现鼻塞该怎么办 /271
鼻出血该怎么办 /271
怎样缓解孕晚期眩晕 /272
孕期为什么会发生血栓 /272

孕9月

发现身体微妙变化 /273

腿部出现痉挛了吗 /273
子宫长到多大了 /273
有腹部下沉的感觉了吗 /274
尿意越来越频繁正常吗 /274
身体更容易感到疲惫了吗 /274
水肿症状严重是正常现象吗 /274
情绪是不是变得不稳定了 /275
特别图示——胎宝宝每周变化 /275

找到最佳胎教方案 /276

怎样做到边数胎动边交流 /276
如何保持心情安宁 /276
如何让胎宝宝获得安全感 /276
怎样做心理体操 /277
怎样教胎宝宝唱背儿歌 /277
在抚摸胎宝宝身体时应注意些什么 /278
如何教胎宝宝认识简单的汉字 /278
告诉胎宝宝瓷器是怎么制成的 /279
如何与胎宝宝一起憧憬美好的
　未来生活 /279
如何在音乐声中做放松冥想 /279
怎样缓解孕晚期焦虑心理 /280
读哪些文学作品更加有利于胎教 /281
中国最美的诗句有哪些 /281
孕晚期如何做瑜伽 /282
孕妈妈练习普拉提有什么好处 /283

掌握科学的饮食原则 /284

本月孕妈妈在睡前为什么要吃些点心 /284
孕晚期服用维生素K有什么作用 /284
孕晚期服用B族维生素有什么作用 /284
孕晚期为什么要吃高锌食物 /285
孕晚期吃哪些蔬果最宜补血 /285
孕晚期如何为孕妈妈加餐 /285

孕晚期怎样合理安排晚餐	/286	肚子太大，如何解决洗头问题	/300
怎样让一日三餐变得有规律	/286	孕晚期如何进行呼吸训练	/301
膳食纤维的来源有哪些	/286	什么是会阴侧切	/301
孕晚期孕妈妈对营养有什么要求	/287	什么情况下需要做会阴侧切	/301
吃黄瓜可以防止孕期体重增长过多吗	/287	会阴侧切会影响如厕吗	/302
什么情况下不宜多吃西瓜	/287	如何增强骨盆肌肉力量	/302
孕妈妈能吃烧烤吗	/288	如何增强肩臂肌肉力量	/303
孕妈妈能吃高丽参吗	/288	如何增强腿肌肉力量	/303
多吃鱼可以预防早产吗	/289	孕晚期为什么要禁止性生活	/303
如何通过饮食缓解孕晚期水肿	/289	孕晚期丈夫如何给妻子做按摩	/304
孕晚期怎么吃，才能避免产下巨大儿	/290		
孕9月推荐的食谱都有哪些	/290		

消除分娩前的种种顾虑 /304

		子宫内感染的症状及危害有哪些	/304

关注日常生活细节 /291

为什么要慎重选择陶瓷餐具	/291	如何预防子宫内感染	/305
在使用不锈钢餐具时有哪些要注意	/291	腹部发紧和临产宫缩一样吗	/305
为什么说最好不要用彩色餐具	/291	什么是胎盘早剥	/305
如何制订分娩计划	/291	胎盘早剥该如何预防	/305
在分娩时陪伴的人需提前了解哪些内容	/292	出现频繁抽筋是怎么回事	/306
什么时候开始停止工作最好	/292	孕晚期需注意哪些危害信号	/306
丈夫在孕晚期有哪些主要责任	/293	胎膜早破有哪些危害	/307
孕晚期心慌、缺氧怎么办	/293	出现胎膜早破该如何应对	/307
为宝宝准备衣服时要注意些什么	/294	脐带绕颈一周的情况下可以自然分娩吗	/308
做产后护理计划时要注意些什么	/294	脐带绕颈太紧的情况下可以自然分娩吗	/308
为什么说适量运动有助于顺产	/294	第8、9次产检要检查什么	/309
有助于顺产的运动都有哪些	/295	胎头入盆是什么感觉	/309
孕晚期如何提高睡眠质量	/296	胎盘的成熟度与胎儿生长有什么联系	/310
入院待产包里需准备哪些物品	/297	胎盘功能不良要提前分娩吗	/310
准备待产包时要注意些什么	/298	自然分娩的优缺点有哪些	/310
如何减少对分娩的恐惧	/299	剖宫产的优缺点有哪些	/311
孕妈妈经常做噩梦怎么办	/300	孕晚期坐骨神经痛怎么办	/312

孕10月

发现身体微妙变化 /313

胎动减少，体重增加速度减缓正常吗 /313
时常感到腹部收缩疼痛正常吗 /313
是不是妊娠线更明显了 /314
为什么皮肤变得越来越差了 /314
子宫长到多大了 /314
是否感到腹坠腰酸，大小便次数
　明显增加 /314
分娩前见红了怎么办 /314
特别图示——胎宝宝每周变化 /315

找到最佳胎教方案 /316

早教课程该如何预习 /316
丈夫如何鼓励妻子将胎教进行到底 /317
为什么说孕晚期助产操可代替
　抚摸胎教 /317
清静法有什么优点 /318
练习清静操都需要哪些步骤 /318
让准爸爸剪脐带有着怎样的意义 /320
准爸爸剪脐带是否安全 /320
为什么说分娩的过程也是一种胎教 /320
胎教与早期教育衔接重要吗 /321
如何消除孕妈妈的产前焦虑 /321

掌握科学的饮食原则 /322

为什么说高蛋白质食物在孕晚期
　非常重要 /322
临产前为什么不能吃黄芪炖鸡 /322

产前饮食要注意些什么 /323
助产的食物都有哪些 /323
为什么说孕晚期饮食要少盐多水 /323
自然分娩前怎么吃能养足体力 /324
剖宫产的孕妈妈有什么饮食禁忌 /324
孕妈妈多吃猕猴桃有什么好处 /324
孕妈妈适合吃南瓜吗 /325
吃什么可以补充维生素E /325
吃什么可以补充维生素K /325
能让孕妈妈轻松入眠的食物都有哪些 /326
为什么说巧克力是助产大力士 /326
孕妈妈本月如何吃火锅更安全 /327
孕10月推荐的食谱都有哪些 /328

关注日常生活细节 /329

如何为宝宝布置一间可爱的婴儿房 /329
做下蹲动作有助加速产程吗 /330
宫缩时进行压腿有哪些好处 /330
宫缩时身体前倾有哪些好处 /330
分娩的全过程是怎样的 /330
分娩时如何与医生积极配合 /331
怎样将阵痛感减至最小 /332
怎样才能享受生育保险 /333
什么是生育保险 /333
生育保险如何报销和发放 /334
怎样选择适合自己的产科医院 /334
除待产包以外，还需要做哪些考虑 /335
本月有哪些安全注意事项 /335
分娩前需要做预演吗 /336
临产前有哪些禁忌 /336
如何做好产褥卫生 /337

目录

产后采用什么样的卧床姿势更好	/338
为什么说产后排尿要尽早	/338
坐月子期间可以看电视吗	/338
脐带血有什么用途	/339
脐带血存储人可享受哪些待遇	/339
脐带血存储的流程是什么	/340

不可不知的待产知识 /340

有哪些正确的分娩姿势	/340
什么情况适合剖宫产	/341
什么是胎头浮动	/341
什么是足月小胎儿	/342
阵痛多久才会分娩	/342
阵痛中突然想上卫生间怎么办	/343

分娩过程大概需要多长时间	/343
怎样把握宫缩节奏	/343
剖宫产时孕妈妈应该怎样配合	/344
超时生产有哪些危害	/344
什么是宫缩乏力	/344
在家中发生急产怎么办	/345
在去医院途中发生急产怎么办	/345
为什么产前要排空大小便	/345
双胎与单胎分娩的不同之处是什么	/346
如何区分真假分娩	/347
如何预防子宫破裂	/347
进产房时孕妈妈要做些什么	/348
产房里有哪些禁忌	/348

Part3 细致全面的产后育儿护理

 产后

发现身体微妙变化 /350

阴道和外阴有怎样的变化	/350
盆底组织有怎样的变化	/350
乳房有怎样的变化	/351
子宫有怎样的变化	/351

掌握科学的饮食原则 /352

产妇为什么宜多吃鲤鱼	/352
哺乳期的新妈妈能吃盐吗	/352
产后饮食有哪些是要注意的	/352
产后1~3天的饮食如何安排	/353
产后4~7天的饮食如何安排	/354
新妈妈食用红糖有怎样的利弊	/355
新妈妈进补母鸡有怎样讲究	/355

最新十月怀胎1000问

利于产后补血的食物都有哪些 /356
新妈妈怎样吃鸡蛋更健康 /357
高龄新妈妈月子期间该如何补 /357
产后饮食搭配有哪些禁忌 /357
产后怎样调配膳食 /358
产后不能吃蔬菜和水果吗 /360
适合新妈妈吃的水果都有哪些 /360
有显著效果的催乳食物都有哪些 /361
产后推荐的食谱都有哪些 /361

关注日常生活细节 /362

刚分娩后的新妈妈要做些什么 /362
丈夫如何为新妈妈营造休养环境 /363
产后洗澡有哪些要注意的 /363
分娩后什么时候可下地活动 /364
月子里的衣着有什么要注意的 /365
新妈妈剖宫产后如何护理 /365
会阴侧切后该如何护理 /367
恶露排出期间如何护理阴道 /367
如何清理恶露 /367
产后多久能恢复性生活 /368
针对产后疼痛有什么好的按摩方法 /368
生活中注意哪3方面可预防产后便秘 /369
坐月子期间可以出屋吗 /370
为什么新妈妈不宜睡软床 /370
产后检查都有什么 /371
什么是恶露 /372
怎样做好乳房的护理 /372

重塑健康完美身材 /372

产后使乳房更坚挺的按摩方法是什么 /372
产后使乳房更坚挺的健胸操如何做 /373
在床上可以轻松做的瘦身操有哪些 /373

如何消除妊娠纹 /374
腰部健美操如何做 /375
能尽快恢复体形的活动操都有哪些 /376
让小腹平坦的方法都有哪些 /377
按摩瘦腿的方法有哪些 /378
运动瘦腿的方法有哪些 /378
可以锻炼臀部肌肉的健美操怎么做 /379
可以健美颈部的运动都有哪些 /381

消除产后症状困扰 /382

怎样防治乳房胀痛 /382
如何防治产后骨盆疼痛 /383
产后为什么爱出汗 /383
为什么会出现产后低热 /384
出现乳房胀痛怎么办 /384
出现乳头疼痛怎么办 /384
出现子宫脱垂该怎么办 /385
如何预防乳房湿疹 /385
如何防治乳腺炎 /386
为什么产后容易足跟疼 /386
产后恶露不下怎么办 /387
母乳不足时怎么办 /387
什么是膀胱炎 /388
出现乳疖时该如何处理 /388
乳头皲裂怎么哺乳 /389
为什么产后不来月经 /389
怎样预防关节痛 /390

新生儿

掌握科学的哺乳方法 /391

正确的哺乳姿势是怎样的 /391
怎样更好地进行两侧乳房轮流哺乳 /392

新生儿多久喂一次奶比较好 /392
如何知道宝宝是否吃饱了 /393
母乳喂养从什么时候开始好 /393
怎样正确判断母乳是否不足 /393
宝宝出现吐奶该怎么办 /394
新生双胞胎喂养应注意什么 /395
为什么说吸吮乳头的位置很重要 /396
如何帮宝宝吸到乳头 /396
宝宝拒绝吸奶怎么办 /397
如何进行人工喂养 /397
人工喂养有哪些注意事项 /398
夜间如何哺喂宝宝 /398
早产儿该如何喂养 /399
怎样从宝宝口中抽出乳头 /399
新妈妈在哺乳的过程中应避免些什么 /400

关注日常生活细节 /401

怎样为宝宝挑选奶具 /401
怎样护理宝宝的耳部 /402
怎样护理宝宝的眼部 /402
怎样护理宝宝的鼻子 /402

怎样给宝宝洗澡 /402
怎样护理宝宝的秘密处 /403
宝宝的洗护用品该如何选购 /404
宝宝囟门该如何清洗 /404
如何给新生儿剪指甲 /405
宝宝的头形与睡姿有关吗 /405
怎样让宝宝拥有良好的睡眠 /406
为什么晒太阳对新生儿很重要 /406
怎样护理宝宝的皮肤 /407

新生儿护理与疾病预防 /408

如何预防新生儿脱水热 /408
新生儿便秘该怎么办 /408
宝宝脐部有少量出血或渗液正常吗 /408
怎样防治新生儿脐部脐炎 /409
如何防治鹅口疮 /409
新生儿黄疸该如何护理 /410
新生儿尿布疹该怎么办 /411
新生儿在预防接种前后有哪些
　注意事项 /412

Part1
不容忽视的孕前准备

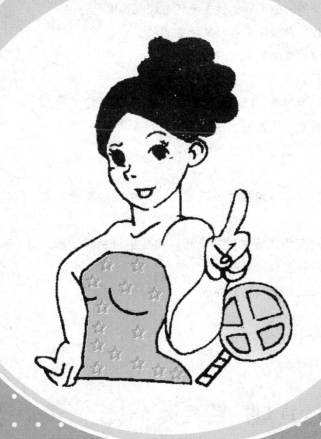

遗传的秘密

夫妇在什么情况下需做遗传咨询

遗传咨询俗称遗传询问、遗传指导。

有下述情况之一的夫妇，应到优生遗传咨询门诊进行咨询：

确诊为遗传病或发育畸形患者及其家庭成员。

连续发生不明原因疾病的家庭成员。

近亲结婚的夫妻。

染色体平行易位携带者，以及其他遗传病基因携带者。

确诊为染色体畸变者的夫妇。

曾生过多发畸形、智力低下患者。

两性畸形患者。

非妇科性反复流产、有习惯性流产史或不明原因的死胎史者，以及不孕不育的夫妇。

有致畸物质和放射物质接触史的夫妻，如放射线、同位素、铅、磷、汞等毒物或化学制剂接触者。

孕早期病毒感染的孕妇及经常接触猫、狗的孕妇。

孕期服用致畸药物的孕妇。

年龄在35岁以上的高龄孕妇。

血型不合的夫妇。

哪些遗传者不宜生育

有些遗传者由于所患的遗传病比较严重，子女有较多的机会发病，而暂时又没有很好的治疗方法，因此最好在婚前做绝育手术，或采取严格的避孕措施，以免婚后生育有病的后代。患以下遗传病的人不宜生育：

（1）**严重的显性遗传病** 如强直性肌营养不良（有全身肌肉萎缩，以面、颈、肩、上肢比较明显,同时伴有白内障与毛发脱落);遗传性痉挛性共济失调(有步态不稳、言语障碍、视神经萎缩、眼球震颤等表现);软骨发育不全(侏儒、四肢短小、面部畸形)等,夫妻一方有病的,子女大约有半数会发病,所以不能生育。

(2) **严重的隐性遗传病** 如苯丙酮尿症、小头畸形等。夫妻中如果一方患病,则子女一般并不患病,但如果双方都患同种病,子女就有很高发病机会,甚至都发病。

(3) **较严重的多因子遗传病** 如先天性心脏病、精神分裂症、原发性癫痫、唇裂与腭裂、糖尿病等,其子女也有一定的发病机会,所以也不宜生育。

什么是遗传性疾病检查

孕前进行遗传病检查可以有效防止将来的宝宝患上遗传性疾病。遗传性疾病检查主要包括以下内容:

(1) **夫妻双方既往病史及生育史** 这些既往病史可以作为医生进行遗传病分析诊断的依据。

(2) **体格检查** 有些遗传病通过对夫妻双方体格的观测可以作出推断。

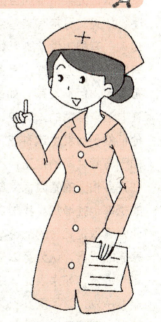

(3) **系谱分析** 尽可能了解你们双方三代以上家庭成员的患病情况、婚育情况,然后提供给医生,用来制作遗传病系谱,可以分析和判断某种疾病的遗传方式。

(4) **细胞遗传学检查** 主要包括染色体检查和性染色质检查。染色体检查又称核型分析,是确诊染色体病的主要方法。性染色质检查可以帮助分析对性别有选择性疾病的遗传可能性。

(5) **生化检查** 对酶、蛋白质和其代谢产物的分析,是诊断单基因病的首选方法。

(6) **DNA 基因检查** 这种诊断方法准确度高,但较为复杂且花费较高。

为什么患有同种隐性遗传基因的夫妇不宜生育

夫妻双方如果一方是隐性遗传病人，则所生子女一般只带致病基因，并不患病；但如果双方都患有同种隐性遗传病，所生子女就会有很高的发病机会，甚至可能全部发病。如肝豆状核变性，它是一种铜代谢障碍的遗传病，发病后有震颤、肌张力增强、智力减退等神经症状以及黄疸、腹水、肝脾肿大等肝脏病症扩，这种病非常难治，所以有此种隐性遗传基因的父母最好避免生育。

为什么近亲不宜结婚

禁止近亲结婚的目的是为了优生。父母的遗传基因一代一代向下垂直传递，如果父母带有某些致病的遗传基因，有可能代代相传，使后代患某种遗传病。有种叫做常染色体隐性遗传的疾病，如果只是父亲或母亲一方的基因有害，另一方正常，有害基因则被正常基因掩盖下去，子女虽可带有这种有害基因，但不发病。如果父母双方都有同一有害基因，就可能使子女发病。在非近亲结婚的人群中，父母双方都带有同一种致病基因的机会极少，因此他们的子女发生这种常染色体隐性遗传病的机会也很少。但如果近亲结婚，由于有着共同的祖先，不论是直系血亲还是三代以内旁系血亲，他们都会存在许多相同的基因，父母携带相同致病基因的机会也就大得多，故后代发病的概率也就增加。我国自古以来的风俗习惯是，把同姓的堂兄弟姐妹之间的通婚看做是犯忌的乱伦行为，而把不同姓的姑表兄妹或姨表兄妹看成是不同家族的成员，认为可以通婚，甚至认为有亲上加亲的好处。其实，表兄妹也属于近亲，如果表兄妹结婚，其后代患遗传病的危险性同样很大。

所以，为了家庭长久的幸福、有效地控制遗传性疾病的发生，近亲不能结婚。即使已经成婚的，在考虑怀孕之前也应该进行遗传咨询，出生后的孩子应加强随访，定期检查。如果第1个孩子出生后患遗传性疾病，如果抱着侥幸的心理冒险再生一个，往往第2胎再患病的可能性远远高于正常人群。

针对男性的遗传病都有哪些

医学研究发现，大约有250种遗传病只在男性范围内发病，而女性则没有或者很少患病，形成独特的单性别遗传方式。比较常见的疾病有以下几种：

(1) **血友病**　血友病是先天性凝血障碍中最常见的一种性连锁隐形遗传疾病，大多是女性传递给男性发病。病人血液中缺乏一种重要的凝血因子，其主要临床症状是出血。皮下、肌肉、肾脏等常常有出血倾向，患者常因创伤流血不止，最终死亡。

(2) **蚕豆病**　蚕豆病是调控红细胞葡萄糖-6-磷酸脱氢酶的基因突变导致的，是一种遗传性溶血性疾病，为先天性连锁不完全显性遗传。本病常因进食蚕豆而引起急性溶血性贫血。据有关资料统计，蚕豆病患者中90%左右为男性。

(3) **红绿色盲病**　红绿色盲病是视觉方面异常，不危及生命安全，但对职业和专业的选择有影响。如果家庭成员中有色盲，生男孩子表现为色盲的可能性更高。经过调查，实际情况中红绿色盲男性发病率与女性发病率比例大约为14∶1。

(4) **进行性肌营养不良症**　假性肥大型进行性肌营养不良症是遗传性家族性疾病，主要发生于男孩；女性则为遗传基因携带者，有明显的家族发病史。患儿大腿肌肉萎缩，进行性加重，小腿变粗而无力，走路姿势很像鸭子，渐渐地发展成瘫痪。病人多在20岁左右死亡。

选择性别可以阻断遗传吗

(1) **男性基因异常**　有些遗传病与性别有很大关系，称为伴性遗传病，比如血友病。如果男性患有伴性遗传疾病，妻子怀孕前需对胎儿的性别加以选择，以利于优生。如果患有遗传隐性疾病（如红绿色盲和血友病）的男性与正常女性结婚，则所生男孩正常，所生女孩为致病基因携带者，这样的夫妇应生男孩。患有遗传显性疾病的男性与正常的女性结婚，所生女孩有病，男孩正常，夫妇也要生男孩，不要生女孩。

(2) **女性基因异常**　调查发现，患者多是男性，女性带有致病的基因，可以把致病基因传给她的子女，生儿子则为血友病患者，生女儿则为又一代血友病的携带者。鉴于以上情况，如果胎儿是男性，最好做流产手术，是女性则可保留。女儿长大结婚后，也只能生女孩。因为女性只是致病基因的携带者，不会发病，而男性则发病。

为什么说母亲的智力在遗传因素中占重要地位

据澳大利亚科学家的研究结果表明,这是因为人类与智力有关的基因主要集中在 X 染色体上。女性有两条 X 染色体,而男性则有一条 X 染色体一条 Y 染色体;同时母亲的 X 染色体基因决定着孩子大脑皮质的发育程度,而父亲的基因则对塑造后代的情感和性格的影响力要更大一些。因此,母亲的智力在遗传因素中占有更重要的地位。据相关数据显示,父亲智力低下而母亲智力正常,子女出现智力低下的机会小于 10%;如果母亲智力低下,父亲智力正常,则下一代出现智力低下的机会大于 10%。可见聪明妈妈生聪明孩子的说法是有科学道理的。

"儿子像妈妈,女儿像爸爸"有道理吗

"儿子像妈妈,女儿像爸爸"这句话在民间广为流传,也确有一定道理。比起智力,人的长相与遗传的关系要密切得多。从遗传学角度看,性染色体上同样存在某些特征性基因。性染色体 X 比性染色体 Y 大得多,故 X 染色体上所承载的基因比 Y 染色体上的要多得多。我们知道,男性的性染色体为 XY,其中的 X 染色体来自妈妈,Y 染色体来自爸爸,由于 Y 染色体所含的基因很少,所以儿子像妈妈;而女性的性染色体为 XX,其中一条 X 染色体来自爸爸,另一条来自妈妈,来自妈妈的 X 染色体往往被来自爸爸的 X 染色体所"掩盖",这就是"女儿像爸爸"的奥妙所在。

关注科学饮食

为什么孕前要注重补充叶酸

一般情况下,当孕妈妈知道自己妊娠时,月经期已过 1~2 周,这时胎宝宝的脊索业已形成,心脏已开始跳动,许多预防的措施如用叶酸预防神经管畸形已经无效。孕期补充叶酸只能预防贫血和满足胎宝宝营养需要。所以,

孕妈妈最好从孕前3个月（最迟孕前1个月）就开始补充叶酸直至孕早期结束，有条件的话，建议整个孕期都坚持服用。

如果孕妈妈孕前没有补充叶酸也不用过分担忧，从发现怀孕时开始补充叶酸仍然可以起到降低胎宝宝发育异常的危险。

建议孕妈妈从孕前3个月开始，直到怀孕后3个月，每天坚持补充0.4毫克叶酸。

叶酸的摄入并非越多越好，如果过量摄入叶酸（每天超过1毫克），反而会干扰孕妈妈的锌代谢，锌一旦摄入不足，就会影响胎宝宝的发育。

需要注意的是，如果孕妈妈在孕前有过长期服用避孕药、抗惊厥药史，或是曾经生下过神经管缺陷宝宝，则需在医生指导下，适当调整每日的叶酸补充量，并注意增加富含铁质、维生素 B_{12} 和叶酸的饮食。

怎样从食物中摄取叶酸

富含叶酸的蔬菜：莴苣、菠菜、西红柿、胡萝卜、青菜、龙须菜、花椰菜、油菜、小白菜、扁豆、豆荚、蘑菇等。

富含叶酸的水果：橘子、草莓、樱桃、香蕉、柠檬、桃、李、杏、杨梅、海棠、酸枣、石榴、葡萄、猕猴桃、草莓、梨、胡桃等。

富含叶酸的动物食品：动物的肝脏、肾脏、禽肉及蛋类、牛肉、羊肉等。

富含叶酸的谷物：大麦、米糠、小麦胚芽、糙米等。

富含叶酸的豆类：食品黄豆、豆制品等。

富含叶酸的坚果：核桃、腰果、栗子、杏仁、松子等。

要想通过食物来补充叶酸，就要求家人在做菜时改变一些烹调习惯，以最大限度减少叶酸的流失，因为叶酸容易受光和热的影响而失去活性，使得食物中叶酸的成分大大损失。因此，一般蔬菜要尽量吃新鲜的，贮存得越久，叶酸损失就越多；烹调方式最好采用蒸、大火炒的方式，避免长时间炖、煮等。

孕前什么时候开始加强营养

在计划生育宝宝前，夫妻双方都应加强营养，尤其女方若有营养不良、贫血等，均会对怀孕和分娩造成不良影响。夫妻双方在怀孕半年前就应加强营养的调配,注意多吃新鲜的蔬菜、水果、肉类和豆制品等,合理补充维生素和矿物质,为怀孕做好准备。过胖或过瘦的女性需在孕前3个月调整体重,尽可能达到理想的体重标准。

孕前不宜过多食用哪些食物

(1) 含咖啡因的饮料和食品 咖啡、茶叶、巧克力和可乐型饮料中均含有咖啡因,计划怀孕的女性或孕妈妈大量饮用后,均会出现恶心、呕吐、头痛、心跳加快等症状。咖啡因还会通过胎盘进入胎儿体内,刺激胎儿兴奋,影响胎儿大脑、心脏和肝脏等器官的正常发育,使胎儿出生后体重较轻。因此,建议计划怀孕的女性与孕妈妈应尽量少吃此类食品。

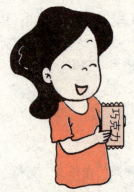

(2) 辛辣食物 辣椒、胡椒、花椒等调味品刺激性较大,多食用可引起正常人便秘。若计划怀孕或孕妈妈大量食用这类食品后,同样会出现消化功能障碍。因此,建议尽可能避免摄入此类食品。

(3) 酒和糖 酒精是导致胎儿畸形和智力低下的重要因素。糖在人体内的代谢会大量消耗钙,孕期钙缺乏,会影响胎儿牙齿、骨骼的发育,而且糖不是基本的营养物质,还会造成孕妈妈超重。

(4) 味精 味精的成分是谷氨酸钠,进食过多会影响锌的吸收,不利于胎儿神经系统的发育。

怎样通过食物排出体内毒素

在计划怀孕前至少半年的时候,夫妻双方在日常生活中要多吃可以清除毒素的食品,并加强身体的锻炼,可以有效清除体内有害物质。下列几类食品都可以帮助排出人体内的毒素:

(1) 畜禽血 猪、鸭、鸡、鹅等动物血液中的血蛋白被胃液分解后,可与侵入人体的烟尘发生反应,以促进巨淋巴细胞的吞噬功能。

(2) 韭菜 其粗纤维可助吸烟饮酒者排泄体内毒物。

(3) **海鱼** 含多种不饱和脂肪酸，能阻断人体对香烟的反应，增强身体的免疫力。

(4) **豆芽** 无论黄豆、绿豆，发芽时产生的多种维生素都能够消除体内的致畸物质，并且促进性激素生成。

孕前多吃水果蔬菜。就我们身体消化器官的构造、消化过程以及生化反应而言，水果蔬菜是最适合我们人类的食物。

水果、蔬菜含有对我们身体来说比食物更重要的水分；水果、蔬菜提供身体优质的碳水化合物而避免引发血糖不平衡；水果和蔬菜含有丰富的生命动力——酶；水果、蔬菜含有构建我们身体所必需的营养，同时帮助身体有害毒素的排泄；水果、蔬菜帮助我们保持体内的弱碱性环境，让身体变得洁净轻盈。

为什么说孕前要定时吃饭

我们的身体存在着24小时的周期性规律，每一天都不间断地按照一定的规律发挥功能，这就像万物四时的生长。

正午到晚上20：00，是我们一天活动的时间，也是营养摄取和消化食物效率最高的时候。晚上20：00到凌晨4：00，是我们睡觉的时候，身体就会积极地吸收和利用食物中的营养更新细胞、修复组织。凌晨4：00到正午12：00，我们将积蓄在体内的有毒废物排出体外，净化我们的身体环境。

宝宝生活的母体应该是规律运转的机体。它通过自身周而复始的运行可以减少我们体内毒素的产生，并缩短其在我们体内的存留。而这一切的基础就是规律饮食。为了宝宝的健康，孕妈妈们现在就开始行动吧。

孕前男性还要注意饮食吗

很多男性朋友对蔬果不屑一顾，认为那是女孩子减肥的食物。实际上，蔬果当中的营养物质，尤其是各种维生素，是男性生殖生理活动所必需的，作用不可小觑。男性如果长期缺乏蔬果当中的各类维生素，就可能抵制性腺正常的发育和精子的生成，从而使精子减少或影响精子的正常活动能力，严重的有可能导致不孕。

有研究显示，如果男性体内维生素 A 严重不足，容易使精子受损，精子的活动能力也随之减弱。即使妻子受孕，也容易出现胎儿畸形或死胎；而 B 族维生素（包括泛酸）与男性睾丸的健康有着直接而密切的关系，一旦缺乏，则会降低男性的生殖能力。而维生素 B_{12} 则能增加精子的数量和活动能力。

孕前男性需要摄入哪些食物

(1) **高维生素**　年轻的丈夫们多食用一些含有高维生素的食物，对提高精子的成活质量有很大的帮助。妻子可以根据不同的季节为丈夫挑选一些时令蔬果。

(2) **优质蛋白质**　蛋白质是细胞的重要组成部分，也是生成精子的重要原料，充足的优质蛋白质可以提高精子的数量和质量。优质蛋白质包括三文鱼、牡蛎、深海鱼虾等，这些海产品不仅污染程度低，还含有促进大脑发育和增进体质的二十二碳六烯酸（DHA）、二十碳五烯酸（EPA）等营养元素。此外，各种瘦肉、动物肝脏、乳类、蛋类中也是优质的蛋白质食品，可以帮助增加精子的营养，提升精子成活率。蛋白质食品当中还含有一些人体所必需的脂肪酸，它们无法通过人体自身合成，只能从食物中获得。但蛋白质不能超量摄入，要均衡营养，维持良好的营养状态。

(3) **矿物质和微量元素**　人体内的矿物质和微量元素对男性的生育力也有重要影响。比如，锌、锰、硒等元素参与了男性睾丸酮的合成和运载的活动，同时帮助提升精子活动的能力以及参与受精等生殖生理活动。体内缺锌可以导致男性性腺功能低下、睾丸变小、质软、精子生成减少或停止；如果缺锰则会造成男性精子成熟障碍，导致精子减少；缺硒会减少精子活动所需的能量来源，使精子的活动力下降。矿物质和微量元素无须单独补充，一些高维生素食物就包括了它们。除了平时多吃蔬果，日常饮食中也要多食用一些海洋性植物，如海藻类植物。

(4) **能量**　能量虽然不是营养元素，但其作用是保证其他营养素在体内发生作用；另外，精子以及其他生殖生理活动也需要充足能量。能量的主要来源是饮食当中的各种主食，包括米饭、五谷杂粮、干鲜豆类等。当体内能量不足时，一些营养元素，如蛋白质和糖类会转化成能量以供身体所需。因此，如果能量不足就会影响身体对这类营养素的吸收，出现营养匮乏。

(5) **叶酸** 平时我们总是建议准妈妈要补充叶酸，以避免因叶酸缺乏而造成染色体断裂出现的畸形儿。现在有研究证明，叶酸对于准爸爸也具有同样重要的意义。当叶酸在男性体内呈现不足时，男性精液的浓度会降低，减弱精子的活动能力，使得受孕困难。同时，叶酸在人体内还能与其他物质合成叶酸盐，它对于孕育优质宝宝也起着关键作用。如果男性体内的叶酸盐不足或缺乏，就可能增加染色体缺陷的概率，增大宝宝长大后患严重疾病的危险性。

有一些食物里面就含大量叶酸，备孕丈夫可以多吃这些食物。这些食物有动物肝、红苋菜、菠菜、生菜、芦笋、龙须菜、豆类、苹果、柑橘、橙汁等。

如何做到营养均衡

在准备怀孕前，可多补充鱼、肉、蛋、豆制品、乳制品、绿色蔬菜、新鲜水果、谷类、海产品等食物。因为这些食物含有较高的优质蛋白、钙、铁、叶酸及微量元素等。但吃的时候要搭配着吃，不要只偏重几种食物，否则容易导致营养不良，要想使身体保持最佳状态，并非吃得越多越好，如果进食过量可引起肥胖，从而诱发其他病症，如高血压、高血脂、糖尿病等。

吃什么有助于受孕

有些夫妻同房较长时间，虽不避孕，但仍不能怀孕；还有的夫妻受孕后3个月便流产了，并反复多次出现此情况。对于这种情况，孕前的饮食调整是十分必要的。

童子鸡、鹿鞭、益母、当归、枸杞子、鸡肝、菟丝子、鹌鹑、姜、虾、韭菜、陈皮、灵芝、鹿肾、熟地、鹿茸、白木耳、鹿角、蛤蚧、红参、茴香、黄花、茯苓、羊肉等，这些都是有助于受孕的食物。

以上这些食物应该在医生的指导下根据个人情况补充。一定要注意避免吃刺激性的、辛辣的或冰冷的食物。

日常生活中的小细节

孕前男性用药要注意哪些事项

在孕育宝宝前,有一些疾病,需要用药,在用药时准爸爸应特别关注对生育及对宝宝的影响。

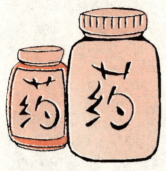

一些药物会干扰精子的形成。如环磷酰胺、长春新碱、顺铂等常见的一些免疫调节剂,其作用强,可直接扰乱精子DNA的合成,包括使遗传物质成分改变、染色体异常和精子畸形。还有吗啡、氯丙嗪、红霉素、利福平、解热止痛药、环丙沙星(人工抗菌素)、酮康唑(抗霉菌药)等,这些药物,通过干扰雄激素的合成而影响精子受精能力。

还有一些药物也能进入精液,如灭滴灵(甲硝唑)、氨苄青霉素、苯丙胺、二苯基海因等,但现在的研究还不十分清楚它们对精子、受精卵以及胎儿有何影响。

因此,在怀孕前的2~3个月和怀孕期,男性最好停用一切药物,除非某些疾病,必须服药,但也要改用其他对性功能和精液质量无危害的药物,如用乙酰水杨酸替代柳氮磺胺吡啶。

孕前夫妇长时间熬夜有哪些危害

男女双方在孕前长时间熬夜,会使精神萎靡、生物钟紊乱,使只有在夜间才分泌生长激素的垂体前叶功能发生紊乱,整天处于昏沉状态,甚至出现呼吸困难、四肢乏力。在这种状态下受孕,会影响宝宝的生长发育,严重时会导致生长发育停滞,甚至流产。所以,在孕前夫妻双方要早睡早起,作息规律,并加强体育锻炼。

Part1 不容忽视的孕前准备

孕前女性为什么不宜接触洗涤剂

日本学者曾经对孕卵发育障碍与环境因素的影响进行动物试验：用含有 2% 的酒精硫酸（AS）或直链烷基磺酸盐（LAS）涂抹在已孕的小白鼠背部，每天 2 次，连涂 3 天，在妊娠第 3 天取出孕卵检查，发现多数孕卵在输卵管内已极度变形或死亡。而未涂过 AS 或 LAS 剂的孕鼠，其孕卵已全部进入子宫且发育正常。

由此揭示，含有 AS 或 LAS 之类的化学物质，可通过哺乳动物的皮肤吸收到达输卵管。当孕妇体内此成分达到一定浓度时，可使刚刚受精的卵细胞变形，最后导致孕卵死亡。

据有关部门测定，目前市场上销售的洗涤剂之类物质中含 AS 或 LAS 的浓度为 20% 左右，是用于小白鼠实验的 2% 浓度的 10 倍。因此，人们必须对引起不孕的"凶手"——洗涤剂之类的化学物质有足够的认识。

准妈妈从计划妊娠这个月开始，就不要再接触洗涤剂了。洗衣服最好用洗衣机洗，晾晒衣物时最好戴上橡皮手套；至于吃晚饭后的盘碗洗刷最好是全权交给丈夫。

值得注意的是，对夫妻双方都查不出明显不孕症病因的患者，女方应在月经周期的后半期尽量少用或不用此类物质，以免受精卵遭破坏引起不孕。

男性怎样做才能为优生创造条件

（1）及时医治生殖系统疾病 在男性生殖器官中，睾丸是创造精子的"工厂"，附睾是储存精子的"仓库"，输精管是"交通枢纽"，精索动、静脉是后勤供应的"运输线"，前列腺液是运送精子必需的"润滑剂"。当这些关键部位发生了故障，优生必然受到影响。例如，双侧隐睾、睾丸先天发育不全者，就无法产生正常的精子。倘若睾丸、附睾、精囊发生了炎症、结核、肿瘤，造成睾丸萎缩、组织破坏，那么大多数精子就是废品。精索静脉曲张、前列腺炎、输精管部分缺损、尿道下裂、阳痿、早泄等疾患，都会使妻子不孕。还有梅毒、淋病等性病会传染给伴侣造成流产或新生儿感染，危害家人健康。所以，丈夫首先要及时治疗生殖器官疾病。

（2）戒除不良嗜好 吸烟、酗酒、吸毒不仅影响身体健康，而且还是优生优育的大敌。每日吸烟 10 支以上者，其体内精子的活动度明显下降，并且随吸烟量的增加，精子畸形率也呈显著增多趋势。饮酒过度造成机体酒精中毒，使精子发生形态和活动的改变，甚至会杀死精子，从而会影响受孕和胚胎发育。为此，国外将周末因夫妻酗酒后同房而孕育的畸形儿称为"星期天婴儿"。有资料表明，酒后孕育的胎儿60%先天智力低下。一般情况下，男性的精原细胞发育成为成熟的精子，大约需80天左右，即将孕育后代的夫妻，一定要在这段时间戒除烟酒。

（3）**节制性生活** 性生活频繁，必然使精液稀少，精子的数量和质量也会相应减少和降低。为了保证新生命的正常孕育，夫妻双方节制房事十分必要，尤其是男方，养精蓄锐更为重要。这一点，对性欲旺盛的新婚夫妇尤应引起注意。

（4）**避免接触有害物质** 科学研究表明，许多物理、化学、生物因素作用于人体，对生殖功能会产生损害，使染色体异常，精子畸形，影响胎儿的正常孕育。工作和生活中接触的铅、苯、二甲苯、汽油、氯乙烯等物质，X线及其他放射性物质，农药、除草剂、麻醉药等均可致胎儿染色体异常，增加流产率。

为什么男性孕前不宜洗桑拿浴

男性的精子储存在睾丸内，阴囊是睾丸的"温度调节器"，当环境温度比体温低1～2℃时，才能顺利生产精子。温度过低会影响精子发育，温度过高则会致精子于死地。人在洗桑拿浴时，全身温度都会很高，阴囊部温度也会急剧升高，高温就会使精子数目大大减少甚至死亡，从而导致男性不育。桑拿浴实际上是男性精子的"杀手"。因此，准备要小孩的男性，不要洗桑拿浴，也不要高温洗浴，以免影响精子。

男性在备孕前要戒烟戒酒多久

烟酒对健康的影响是众所周知的。作为准备跨入准爸爸行列的男性们，更应该认识到这一问题。长期吸烟饮酒对精液的质量会造成一定的影响，增加畸形精子的比例，造成不孕、不育或胚胎异常等问题。

男性精子的生成周期是80～90天，也就是每3个月生成一批新的精子。因此，为了保证精子的质量不受烟酒的干扰，至少在准备怀孕前3个月戒掉烟酒，从而保证正常的精子孕育后代。

Part1 不容忽视的孕前准备

孕前女性用药有哪些注意事项

有些药物，如激素、某些抗生素、止吐药、抗癌药；安眠药等，都会对人体生殖细胞产生一定程度的影响。卵子从初期卵细胞到成熟卵子约14天，在此期间卵子最容易受药物的影响。女性当在停药20天后受孕，以避免药物对卵子的不良影响。也有些药物的影响时间可能更长，因此有长期服药史的备孕女性一定要咨询医生，以确定安全受孕时间。

孕前应做好怎样的心理调整

（1）消除顾虑，相信自己 一些年经妇女对怀孕抱有担心心理，一是怕怀孕后影响自己优美的体形；二是难以忍受分娩时产生的疼痛；三是怕自己没有经验带不好孩子。其实，这些顾虑都是没有必要的。

医学专家指出，女性的排卵功能也会受精神心理因素的影响；卵子的受精、受精卵的发育与着床、早期胚胎的发育等都会受女方精神心理因素的调节与影响。因此，计划妊娠的妇女一定要调整好情绪，消除不必要的担心，保持愉悦的心情，以一种积极乐观的心态面对未来，把忧愁抛在脑后，让希望充满生活中的每一天；主动调节不利于受孕的不良情绪，把积聚在心中的不良情绪，通过适当的方式表达、发泄出去，以尽快恢复心理平衡，使自己的心理有一个好的状态，为怀孕创造条件。

（2）调整情绪，快乐怀孕 情绪是人心理活动的表现。从性质上说，它可以分为积极的、消极的或不确定的3种状态。这3种状态的形成，与一个人的期望值和实现值之间所表现的关系有着密切联系。比如，有一对夫妇，希望很快并顺利怀孕，但由于某种原因未能如愿，就有可能导致消极的或不确定的情绪状态产生；相反，如果这对夫妇保持坦荡、乐观的态度，即使没有及时妊娠，也仍然会保持积极的情绪状态。

为什么说孕前男性也要调整好心态

面对怀孕这件事，有心理压力的不仅是妻子，丈夫也会有许多的心理压力。比如担心妻子教育孩子的能力与经验；担心成为母亲后的妻子将情感转移到孩子身上，完全地忽略掉自己；担心因为照顾妊娠期的妻子而承担过多的家庭事务，从而影响自己的事业发展；担心妻子因为妊娠与分娩在形体与性格方面都发生太大的变化……

丈夫这时候需要承担起一家之主的重任，调适好自己的心态，为备孕创造良好的心理环境。首先，丈夫要从内心里渴望妻子的怀孕，渴望未来宝宝的来临，真诚地期待做父亲的感觉。其次，丈夫要细心关注妻子的心理状态，注意妻子承受的压力与其他孕期问题。最后，也是最重要的，就是丈夫要真诚地支持妻子平安度过孕期与生产过程。

准备怀孕的夫妇正常体重范围是多少

对孕妈妈来说，太瘦不但影响受孕，还会使宝宝生下来体重偏轻；太胖也会影响受孕，因为太胖会增加孕期妊娠高血压综合征、妊娠糖尿病的概率，容易生出巨大儿。对准爸爸来说，身体过胖或过瘦都会影响精子的质量。因此，准备怀孕的准爸妈，应积极将体重调整到标准范围内，正常体重范围是多少？

(1) **BMI 值法** 标准体重取决于 BMI 值。BMI 值是一种测量身体的体脂肪率的计算公式，此公式是以身高和体重为计算基础的。BMI 值 = 体重（千克）÷ 身高（米）^{2}。

比如体重为 50 千克，身高 1.6 米，那么 BMI 值就等于 50 除以 1.6^2，等于 19.5。BMI 值男性在 20～25、女性 19～24 之间都算正常体重，低于 20 或 19 就是过瘦，超过 25 和 24 则是超重，超过 30 和 29 就属肥胖了。

(2) **腰围比臀围法** 男性腰围大于 85 厘米，女性腰围大于 80 厘米，或腰臀围长之比大于 8.5，就可视为腹型肥胖，要适时调整体重。

太胖的女性孕前怎样减重

(1) **饮食控制** 早餐吃饱，不吃油炸、高热量食品；中午吃七分饱；晚餐尽量少吃。用餐时可先喝汤、吃蔬菜，再一小口一小口地慢慢吃饭和肉，这样比较会有饱腹感，可避免吃进过多食物。

(2) **多喝水** 水分可以增加身体的代谢，达到减重的目的，孕妈妈可在起床后早饭前 30 分钟喝 500 毫升 25～30℃的新鲜开水或凉开水，每天上午、下午各喝 500 毫升的凉开水，晚上可少喝一些。

Part1 不容忽视的孕前准备

(3) 多运动 每天多花点时间和精力去做运动，比如爬楼梯20层，晚上原地跑步半小时或外出散散步，每天花15分钟的时间练练瑜伽，以及周末进行户外活动，爬山、游泳、打球等，但不要过于疲劳，上下班时创造一些走路的机会。

有条件的女性可以根据营养师为自己制订的营养食谱，采用少食多餐、细嚼慢咽的方法，加上合理的运动，来达到健康减肥的目的。

太瘦的女性孕前如何增肥

(1) 保证三餐营养 三餐不可少，中间要加2~3次点心。

食材品种及颜色越多样越好，如圆白菜可加红萝卜、菇类及黑木耳一起炒，比单炒增加更多营养素。或者吐司夹1片起士，或抹上花生酱，再加1杯牛奶等。点心多选高蛋白及高营养素的食物，如优酪乳、三明治、卤蛋、豆浆、馄饨、水果等。食物以少骨、少刺、多肉，取代多骨费时的食物，例如用腿肉块取代鸡翅、鸡爪等。餐中以浓汤取代清汤或白开水，例如熬排骨汤、鱼骨汤或鸡汤，先吃干的餐食再喝汤，如此可以增加热量及营养素的摄取。

(2) 适度的运动 进行一些适度的运动（如走路、游泳），可增加食量，不妨先选用慢跑、打乒乓球、游泳、俯卧撑等小运动体育项目，使体重稳步增长。

(3) 保证充分的睡眠时间与质量 睡眠时段是人体能量形成的重要时期，也是促进肌肉生长的"生长激素"分泌活跃的时期，所以保证夜晚的睡眠品质对于瘦人来说非常重要。

(4) 正常的作息 正常的作息也很重要，白天活动晚上休息，这样不仅能获取优质的营养，而且也利于各种器官的正常活动，令身体更健壮。

(5) 减轻压力 神经质体质，或压力超过负荷，常是体重增加不上来的缘由，应针对压力来源将其降到最低，将有助于体重提升。

孕前如何测试自己的体能

在开始孕前运动之前，首先要对自己的体能有所了解。简单的方法是看一看孕妈妈是否能轻快步行15分钟而不气喘吁吁。另一种方法就是早晨醒时测试一下休息时的脉搏。用食指或中指轻轻按压，感受脉搏跳动，如果每秒在70次以内说明孕妈妈体质状况良好，在80~100次表明孕妈妈体质下滑，如果跳动100次或更多表明孕妈妈体质较差。

如何科学安排孕前运动

(1) **运动前要热身** 锻炼前，最好做肢体伸展运动，如做体操、活动腰身等，为有氧代谢运动做准备。

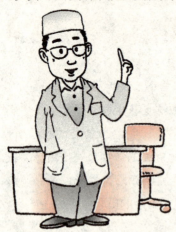

(2) **运动前不要吃得过饱** 运动前1~2小时吃饭较为适合。食物吃进胃里需要停留相当时间才能被消化吸收，如果运动前吃得过饱，胃肠膨胀，膈肌运动受阻，腹式呼吸不畅，会影响健康。运动前应少食产生气体的食物，如豆类、薯类、萝卜、鱼肉等，因肠胃运动缓慢，气体不易排出，会造成气体瘀积，运动时易产生腹痛。

(3) **运动后不要大量喝水** 夏天运动出汗多，易渴，如果这时大量喝水，会给消化和血液循环系统以及心脏增加沉重负担。大量喝水还会引起体内盐分大量流失，从而导致抽筋、痉挛等现象。正确的做法是，运动后稍事休息，再适量喝点淡盐水。

(4) **运动后不要立即吃饭** 运动时，胃肠供血少，运动后立即吃饭，会影响胃肠消化功能，长期下去会引发疾病。特别是冬季运动后，不要吃过烫食物，否则刺激食管、胃肠后，易引发便血等症状。

(5) **运动后不要立即洗澡** 运动时，血液多在四肢及皮肤，运动后血液尚未回流调整好，马上洗澡，会导致血液进一步集中到四肢及皮肤，易造成大脑、心脏供血不足，并会产生不适症状。

哪些工作不利于怀孕

有些工作环境由于接触化学物质、病菌、辐射、噪声，或作息时间不定，不利于孕育健康的宝宝，需要准妈妈在孕前和孕中做些调换。一般来说，需要调换的工作有：

经常接触铅、锡、汞等金属的工作。

从事高温作业、振动作业和噪声过大的工作。

经常接触电离辐射的工作。

医务工作者,尤其是临床医生、护士。

经常密切接触化工农药的工作。

经常上夜班或经常加班熬夜的工作。

重视孕前检查

 ### 什么时候开始做孕前检查

一般情况下,医生会建议夫妻二人同时在计划怀孕前3~6个月就开始做检查。这样做,在补充营养、叶酸以及接种疫苗方面,都留有充足的时间,此外,一旦检查出有问题,还可以有时间进行干预治疗。

 ### 哪些女性一定要做孕前检查

原则上,每对准爸妈都应该进行孕前检查,实在因种种原因还没进行孕前检查的孕妈妈,若属于以下几种情况之一或更多,则应尽快安排一下自己的时间,尽量早一点去做孕前检查。

孕妈妈未做过婚检。

夫妇双方或一方有遗传病史、家族遗传病史、慢性疾病、传染病。

孕妈妈年龄≥30岁。

孕妈妈有不良产史,如习惯陆流产、死胎、死产、生育过智力低下儿。

夫妇双方未接种过乙肝疫苗。

夫妇双方工作生活中接触不良因素,如接触放射性物质、化学农药、有害环境等。

夫妇双方有不良生活习惯,如长期吸烟、酗酒、药物成瘾、偏食等。

孕妈妈饲养宠物。

男性也要做孕前检查吗

男性可能会认为，孕育孩子更多的是女性的责任，不需要自己去做什么检查。其实，健康的宝宝更需要优质的"种子"，对于妻子的孕育，你的健康同样重要。因此，男性的孕前检查也必不可少，因为比如无精子症等疾病自身并不一定有不适感觉。

(1) **生殖系统检查** 生殖系统是否健全是孕育宝宝的前提，除了排除生殖系统不健全因素外，还要考虑传染病，特别是梅毒、艾滋病等，虽然这些病的病毒对精子的影响现在还不明确，但是这些病毒可能通过爸爸传给妈妈，再传给肚子里的宝宝，使他们出现先天性的缺陷。

(2) **染色体异常检查** 孕前检查除了要排除有遗传病家族史，比如自己的直系、旁系亲属中，有没有人出现过习惯性流产的现象，或是生过畸形儿，根据这些状况判断染色体是否出现平衡异位，以减少生出不正常宝宝的可能性。

(3) **精液检查** 健康宝宝是健康的精子和卵子结合的结晶，因此准爸爸孕前检查最重要的就是精液检查。3～5天不同房是进行精液检查的最佳时机，通过检查，你可以获知自己精子的状况。

如果精子的活力不够，就应从营养上补充；如果精子过少，则要反省一下自己的不良习惯，戒掉烟酒，不穿过紧的内裤等；如果是无精症，则要分析原因，决定是否采用现代的助孕技术。

(4) **肝功能检查** 虽然肝功能不全是否能够通过精子传染给宝宝，现在还没有定论，但极容易传染给朝夕相处的爱妻，甚至通过母体传染给宝宝。为了保险起见，做一个全面的肝功能检查也是男性的职责所在。

男性要做的孕前检查项目有哪些

(1) **精液检查** 准爸爸不要觉得难为情，这项检查是必需的，在决定怀孕前，一定要让医生给准爸爸的精子做个全面的检查，在精液检查前应禁欲5～7天。孕前精液检查主要查看男性精子的质量，一般通过精液的颜色、精子活力、液化情况、畸形率、浓度等方面确定精子质量。

(2) 泌尿生殖系统检查 泌尿生殖系统如果出现问题就会带给下一代很大的危害。这项检查主要看有否生殖道感染、生殖器官疾病等，医生会询问准爸爸小时候是否患过腮腺炎，是否有过隐睾、睾丸外伤和手术等。

(3) 传染病检查 准爸爸在怀孕前需要进行有关梅毒、衣原体、支原体、肝炎、艾滋病等传染的检查，防止把这些疾病传染给妻子和损害将来的宝宝的健康。

(4) ABO 溶血检查 ABO 溶血检查可以避免宝宝发生溶血症、流产、死胎、畸形等病变，尤其是妻子为 O 型血时更要检查。

(5) 染色体检查 染色体检查能够及早发现克氏征、特纳综合征等家族遗传性疾病。

(6) 大便常规检查 这项检查可以及早发现消化系统疾病或肠道寄生虫感染等。

女性要做的孕前检查项目有哪些

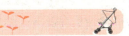

(1) 妇科 B 超检查 孕前进行妇科 B 超检查可以有助于了解子宫卵巢发育的情况。例如，输卵管内是否有积水、肿物；子宫是否畸形，是否有子宫肌瘤及子宫腺肌症等；卵巢内是否有肿物等。在怀孕之前一定不能少了这项检查，发现以上症状就要先进行治疗。

(2) 血常规检查 血常规检查包括白细胞、红细胞、血红蛋白、血小板等项目。从而可以知道血红蛋白的高低，如有贫血可以先治疗；也可以得到血小板的数值，血小板与凝血功能有关，过多过少都会出血，如果有血小板问题的女性就要先治疗，然后才能怀孕；还可测得红细胞的大小，有助于发现珠蛋白生成障碍（地中海贫血）携带者。同时还包括血型的检测，如果妻子是 O 血型（Rh 阴性），丈夫是 A、B 或 AB 血型（Rh 阳性），则可能出现新生儿溶血的可能。

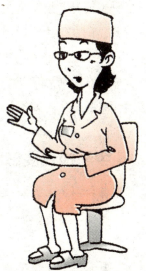

(3) 尿常规检查 通过检查尿液中的蛋白、糖

及酮体，诊查是否有肾脏疾患、糖尿病、泌尿系统感染等。其中肾脏疾病会随着孕期的继续而加重，引起流产、早产、胎儿宫内发育受限等，甚至必须终止妊娠。

(4) TORCH 检查　TORCH 是指可导致先天性宫内感染及围产期感染而引起围产儿畸形的病原体，检查包括 4 项：TO（Toxopasma）是弓形虫，R（Rubella. Virus）是风疹病毒，C（CytomegaloVirus）是巨细胞，H（Herpes. Virus）是单纯疱疹 1/2 型。通过这项检查，可以预防病毒感染，防止宝宝畸形，并可避免病毒性传染。

(5) 生殖系统检查　通过白带常规筛查真菌，滴虫，支原体、衣原体感染，阴道炎症以及淋病、梅毒等性传播性疾病。生殖系统检查是为了确定是否有妇科疾病，性传播疾病一定要彻底治疗才能怀孕，否则会引起流产、早产等。

(6) 染色体检测　染色体检测能预测生育染色体病后代的风险，及早发现遗传疾病及本人是否有影响生育的染色体异常、常见性染色体异常，以采取积极有效的干预措施。尤其是有遗传病家庭史、反复流产史、胎儿畸形史的女性，医生可能会安排你进行一次染色体检测。

(7) 肝功能检查　肝功能检查是很必要的。肝功能检查目前有大小功能两种，大肝功能除了乙肝全套外，还包括血糖、胆质酸等项目。如果你是乙型肝炎或是乙型肝炎抗原携带者，那么生出的宝宝就可能传染上乙肝，出生就要立刻注射免疫球蛋白进行保护。

(8) 口腔检查　如果计划怀孕，孕妇别忘记做口腔的孕前检查。口腔检查最好在孕前半年进行，检查项目主要包括牙龈炎、牙周炎、蛀牙、阻生智齿和口腔卫生。如果牙齿没问题，可以做一下洗牙护理。

孕前检查要做哪些准备

体检当天不要吃早饭，也不要喝水，因为有些检查项目需要空腹。

如果下身有异味，在去医院前 1 天晚上开始不要清洗下体，这样对检查有利。

晨起第 1 次排的尿液，收集少许，放入干净的小玻璃瓶中，备化验用，这样化验结果更可靠。

B超检查前要憋尿，可在检查前1~2小时喝水，因为时间长憋不住尿，时间太短膀胱不能充盈。做B超前最好排空大便。

女性避开月经期，不要穿带金属的衣物，不佩戴首饰，不化妆。

体检前一天避免剧烈运动，也不要过晚进食，保持充足睡眠。

为什么孕前一定要做口腔检查

为了孕育健康的宝宝，许多女性在孕前都会有意识地到医院做内科、妇科的相关身体检查及化验。不过，由于孕期许多常见病的发生都和口腔疾病密切相关，所以提醒这些准妈妈，孕前做一次口腔检查，也是很必要的。怀孕会引起许多生理变化，使孕妇的口腔疾患增多。孕前未治疗的口腔疾病，可能会给孕妇的妊娠带来不少隐患。

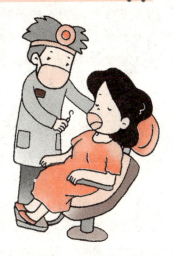

口腔检查事关孕期健康和胎儿的安全，看似事小，实际上对平安度过孕期很重要！

孕前可以进行X射线检查吗

女性在怀孕前一段时间内不宜接受X射线照射。因为医用X射线的照射能杀伤人体内的生殖细胞。因此，为避免X射线对下一代的影响，接受X射线透视的女性，尤其是腹部透视者，过3个月后怀孕较为安全。如果每月的月经期较预定时间来得晚，怀疑"是否已怀孕"，而又有必要进行X射线检查，此时一定要告诉医生有可能怀孕和自己有怀孕的打算。医生会告诉孕妈妈能否进X射线检查。必须要做X射线检查时，也要避免照到腹部。

所以如果怀孕期间需要接受X射线检查或其他放射线治疗，应该明确告知医生自己已经怀孕，让医生选择最安全的方式为自己治疗，以免造成胎儿流产、畸形、心智发育迟缓等不良后果。

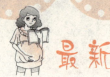

孕前知识补充

最佳孕育年龄是多大

女性在18岁左右开始进入性成熟期，性成熟期持续约30年，这段时间为生育期，处于此期的女性即为育龄女性。一般来说，女性的最佳生育年龄为25～30岁，此时生育不仅符合人体的生理特点，而且有利于胎儿的健康发育。女性到了18岁，虽然性器官已经基本发育完成，但性成熟并不代表全身各脏器功能都已健全，像骨骼系统和高级神经系统，一般要到24岁才发育成熟。女性过早生育，母体不仅要承担供给胎儿营养的任务，还要继续完成自身的发育，这必定会影响母子的健康。

因此，从有利于未来父母的工作、学习、健康、经济实力、体力、精力等多因素考虑，女性宜在24岁以后结婚，25～30岁生育；男性宜在25岁以后结婚，26～35岁生育，这样对胎儿最为有利，是最佳的婚育年龄。适当晚育有利于青年夫妇，也有利于子代的健康成长。但晚育也要有一定限度，女性最好不要超过35岁，男性最好不要超过42岁。

高龄还能妊娠吗

我国提倡晚婚、晚育，但绝非"越晚越好"。一般不主张女性35岁后生育，原因是35岁后的女性怀孕概率降低，且易发生流产。另外，随着年龄的增长，卵细胞逐渐老化，还因长期受环境中有害因素的影响，卵子在分裂时往往出现染色体分裂异常，因而可能生下畸形儿，特别是先天愚型儿的概率增大。所以，女性生育年龄最好在35岁以前，在30岁左右最好。

一天中什么时间受孕最好

人体的生理现象和功能状态在一天内不是一成不变的，其变化有一定的规律。一般来说，早7：00~12：00，人的身体功能状态呈上升趋势；下午13：00~14：00，人体功能进入白天里的最低时刻；下午17：00再度上升，晚上23：00后又急剧下降。科学家普遍认为，晚21：00~22：00是同房受孕的最佳时刻。同房后女方长时间平躺睡眠有利于精子游动，增加了精卵接触的机会。

一年中哪个月份怀孕比较好

一般认为，4~5月份受孕最为有利。因为4~5月份正值春季，精卵细胞充满生机活力。4~5月份受孕也避开了冬末春初病毒性疾病的高发季节，有利于预防胎儿畸形。而且4~5月份受孕后很快进入夏秋季，瓜果蔬菜大量上市，可以很好地满足孕妇和胎儿的营养需要。

4~5月份受孕，预产期在来年的春季，孩子出生后天气逐渐变暖，可以多进行户外活动，多晒太阳，对抚育婴儿和降低佝偻病的发生概率都有好处。

其实只要做好孕前准备，受孕时间并没有那么重要。目前对于受孕时间的选择，观点并不统一。即使准备怀孕，也不一定可以立即怀上。因此，受孕时机应把握2点：一是夫妇健康；二是避免传染病和环境不良因素的影响。

女性性高潮真的有利于优生吗

负有孕育使命的性生活，其性欲高潮与后代的智商息息相关。所以，恩爱夫妻生下来的孩子健康、漂亮、聪明的说法是相当有道理的。

优生学家指出，女性在性生活时达不到性高潮，不利于形成优良的受精卵。因为，女性在达到性高潮时，血液中氨基酸和糖分能够渗入阴道，使精子在阴道中的运动能力增强，同时便于精液贮存于阴道内，还会促使闭锁的子宫颈口松弛张开，易于精子进入。由此，使更多强健而优秀的精子与卵子有结合的机会，形成优良的受精卵，孕育出高素质的后代。

受孕的最佳体位是什么

为了受孕而寻找容易受孕的性交体位，采取最佳受孕姿势促使精子顺利进入子宫。

最普遍的性交方式是女方仰卧，男方俯在女方的身体上，这种方式对受孕是十分有利的。采取这种体位时，男性的阴茎插入最深，会更近地接触到女性的宫颈，能帮助精子更快更容易地找到卵子。做爱后，准妈妈应把双腿向上抬起，如果体力不支，可以把双腿举起靠在墙上。或者在做爱前，在臀部下方塞1个枕头，使下半身处在倒置的位置，这样就能借助地球重力的帮助，延长精液在阴道里的存留时间，让"小蝌蚪"有更多机会到达子宫。

也可以采用其他性交方式，如后面插入式，即女方面朝下俯卧，用双胯支撑或用枕头支撑，让男方的阴茎从女方的后位进入阴道，这样射精后精子可沉积在宫颈附近。对于子宫后位的女性，这种体位更有利于受孕。还可以采用男性和女性并排侧卧的姿势，这是最放松的姿势（能提高性快感），而且对肥胖或背痛者有益，这种姿势也有助于受精。

如果想受孕，那么在性交过程中不利于精子到达子宫腔的任何做法均应放弃。如在射精后，女方不要马上站起来，因为精液可能会流出来影响受精。同样道理，站立式、坐式性交等均会使精液流失，应该避免采用。

通过饮食能控制生男生女吗

这种说法显然是不科学的。人体血液的酸碱度，即pH值是相当恒定的，无法由食物来改变，因血液中有一些缓冲物质，如碳酸盐、磷酸盐和蛋白质等缓冲体系可防止酸碱度的急剧变化，并通过肺、肾来调节，使之不易受食物的影响。因此，想用改变食谱来影响体内的酸碱度，是不切实际的。而阴道内和子宫内的酸碱度，会因生理周期而产生变化，不会受到食物的影响。改变食谱并不能控制生男生女，想用食物来改变体液的酸碱度，实是一种误解。想选择不同食谱，使身体分泌物和生理调整到适于生男或生女的状态，根本没有理论基础，也没有临床实验依据。事实上，生男或生女是复杂而奥妙的过程，不能依靠调整食谱来控制。因此，怀孕前不要特别去选择酸性食品或碱性食品，应注重身体的营养均衡，否则适得其反，将不利于身体健康和胎儿的发育。

生双胞胎与哪些因素有关

双胞胎形成有以下2种情况：

由一个受精卵在囊胚期分裂成2个内细胞群而发育成2个胎儿者为单卵

双胞胎。这种分裂产生的孪生子具有相同的遗传特征，因此，性别相同，性格和容貌酷似。

2个卵细胞同时受精，发育长大成2个胎儿者为异卵双胞胎，大多数双胞胎属此类。由于他们是由两个不同的受精卵发育的，故具有不同的遗传特性，性格和容貌的相似性也就逊于前者。异卵双胞胎可能是同一性别，也可能是不同性别，这类双胞胎常有家族遗传性。

能否生双胞胎至今为止还是一个谜。同卵双胞胎世界各地的女性都有相同的发生率，医学研究发现其取决于卵细胞上透明带的完整性，至于是什么因素影响它还不清楚，也无规律可循。异卵双胞胎的产生则受到许多因素影响，存在种族差异，与家族遗传、妇女生育年龄（30多岁妇女的机遇高于20多岁的妇女）、体重（体重大者概率大）、食物、受孕环境等因素有关。激素诱发排卵、辅助生育技术的应用，都会增加双胞胎出生机会。

精子是如何产生的

精子是由男性睾丸中曲细精管内包含睾丸支持细胞和生精细胞的生精上皮产生的。在雄性激素的刺激与维持下，原始生精细胞演变成精原细胞、初级精母细胞、次级精母细胞直至发育成精子细胞，形似蝌蚪的精子这时还不具备授精能力，它还得在附睾停留2～3周，才能发育成具有运动能力和授精能力的成熟精子。精原细胞发育为成熟的精子，这一过程大约需要90天左右。男性每次射精大约会排出3～6毫升的精液，含有大约两亿个精子。精子在被射入阴道后，能存活约48～72小时。

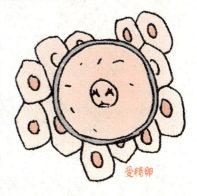

卵子是如何产生的

卵子是由女性性腺——卵巢产生的，每个卵巢有几万个原始卵泡，1个卵泡发育成熟约需14天。女性一生可排出约500个成熟卵子，每次排卵后，卵子在输卵管中可存活18～24小时，如果未能与精子结合，就会随剥落的子宫内膜变成月经排出体外。

精子与卵子的相遇过程是怎样的

排卵后，卵子会进入输卵管最粗的壶腹部等待精子。经过大约3天，数亿个精子中只有200个左右到达了输卵管壶腹部，但最终只能有1个精子成功与卵子结合。精子们遇到卵子后，会将头部朝向卵子将其包围，当1个精子穿过卵子外面的透明带进入细胞内部后，卵子透明带及细胞膜会形成一层保护屏障，阻止其他精子进入。进入卵子的精子头部很快水化、膨胀，成为圆形的精原核，同时卵子也变为成熟的卵细胞——卵原核。精原核与卵原核在卵细胞中央相遇，将各有的23条染色体合并为46条，这标志着受精完成，神奇的生命之旅从此开始。

Part2
非常完美的十月孕期

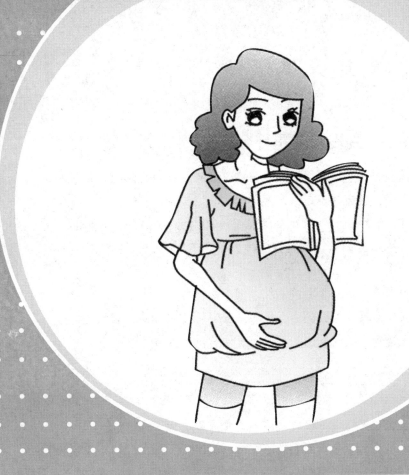

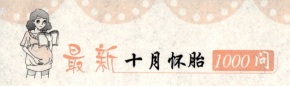

孕 1 月

发现身体微妙变化

月经超过 1～2 周没来就是怀孕了吗

对于一个身体健康、月经规律的女性来说，如果发现月经超过 1 周没来，甚至迟了 2 周还不来，就要注意是否已经怀孕了。

还有一些女性，已经怀孕了，但阴道里还有和月经很相似的血排出，但不能由此认定自己并没有怀孕，其实在受精卵着床的时候，有的人会有少量出血。

停经是怀孕最早、也是最重要的症状，但不是特有的症状。

当然，有时候还得考虑月经的推迟是不是受环境变化和精神因素的影响，比如精神受到刺激、生病或在恶劣的环境下工作等，也会暂时停经。

胃口是否发生变化了

有些妇女在月经过期不久的时候（1～2 个星期）就开始发生胃口的改变。平常喜欢吃的东西，现在不爱吃了，吃过一次的食品第 2 次就不爱吃了。有些人根本不想吃甚至呕吐，有些人很想吃些酸味的东西。一般经过半个月至 1 个月，这些症状就会自然地消失。

Part2 非常完美的十月孕期

有乳房胀痛的感觉了吗

在怀孕初期,乳房会增大一些,并且会变得坚实和沉重。乳房会有一种饱满和刺痛的感觉,奶头周围深黄色的乳晕上小颗粒显得特别突出。

是否出现尿频现象了

许多孕妈妈老是想上厕所,总觉得尿不干净,有的甚至每小时1次,这是一种正常现象。因为膀胱位于子宫前侧,子宫逐渐增大会压迫膀胱,从而容易产生排尿的意识。

基础体温升高正常吗

怀孕前,未孕妈妈的基础体温在1个月之中会有周期性的变化,呈现由低到高,再由高到低的变化。如果怀孕,基础体温会持续在36.7~37.2℃。这种状态会一直持续到怀孕第13~14周。在测得体温持续升高这段时间内,又在提示范围值内,千万不要把这种持续低热当成感冒而吃药打针。

是否感到精神疲乏了

在怀孕初期,许多孕妈妈会感到浑身疲乏,没有力气,只想睡觉。不过这个时期不会太长,很快就可以过去。

偶尔会出现眩晕、头昏吗

眩晕或头昏在孕早期相当普遍,大多数情况下是无害的,但如果持续发生就要引起重视。如果坐着时感到头晕,可能是血糖太低,很多孕妈妈孕早期由于呕吐等原因不能正常进食,低血糖也是普遍现象。如果是久站或突然站起时眩晕、头晕,可能是大脑供血不足。

阴道分泌物是否增多了

是否怀孕,还可以从阴道分泌物是否增多这一现象进行判断。怀孕后白带会增多,这是因为受精卵着床后,子宫的活动频率增加,其分泌物自然也会跟着增加。

如果孕妈妈的阴道分泌物比平时增加许多,还伴有外阴瘙痒的症状,那么可能是受了感染,这时应立刻到妇产科检查治疗,千万不可以擅自冲洗阴道。

特别图示——胎宝宝每周变化

胎宝宝每周变化	妊娠第1周	此时的宝宝还只能以精子和卵子的"前体"状态存在于妈妈体内。
	妊娠第2周	卵子已经在妈妈体内经历了第1轮的"淘汰赛",从多名选手中脱颖而出了。
	妊娠第3周	(1)受精卵形成,长0.5~1.0厘米,体重不到1克。 (2)宝宝的心脏开始跳动。 (3)原始的胎盘开始成形,胎膜(亦称绒毛膜)开始形成。
	妊娠第4周	(1)受精卵游进子宫腔,完成"着床"过程。胚芽(受精卵)大约长2.5毫米。 (2)胚芽不断地分裂,其中的一部分形成大脑,其余的形成神经组织。大脑已经开始发育了。

 找到最佳胎教方案

什么是胎教

胎教,一方面是胎,一方面是教,它是胎与教相结合的学问。胎是受教育的实体,教是指胎宝宝在母体内能受到各方面的感化并接受教育、教养的意思。

广义的胎教,是指为了促进胎宝宝生理和心理健康发育成长,同时确保孕妈妈能够顺利度过孕产期所采取的精神、饮食、环境、劳逸等各方面的保健措施。因为如果没有健康的母亲,就不能生育出健壮的孩子。广义的胎教包括孕前的准备、营养胎教、环境胎教(各种内外环境)和情绪胎教等。

狭义的胎教,是指妊娠期间,在加强孕妈妈的精神、品德修养同时,重点通过母体,利用一定的方法和手段,刺激胎宝宝的感觉器官,以激发胎宝宝大脑和神经系统的有益活动,从而促进身心健康发育。狭义上的胎教包括音乐胎教、语言胎教、抚摸胎教、运动胎教和光照胎教等。

接受过胎教的宝宝有什么特点

胎教过的宝宝不爱哭。虽然宝宝在饥饿、尿湿和身体不适时也会啼哭,但得到满足之后啼哭便会停止。

胎教过的宝宝能较早与人交往。宝宝出生后:3天就会用小嘴张合与大人"对话",20天左右就会逗笑,2个多月就能认识父母,3个多月就能听懂自己的名字。

胎教过的宝宝能够较早地学会发音。受过胎教的宝宝2个月时会发几个元音,4个月会发几个辅音,5~6个月发出的声音就能表达一定的意思了。

胎教过的宝宝能较早地理解语言。受过胎教的宝宝4个半月时能认出第一件东西,6~7个月时能辨认手、嘴、奶瓶等。这样的宝宝能较早理解"不"的意思,早期学会服从"不"的宝宝更懂事、更听话。

胎教过的宝宝能够较早地学会说话。经过胎教和早教的宝宝9~10个月时,就会有目的地叫爸爸妈妈了,受过胎教和早教的宝宝在20个月左右便能背诵整首儿歌。

准爸爸参与胎教有哪些好处

- 准爸爸参与胎教能让准妈妈感觉受到重视与疼爱,胎宝宝也能感受到愉快的心情,日后能成为一个快乐的孩子。
- 可以建立宝宝日后对父亲的信任感,而且胎宝宝对准爸爸低频率的声音比对准妈妈高频率的声音更敏感,接收到爸爸的声音也很容易。
- 准爸爸可以更贴心地照顾好准妈妈的日常起居,可以使准妈妈和胎宝宝无忧无虑地度过孕期，胎宝宝的身体和智力发育也能得到好的保障。

● 可以协助准妈妈一起胎教，使得胎教氛围充满爱意，更加生动有效，也能让准妈妈感受到体贴与关心，从而保持一份好心情。

哪些胎教方式夫妻合作效果更好

人们常常说，孩子是爱情的结晶，因此，胎教首先源于爱，父母实施胎教的爱心越强烈，胎教效果也就越好。

父母实施胎教时必须充满着爱心，在一个充满爱心的孕育过程中，父母才能深切感受到胎宝宝的点滴变化，体验到从未有过的父爱与母爱，这是对胎宝宝健康成长极为重要的亲情，为日后胎宝宝形成热爱生活、积极向上的优良性格打下基础。

（1）让胎儿体验妈妈的感受 胎教效果的获得依赖于胎教行为的实施，准爸爸妈妈应用良好的心态去做一些积极的努力，用各种胎教手段去丰富孕期生活，如听音乐、放松心情、玩益智游戏等，这还能给予胎宝宝以感知觉的良性刺激，也能令胎宝宝心情愉悦，从而促进大脑和机体发育。

快乐地进入孕期，用轻松愉悦的心情去体验和胎宝宝在一起的点点滴滴，而不是被胎教束缚。

（2）尝试和腹中宝宝做交流 胎宝宝能听能感受，渴望与父母交流，喜欢听爸爸妈妈讲话，也喜欢爸爸妈妈逗自己玩，当你们情之所至时，自然而然地会有交流的欲望，如果可以，每天都应记得跟胎宝宝说说心里话，做点小游戏，想象一下胎宝宝的样子。

（3）这些胎教方式夫妻合作效果更好

①对话胎教：每天坚持跟胎宝宝讲话，可以使得胎宝宝出生后智力发育良好、情绪稳定，加深与宝宝的感情。

②情绪胎教：你的情绪对胎宝宝的影响从受精之前就开始了，因此，对于调节好孕期情绪，夫妻双方都应做出更多的努力。

③抚摸胎教：孕6个月时可以明显地触摸到胎宝宝的头、背和肢体，抚摸胎教是促进胎宝宝智力发育、加深情感联系的有效方法，不过抚摸动作一定要轻柔。

怎样选择胎教方案才会不盲目

准备养育孩子的父母时常感到困惑——社会上种类繁多的"胎教方案"不断描述着照此法培养出的孩子如何"超常"、"早慧",使年轻的父母们不忍心让自己的孩子落伍,也纷纷解囊参加培训或购买"胎教方案"。

其实这些"胎教方案"中有一些就是打着"科学"、"专家"的旗号在误导人们,有的指导思想就是遗传决定论,有的明显违背胎儿成长的自然过程。

因此,建议新手父母不要过多焦虑,应从正规的专业单位及渠道学习一些有关儿童发展方面的知识,包括孕期心理、儿童心理与教育学及胎教早教的有关常识。这能使你做到心中有数。在对待选择胎教方案这一问题上,一定要保持冷静的头脑,善于识别和选择适合自己的方法,拒绝盲从。

好心情也是胎教的一种吗

怀孕第1个月如何进行胎教呢?第1个月,怡情胎教是最好的选择。怡情胎教就是通过调整孕妇身体的内外环境,不让自己的情绪剧烈波动变化,免除不良刺激对胎儿的影响,保持愉快的心情,使宝宝的身心发育更加健康、成熟。怡情胎教也是最简单最好的胎教措施。

现代科学已经证明,胎宝宝深居妈妈的子宫之内,但随着怀孕月份的增加,胎宝宝也可随着妈妈的情绪变化而和母亲一起体验人间的各种情感,并伴随着妈妈的精神、心理节奏逐渐萌发生命的智慧。胎宝宝不仅具有皮肤感觉、呼吸运动、肢体活动、发声等能力,还会不由自主地受妈妈生理、心理变化的影响,产生类似情绪的反应。

如果准妈妈出现紧张、愤怒、焦虑、悲伤等情绪,母亲的这些情绪也会通过神经系统的调节而影响内分泌系统,产生相关激素,这些变化进而会通过胎盘的血液循环影响胎儿的情感与性格或心理的发育,尤其是孕早期,妈妈情绪的极端变化有可能造成胚胎分化异常,如新生儿唇腭裂、畸形等。

因此,为了腹中胎儿的健康,准妈妈要有宽宏的肚量,对于那些令人不愉快的事情,应该不予理睬,让它们随风而去。另外,准爸爸也应该在精神上给妻子以安慰,让妻子放松情绪,尽量以一种平和宽容的态度对待生活中的一切消极因素。

什么是斯瑟蒂克胎教法

在美国，一对普通的夫妇生下的宝宝竟然都是智商高达160以上的天才。问其原因，他们把这样的成果归功于从受孕那一刻起就开始认真进行的胎教。根据这对夫妇的名字，此胎教法被称为斯瑟蒂克胎教法。

斯瑟蒂克胎教法是迄今为止世界上最为精彩的一种胎教方法。一对普通的美国夫妇培养了4个天才儿童，智商都在160以上，都位列仅占全美5%的高智商者的行列。他们是如何培养出来的呢？斯瑟蒂克夫妇十分看重宫内教育。他们始终坚信"每一个胎儿都是天才"。他们从得知怀孕的那一天起就坚持对胎儿说话，还利用卡片教授胎儿文字和数字。除此以外，他们还保持着听音乐和浏览图书的习惯，并将两人的生活趣事用非常自然的语调说给胎儿听，努力为胎儿创造温馨的环境。斯瑟蒂克胎教法的精髓是坚持用爱进行胎教。

胎儿对声音有分辨能力吗

经研究结果证实，胎儿对声音具有分辨能力，对不同的声音会产生不同的反应。美国佛罗里达大学医学院和芝加哥伊利诺大学医学院妇产科的医学博士做了胎儿对声音刺激反应的实验。研究证实，舒缓轻柔的音乐和强节奏音乐对胎动和胎心有不同的影响：给胎儿以强节奏的音乐刺激时，胎动次数明显增加，胎动幅度也增大，严重时伴有胎心增快和抽泣样呼吸；给胎儿以轻柔舒缓的音乐刺激时，胎动次数明显减少，心率减慢，胎儿甚至处于安静的睡眠状态。由此可以看出，胎儿能分辨出不同的声音。

为胎儿进行音乐胎教有什么益处

心理学家认为，音乐能渗入人们的心灵，激发起人们无意识的幻觉，并可以唤起平时被抑制的记忆。而生物学家认为，有节奏的音乐可以刺激生物体内细胞的分子产生一种共振，使原来处于静止和休眠状态的分子和谐地运动起来，并促进新陈代谢。

有人曾做过一个试验：给孕妇听音调高的音乐，在2分钟后，孕妇的心跳加快；听音调低缓的音乐，则孕妇心跳平缓。在孕妇的腹部子宫位置放同样的音乐给胎儿听，5分钟后发现胎儿心跳与孕妇有同样的变化。可见胎儿对音调的高低有不同的反应。胎儿比较喜欢接受低缓、委婉的音乐，不愿意接受尖、细、高调的音乐。有人从6个月开始，给胎儿听用丝竹乐器演奏欢畅、轻柔的乐曲，胎儿在腹内安详、舒适地蠕动。出生后每次听到同类的乐曲时，就会高兴得手舞足蹈。所以，许多心理学家认为，女性怀孕后经常听一些优美的音乐，会提高胎儿对音乐的鉴赏力。

胎教的先决条件是什么

为了让新生命在最完备的情况下降临人间，母亲必须努力为胎儿提供一个最佳的妊娠环境。如果母亲能满意自己的身体状态而且心情愉快，腹中的胎儿便能在安静祥和的环境中健康地成长。

首先是母亲的身体要健康。如果母亲的健康堪忧，怀孕对母体而言，将是一大负担，一旦生病，那么在疾病治疗当中，药物很容易影响到胎儿。特别是糖尿病、心脏病等对怀孕有影响的疾病，一定要趁早治疗。当然也可以在怀孕期间治疗，但是药物的服用及生活习惯，必须谨慎遵照医生指示。

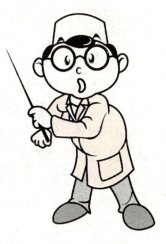

有些女性为了维持苗条身段而进行极端的节食，结果产生营养失调，导致贫血和体力不支。为了避免危及健康，孕妇的确需要对自己的饮食生活状况做一番检讨。

迎接新生命的来临，不只是母亲的责任。作为准父亲，也要关心妻子，让妻子安心怀孕，在身心两方面给予绝对的支持。夫妻携手，共同完成这一伟大的任务。也只有这样，才能营造出良好的胎教环境。

为什么说胎教应适度进行

到目前为止，我国关于胎教失败的例子还极少见到。但有些情况也引起了相关专家的重视。比如有的妈妈在心理咨询中反映，经过音乐胎教后，自己的宝宝虽然聪明活泼，但精力过盛，总是不爱睡觉。当专家问起具体胎教方法后,才得知孕妈妈孕期工作较忙,又不愿放弃胎教的机会,所以每日抽空将胎教器置于腹部。有时孕妈妈因疲劳很快入睡了,而胎教器仍不断地刺激胎宝宝,这有可能干扰胎宝宝的生物钟,因此出现了胎宝宝出生后精力过盛的现象。所以,胎教应该适度进行。

掌握科学的饮食原则

孕早期的营养原则是什么

孕早期孕妇有早孕反应,应该少吃油腻食物,多吃清淡、易消化的食物,并少食多餐。

供给全面合理的营养。孕早期胚胎发育的特点要求孕妇尽量全面摄入蛋白质、碳水化合物、脂肪、水、维生素和矿物质。孕妇的营养摄入应注意全面而合理,避免偏食、挑食。

确保优质蛋白质的供给。孕早期是胚胎生长发育的关键时期,胚胎和胎盘的生长使孕妇的乳房、子宫和血容量变大,因而需要增加蛋白质。酶作为胚胎营养的缺乏物,是由氨基酸转化成的,人体不能合成,需要通过母体供给。如果缺乏这些营养素,很有可能使胎儿发育缓慢、身材矮小,甚至畸形。所以,孕早期应补充肉、鱼、奶、蛋等优质蛋白质。

确保维生素的供给。由于孕妇肾小球滤过率的增加,尿液中的B族维生素也会增加,所以需要补充富含B族维生素的食品。如米、面、玉米、黄豆等是理想的食物。

早餐吃什么更健康

营养学家指出,准妈妈的早餐要营养均衡,不可挑食和偏食,以防止缺铁性贫血,危及自己和胎儿的健康。准妈妈早餐一定要吃好,但早餐都吃什么呢?怎样吃更健康呢?

在吃早餐前,准妈妈可以喝1杯温水,这样能够有效稀释血液,帮助身体排毒，促进各种营养物质的代谢循环。如果准妈妈有晨吐的现象，可先吃两块苏打饼干，过一会再吃早餐。

为准妈妈准备花样丰富且营养充足的早餐。没人喜欢千篇一律的早餐，而花样充足有助于准妈妈身体各方面器官功能的正常运行，特别是对胎儿的生长发育尤为重要。早餐的食材可以有麦片粥、全麦饼干、全麦面包、水饺、鸡蛋、牛奶、豆浆、肉类、鱼类以及橘子、香蕉、苹果、番茄、黄瓜、花椰菜、甘蓝等水果蔬菜。

无论工作生活多忙，准妈妈每天的早餐至少要吃1个鸡蛋，喝1杯牛奶加麦片，还要注意多吃新鲜的水果，以保证维生素和其他营养的需要。

总之，早餐占一天营养的2/5，准妈妈一定要吃好早餐。早餐吃好，才能打好一天的营养基础。还有一点需要注意，准妈妈起床后不要立刻吃早餐。人体的大部分器官在夜晚睡眠的过程中得到了充分的休息。早起时，人体的器官也随着意识的逐渐苏醒开始运作。但人体的消化系统一般在凌晨才得到休息，需要一个恢复适应的过程。我们专家建议，最好在起床后半个小时左右进食。

孕妈妈每日的摄盐量以多少克为宜

健康孕妈妈每日的摄盐量以6克为宜，患有妊娠高血压的孕妈妈应遵医嘱减少食盐摄入量。

如果孕妈妈多吃盐，就会加重水肿且使血压升高，甚至引起心力衰竭等疾病。过多的钠会加重妊娠高血压综合征的3个症状，即水肿、高血压和蛋白尿。

如果长期低盐或者不能从食物中摄取足够的钠时，又会使人食欲不振、疲乏无力、精神委靡，严重时发生血压下降，甚至引起昏迷；还会导致体内水分减少，血液也会变得黏稠，流动缓慢，以致养料不能及时地输送到身体的各个部位，废物也不能及时地排出体外。

孕期吃姜和蒜需要注意些什么

姜、蒜的好处颇多，但均属于刺激性食品，孕妈妈在整个妊娠期间不宜过多吃刺激性食品，所以对姜、蒜的吃法也有一定的讲究。

孕妈妈吃姜、蒜的时候应该注意以下几点：

切记食量适度。

孕妈妈如果生痱子、疖疮、痔疮、肾炎、咽炎或者上呼吸道有感染时，不宜长食或暂时禁食姜、蒜，以防病情加重。

生姜红糖水只适用于风寒感冒或淋雨后的畏寒发热，不能用于暑热感冒或风热感冒，并且只用于风寒引起的呕吐，其他类型的呕吐包括妊娠呕吐，均不宜食用。

不要食用已经腐烂的姜、蒜，腐烂的生姜会产生一种毒性很强的有机物——黄樟素，能损害肝细胞。

孕期为什么要喝牛奶

孕妈妈所需营养，钙质至关重要。在整个孕期，母体约需要贮存钙50克，其中供给胎儿30克。母体如钙摄入不足，胎儿需要的钙就会从母体的骨髓、牙齿中夺取，以满足生长的需要，这样就使母体血钙降低，发生小腿抽筋或手足抽搐。因此，营养专家认为：孕妈妈最好每天喝200～400克牛奶。每100克牛奶中含钙约120毫克，最容易被孕妈妈吸收，而且磷、钾、镁等多种矿物质搭配也十分合理。

孕期吃豆腐有什么益处

大豆含有人体不能合成的8种必需氨基酸，其氨基酸配比非常接近人体需要，容易吸收。更为重要的是大豆不含胆固醇，还可降低人体胆固醇。豆腐是豆制品中的精华，所以人们应该多吃豆腐，尤其是孕妈妈们，豆腐能够有效降低甘油三酯、低密度脂蛋白和低血浆胆固醇，可有效预防妊娠期高血压、心血管疾病，提高孕妇的免疫力，使孕妇更健康。对孕妇而言，豆腐还可以清洁肠胃，对便秘有很大帮助。豆腐中含有丰富的大豆卵磷脂，可以促进胎儿牙齿、骨骼和神经系统的发育，是孕中期和孕后期必备的营养食品。但要注意，豆腐虽含有丰富的蛋白质，但缺少一种人体必需的蛋氨酸。如果单独烧菜，蛋白质的利用率则很低。如果将豆腐和其他的肉类、蛋类食物搭配在一起，便可以提高豆腐中蛋白质的营养利用率。除了豆腐，还可以选择豆浆、豆腐脑、豆皮等豆制品。

Part2 非常完美的十月孕期

为防止便秘，孕妈妈应多吃哪些食物

(1) **玉米** 玉米中膳食纤维含量很高，能刺激胃肠蠕动，加速粪便排泄，对妊娠便秘大有好处。

(2) **黄豆** 黄豆含有非常优质的蛋白质和丰富的膳食纤维，有利于胎宝宝的发育，并促进孕妈妈的新陈代谢。同时，丰富优质的膳食纤维能通肠利便，利于改善孕妈妈便秘。

(3) **土豆** 土豆有助于胎宝宝的发育，保护孕期健康。同时土豆具有降低胆固醇和通便的作用，对改善孕期便秘很有帮助。

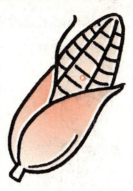

(4) **芋头** 孕妈妈常吃芋头，可以促进肠胃蠕动，帮助母体吸收和消化蛋白质等营养物质。还能清除血管壁上的脂肪沉淀物，对孕期便秘、肥胖等都有很好的食疗作用。

孕早期每日供给量的参考值是多少

根据中国营养学会推荐的标准：一般妇女每日的热量摄入为2100千卡；到孕中期，孕妈妈每日所需热量为2300千卡，孕后期（产妇）的热量摄入为每日2600千卡。

从以上的营养学数据可以看出，怀孕之后，孕妈妈的每日所需热量并没有增加太多，所以，怀孕之后没必要大吃大喝。孕妈妈每日所需的各类食物总量，可以参考下表：

主食（米、面）	300～500克
蔬菜	500～800克
瘦肉、鱼、虾	200～250克
豆类食品	100～200克
鲜奶	250克左右
水果	200～250克
鸡蛋	1～2个
糖	20克左右（尽量少吃）

孕妈妈偏食有危害吗

孕妈妈若长期挑食、偏食，会造成营养不良，影响胎儿生长发育。因此，孕妈妈在准备怀孕和孕中，都不要偏食，以便摄取全面的营养素。

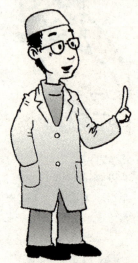

不饱和脂肪酸、维生素C、B族维生素、维生素A、维生素D、维生素E、糖类、蛋白质和钙等矿物质，主要都在植物食品中，孕妈妈如果植物食品食之过少，与胎儿发育的营养素不协调，就会损害和妨碍胎儿的正常发育。再者，吃肉过多，会使孕妈妈和胎儿体重过大，容易造成难产。同样，过少地进食肉类，会使孕妈妈营养不全面。动物脂肪可以向人体提供所需的脂溶性维生素以及脂肪酸等，这些物质对胎儿的皮肤、骨骼、视力的发育作用极大。人体所需的热能也应由动物脂肪供给一部分，人体所必需的优质蛋白质，也要靠动物食品供给。

孕妈妈在其他物质上也不要偏食。有的人不爱吃鱼，可是鱼对孕妈妈及胎儿的健康很有益处，有利健脑，有利于心脏，不可少食；也有孕妈妈不爱吃海产品或不愿吃水果，这对孕妈妈的健康和胎儿的正常发育都是不利的。所以，孕妈妈千万不可偏食，偏食带来的危害很大。

孕妇缺钙有什么危害

当孕妇缺钙时，会导致孕妇骨骼和牙齿缺钙，引起腰病、腿病、骨头痛、手足抽搐及牙齿脱落等，严重时甚至会发生骨软化症、骨盆变形，造成难产。钙对神经系统的作用也很重要，当血清中钙含量减少时，神经兴奋性增高，于是肌肉发生抽搐，这就是人们常说的"抽筋"。

同时，孕妇缺钙自然会给胎儿带来不良影响，如导致胎儿骨骼发育不良，引起先天性佝偻病等。

孕期怎样合理补钙

钙的主要食物来源有牛奶和乳制品、虾皮、海产品、豆制品、深绿色的叶菜等。除了每天从食物中获取钙，还要保证喝2袋牛奶或1袋豆浆外，孕妇还要进行户外活动，接受阳光中紫外线的照射，使体内产生促进钙吸收的维生素D。如果孕妇担心食物中的钙吸收不完全，也可以在医生的指导下服用钙制剂。值得一提的是，有些蔬菜（如菠菜）中的鞣酸可影响钙的吸收，因此这类蔬菜要避免大量食用。

喝大骨头汤可以补钙吗

很多人认为喝大骨头汤可以补钙，这是不科学的。大骨头汤里的确含有丰富的蛋白质、脂肪等营养物质。但经检测证明，大骨头汤里的钙含量非常少，如果要补充人体每天所需要的钙，需要每天喝500碗大骨头汤，这当然是不可能的，而且骨头汤里也缺少具有促进钙吸收的维生素D。

孕妈妈如何补锌

锌在人体内的含量仅有1.5克左右，但它却起着非常重要的作用。锌直接参与人体的细胞生物代谢，人体内的氧化酶、蛋白分解酶、碳酸水解酶等都依赖锌原子来发挥作用。正常人每天需从饮食中补充12～16毫克的锌，孕妈妈则需要的更多一些，为20毫克左右。随着胎儿的不断生长发育，对锌的需要也会迅速增加。一般胎盘及胎儿每日需要0.75～1毫克的锌。

研究结果显示，自然分娩的孕妈妈，妊娠期间的血锌浓度最高，而剖宫产的产妇妈妈血锌浓度最低。因此，专家建议，孕妈妈在孕期多吃一些含锌丰富的食物，既有利于母婴健康，又能保证孕妈妈顺利的分娩。

很多食物中就含有锌元素，因此，只要孕妈妈不挑食，从食物中摄取的锌就能够满足胎宝宝生长发育的需要。含锌量多的食物包括苹果、葵花子、蘑菇、洋葱、香蕉、卷心菜及各种坚果等。

水果吃得越多就越好吗

在未怀孕时，可能孕妈妈就喜欢吃水果，既减肥又美容，当然是女性的首选零食。怀孕后，就更要多吃水果，因为胎儿在发育过程中，需要维生素参与细胞的合成。因此，孕妈妈吃水果，是对母婴健康都有利的。但是你知道吗？水果并非吃得越多越好。

营养专家指出，虽然水果和蔬菜中都有丰富的维生素，但是两者还是有区别的。水果中的纤维素含量不高，但是蔬菜中却含有丰富的纤维素。如果过多的摄入水果，而吃少量的蔬菜，就会减少纤维素的摄入量。而且，有很多水果中含有较高的糖分，孕妈妈吃太多可能会引发孕妇糖尿病。

因此，正常情况下，如果是橘子、苹果或猕猴桃，孕妈妈每天吃100克就可以了。如果是西瓜、草莓等季节性水果，每天的摄入量不要超过500克。

为什么不宜吃罐头食品

罐头食品在制作过程中都加入一定量的添加剂，食入过多对健康不利。罐头食品的营养价值并不高，经高温处理后，食物中的维生素和其他营养成分都已受到一定程度的破坏。因此，计划怀孕的女性应少吃、最好不吃罐头食品。

为什么说孕期吃牛、羊肉比吃猪肉好

牛肉和羊肉中含丰富的脂肪、碳水化合物、蛋白质、钙、磷、铁；维生素B_1、维生素B_2、烟酸等。牛肉中的蛋白质比猪肉和羊肉高，而脂肪则比猪肉和羊肉少，是高蛋白低脂肪食物，具有很好的补益效果。而羊肉中铁的含量非常丰富，具有很好的预防妊娠期贫血的功效。当然，猪肉的营养价值也不容小觑，它是含B族维生素最多的食物。然而在孕中期，与猪肉相比，牛羊肉既可以满足孕妈妈对铁、钙和蛋白质等营养素的需求，又可以减少因食用过多猪肉而导致脂肪过多、营养素缺乏的状况。

可以防治口腔疾病的食物都有哪些

由于妊娠期间荷尔蒙的分泌和血压升高，再加上此时孕妈妈的牙齿本身就很脆弱，所以极易有牙龈出血、口臭症状。除了不健康的卫生习惯外，牙周炎和牙龈炎还与缺乏维生素C、维生素E、叶酸和钙有关。

Part2 非常完美的十月孕期

叶酸不但与治疗贫血、预防发育畸形有关，还可以治疗牙病。缺乏维生素C会导致孕妈妈的抵抗力减弱，容易患牙龈炎和牙周炎，而维生素E可有效恢复牙齿健康。孕妈妈应该吃些含钙高的食品，如豆制品和牛奶，这样可有效坚固牙齿，减少易龋度。少吃致龋食物，如糖果、饼干、饮料、蜜饯等。

孕1月推荐的食谱都有哪些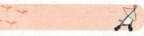

生姜羊肉粥

原料 羊肉100克，大米150克，生姜3片，精盐1小匙，鸡精、胡椒粉各适量。

做法 ①将羊肉洗净，切成薄片备用；生姜去皮，切丝或末备用；大米淘洗干净备用。②在瓦煲里注入适量清水，烧开，放入大米，用小火煲20分钟左右。③加入羊肉片、生姜丝，调入精盐、鸡精、胡椒粉，用小火煲30分钟左右即可（煲的过程中不要搅动）。

五彩鸡丝

原料 熟鸡脯肉150克，胡萝卜、金针菇、黄瓜各100克，红椒丝50克，精盐、胡椒粉、白糖、麻油各适量。

做法 ①熟鸡脯肉撕成丝；胡萝卜、黄瓜分别洗净，切成丝，加入精盐略腌；金针菇洗净，与红椒丝一起焯熟。②所有准备好的原料放入碗中，加精盐、胡椒粉、白糖拌入味，淋上麻油即可。

苦瓜肉丁糯米粥

原料 苦瓜100克，猪瘦肉50克，糯米200克，香菇（干）、葱、鸡精、精盐、酱油、料酒、淀粉各适量。

做法 ①糯米浸泡2小时左右；香菇泡在清水里，完全浸泡开，切丁；葱切末；苦瓜切丁，加清水浸泡；猪肉切丁，放入料酒、酱油、鸡精、淀粉，搅拌均匀。②把泡好的糯米放入锅里，再加入泡香菇的水，然后依次加入香菇丁、葱末，煮至开锅，再依次放入肉丁、鸡精，最后加入泡好的苦瓜丁。③用文火煮至黏黏的，加入适量精盐即可。

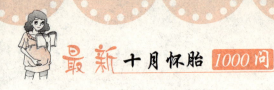

关注日常生活细节

孕期一定要暂别宠物吗

也许就在家里的宠物狗或是宠物猫咪的身上，藏有弓形虫，如果弓形虫通过猫狗的粪便感染到孕妈妈的体内，就会给胎宝宝造成恶劣的影响，胎儿失明、癫痫、智力低下等这些症状都是弓形虫所造成的。

为了胎宝宝的健康发育，孕妈妈还是应该狠下心来把宠物送走，将感染弓形虫病的几率降到最低。

如何防止甲醛的危害

甲醛污染主要来自于建筑材料、家具、地毯、燃料、吸烟、除臭剂、消毒液等，对于孕妈妈来说，甲醛就像是危害胎儿的魔鬼。

对于刚刚装修过的新屋，要开窗通风2个月后，孕妈妈再入住。对于由一般性家庭用具引起的甲醛污染，最好的办法也是开窗通风，这样就能使室内甲醛的浓度迅速降低。在装修时，室内装饰可选用乙烯墙纸，以防止甲醛的挥发。

此外，还可采用氨熏蒸消毒法降低甲醛浓度。具体方法是：把装满氨水的塑料盘放在房间内，并且使室内保持在27℃左右，熏蒸12小时以上，即可有效消除甲醛气体。还有一些绿叶植物可以吸收室内的甲醛，如绿萝、吊兰等。

在购置孕妇装时应注意什么

（1）购置衣服时考虑季节的变化 孕妇装的准备，必须考虑季节的变化。一般而言，第1年10月至第2年3月的时候，可以准备冬天的孕妇装。第2年4~9月的时候，可以准备夏天的孕妇装。

冬天穿着厚重、硬邦邦的衣服，会使肚子及身材看起来相当笨重。因此，冬天的衣服最好以质料轻柔，又具有保暖性的针织衣服或羊毛衣为主。

至于炎热的夏天，则当然是以透气、吸汗又方便洗涤的绵、麻质衣服为主。

（2）肚子的大小　怀孕 5 个月以后，选择孕妇装除了必须考虑季节的变化外，还必须随着肚子的大小做适当地调节与选择。肚子的大小因人而异。不过，一般而言，当开始感觉到胎动的时候，也就是怀孕 5 个月之后，就可以开始穿着孕妇装了。况且，此时的腹围，大约已经增加了 20 多厘米。

（3）衣服的样式　宽松舒适，不会勒紧腹部，可以说是孕妇装的最基本样式。要根据个人爱好，选择那种穿在身上既能够体现出胸部线条的衣物，又能使鼓起的肚子显得不太突出的样式。服装的立体轮廓最好呈上小下大的 A 字形。孕妇装要以简单朴素为原则。颜色以能使人精神振奋的色彩为好，大红、大绿、稍花的图案会增加孕妈妈的臃肿感，竖条状花纹能使孕妈妈相对"苗条"一些。

此外，有的时候亦可以参考服装杂志上的孕妇装为自己购买服装。

孕妈妈选择鞋子有什么讲究

孕妈妈穿鞋首先要考虑安全性，选择鞋子时应注意以下几点：

脚背部分能与鞋子紧密结合。

有能牢牢支撑身体的宽大的后跟。避免摔跤。

鞋后跟的高度在 2～3 厘米。鞋跟也不宜过低，否则走路时容易疲倦。

鞋底上带有防滑纹。

能正确保持脚底的弓形部位。宽窄、长度均合适，鞋的重量较轻。

按照上述条件，高跟鞋、容易脱落的凉鞋等都不适宜。特别是高跟鞋，虽然高跟鞋使女性显得亭亭玉立、婀娜多姿，但怀孕后的孕妈妈却不适宜再穿。

厨房里的油烟有怎样的危害

油烟中含有强烈的致癌物——苯并芘。如果厨房通风不良，会使这些有害气体的浓度升高。如二氧化碳的浓度超过国家标准的 5 倍，氢氧化物的浓度超过14倍，尤其是苯并芘的浓度，大大高于国家标准。当孕妈妈把这些大量有害气体吸入体内时，通过呼吸道便进入到血液之中，然后通过胎盘屏障进入到胎宝宝的组织和器官内。由此，使胎宝宝的正常生长发育受到干扰和影响。

孕妈妈为什么要及早进行早孕检查

在怀孕初期，孕妈妈一定要去医院做一次早孕检查，通过初诊检查，可明确是否怀孕、怀孕天数、孕妈妈是否适合继续妊娠等。

（1）**咨询**　如果孕妈妈对宝宝的生长发育有疑问或发现异常现象，可到医院产科进行咨询。如果有这些情况，如高龄（35岁以上）孕妈妈，曾有过病毒感染、弓形虫感染、接受大剂量放射线照射、接触有毒有害农药或化学物质、长期服药等情况，或已生育过先天愚型儿或其他染色体异常儿的孕妈妈，有糖尿病、甲状腺功能低下、肝炎、肾炎等疾病的孕妈妈，都应该进行相关的产前检查和咨询，以确保妊娠健康、顺利地进行。

（2）**检查**　体格检查：测量血压、身高、体重，检查甲状腺、心、肺、肝、脾、胰、肾、乳房等，虽然这些体格检查很平常，但是很有必要。

阴道检查：也叫内诊。内诊可了解产道、子宫及附件有无异常情况，核查子宫大小与怀孕天数是否相符，有无生殖器官畸形和肿瘤等。

实验室检查：进行尿液、血液的常规检查和疾病筛查，以确保孕妈妈无相关疾病，确保孕育的顺利进行。

淋浴时为什么水温不宜过高

洗澡水温度不宜过高，以减少畸形儿的概率或其他意外。在孕期内，应避免洗过热的淋浴，水温要控制在39℃左右，尤其不要洗盆浴，避免在浴缸里长时间浸泡腹部。洗澡时间也不宜太长，最多不超过20分钟。此外，还应尽量避免高温作业或剧烈运动。

孕妈妈运动时有哪些注意事项

孕妈妈如果孕前经常锻炼，那么幅度较小的锻炼项目应该坚持下去，但时间和强度应适当降低。如果孕前不经常锻炼，运动量可以从小到大逐渐增加，直到强度合适为止。怀孕前 12 周最好不要做幅度和强度较大的运动，较大强度的运动最适宜的时间是从孕 16 周开始，到孕 28 周止。

孕期不可以做举重和仰卧起坐运动，因为会妨碍血液流向肾脏和子宫，影响胎儿的发育，甚至导致流产。也不可跳跃、猛跑、突然拐弯或弯腰，运动的时间不宜太长。运动过程中要注意补水，如果运动过程中不舒服，如突然感到头晕、呼吸不畅，或者心跳加快、重心不稳等，就要立即停止运动，严重时应尽快就医。患有心脏病、泌尿系统疾病，有过流产史、妊娠高血压综合征和血压不稳定的孕妈妈不宜运动。

医院有哪些验孕方法

在确定怀孕之后，孕妈妈应尽快去医院进行检查，一般情况下，怀孕后头 3 个月内至少要到医院检查 1 次，以便及时识别早孕症状，及早开始保健。

验孕方法	验孕时间	注意事项
B 超检查	最早在孕 5 周时	验孕的结果比较准确，孕妈妈可从屏幕上看见子宫里幼小的胚囊。对宫外孕也能准确诊断，非常方便。
妊娠试验	最早可在受孕后 10 多天检测	做妊娠试验时最好结合 B 超等检查，以免误诊。
妇科检查	受孕后 2 周	通过子宫和阴道变化来判断，准确率很高。

怎样才能减少辐射

（1）**别让电器扎堆**　不要把家用电器摆放得过于集中或经常一起使用，特别是电视、电脑、电冰箱不宜集中摆放在卧室里，以免使自己暴露在超剂量辐射的危险中。

（2）**勿在电脑身后逗留**　电脑的摆放位置很重要。尽量别让屏幕的背面朝着有人的地方，因为电脑辐射最强的是背面，其次为左右两侧，屏幕的正面反而辐射最弱。可以穿防护服（防辐射背心或防辐射围裙）防辐射。

（3）**用水吸电磁波** 室内要保持良好的工作环境，如舒适的温度、清洁的空气等。因为水是吸收电磁波的最好介质，可在电脑的周边多放几瓶水。不过，必须是塑料瓶和玻璃瓶才行，绝对不能用金属杯盛水。

（4）**减少电器待机时间** 当电器暂停使用时，最好不让它们长时间处于待机状态，因为此时可产生较微弱的电磁场，长时间也会产生辐射积累。

（5）**及时洗脸洗手** 电脑荧光屏表面存在着大量静电，其聚集的灰尘可转射到脸部和手部皮肤裸露处，时间久了，易发生斑疹、色素沉着，严重者甚至会引起皮肤病变等，因此在使用后应及时洗脸洗手。

（6）**接手机别性急** 手机在接通瞬间及充电时通话，释放的电磁辐射最大，因此最好在手机响过一两秒后接听电话。充电时则不要接听电话。

装修与胎儿健康有着怎样的联系

准备怀孕的夫妻和已经怀孕的准妈妈，都应该工作、生活在环保装修的环境之中。不是环保的装修，对任何人都有伤害，对生殖细胞、孕妈妈和胎儿的伤害就更大。孕妈妈如果受到装修房内的汞、铅、镉等有害物质或有毒环境的影响，可导致流产。

如果是家庭装修，实现环保可能并不困难——多花些钱而已。但单位、公共场所等非自家的室内，如果不是环保装修，我们是无能为力的。这时，孕妈妈自我保护措施就显得非常重要。

生活中有哪些辐射源要注意

自然环境中有许多的天然辐射，这些天然产生的电磁辐射对人体是无害的，现代社会有很多人工辐射对我们的健康产生了威胁，它们几乎无所不在，找到这些潜伏在我们生活中的辐射源，才能有针对性地避免和改善辐射环境。电磁辐射会阻止胚胎早期细胞分裂，甚至造成细胞死亡，妊娠期头3个月的危险比妊娠中、晚期的危险大得多。

在我们的生活环境中，辐射源主要有如下几类：

（1）**家用电器** 电视、电冰箱、空调、微波炉、吸尘器等。

（2）**办公设备** 手机、电脑、复印机、电子仪器、医疗设备等。

Part2 非常完美的十月孕期

  (3) **家庭装饰** 大理石、复合地板、墙壁纸、涂料等。
  (4) **周边环境** 高压线、变电站、电视（广播）信号发射塔等。
  (5) **自然环境** 太阳黑子等。

 怀孕后为什么不宜洗盆浴

  怀孕后，孕妈妈的内分泌功能会发生很多方面的改变，阴道内具有灭菌作用的酸性分泌物减少，体内的自然防御机能降低。如果坐浴，水中的细菌、病毒极易进入阴道、子宫，影响母婴健康。因此，采用淋浴的方式更好。

  浴室不宜密不透气。有些家庭中，为了预防冬春季节的寒冷，常常把浴室弄的密不透气，甚至安装沐浴罩。这对于一般人来说是可以适应的，但孕妈妈在太过密实的环境内洗澡，很容易出现头昏、眼花、乏力等症状。这是因为洗浴空间相对封闭，水温较高，氧气供应量会越来越不充足。

  此外，由于热水刺激，全身的毛细血管扩张，会使孕妈妈的脑部供血量降低，容易造成昏厥。

 为什么日光浴的时间不宜过久

  日光中的紫外线是一种具有较高能量的电磁辐射，有显著的生物学作用。多晒太阳，能促使皮肤在日光紫外线的照射下制造维生素D，进而促进钙质吸收和骨骼生长。

  但是，一定强度的日光也可使皮肤受到紫外线的伤害，故孕妈妈晒太阳必须适当，不要过多进行日光浴。日光浴可使孕妈妈脸上的色斑点加深或增多，出现妊娠蝴蝶斑或使之加重。日光对孕妈妈皮肤的损害，还可能发生日光性皮炎（又称日晒伤或晒斑），尤其是初夏季节，人们的皮肤尚无足量黑色素起保护作用时更易发生。此外，由于日光对血管的作用，还会加重孕妈妈的静脉曲张。

 为什么孕妈妈的居室内不宜放花草

  孕妈妈的卧室不宜摆放花草，因为有些花草会引起孕妈妈和胎儿的不良反应。有些花草如万年青、五彩球、洋绣球、仙人掌、报春花等易引起接触

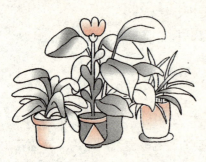

过敏。如果孕妈妈的皮肤触及它们，或其汁液弄到皮肤上，都有可能发生急性皮肤过敏反应，出现疼痛、皮肤黏膜水肿等。

一些具有浓郁香气的花草，如茉莉花、水仙、木兰、丁香等，会引起孕妈妈嗅觉不灵、食欲不振，甚至出现头痛、恶心、呕吐等症状。

预产期怎样推算

确定怀孕后，孕妈妈可以大略推算出宝宝的出生日，这对于做好后续工作十分重要，达成这一点，孕妈妈需要注意留心末次月经第 1 天、早孕反应的时间以及胎动出现的时间。

末次月经推测预产期：在末次月经第 1 天（月经来潮的第 1 天）加上 9 个月零 7 天（如末次月经 2009 年 3 月 1 日，则预产期为 2009 年 12 月 8 日）。

早孕反应（一般在闭经 6 周左右）推测预产期：出现早孕反应日再加 34 周。

胎动日期（怀孕 4 个月末或 5 个月初开始）推测预产期：胎动出现日再加 20 周。

孕早期每天适宜睡多久

妊娠初期，睡眠时间可以比平常延长 1～2 小时，保证每天有 8～9 小时的睡眠就可以了，也不要过多睡觉，晚上睡觉最好不要迟于 10：00，早晨最好在 8：00 以前起床、中午应小睡片刻，但时间不宜过长，约 0.5～1 小时。

孕早期身体不适还能做家务吗

妊娠初期，孕妇时常恶心、呕吐、休息不好、吃不好，因此身心处于疲惫状态，这时会对家务感到厌倦。不过，越是这样，越应及时料理家务，但要适当，因为适当的家务劳动可以分散注意力，减轻不适反应，同时适当活动有助于消化，减轻肠胃负担。做完家务不仅有成就感，而且环境也美化了，又有助于心情愉悦。但不要集中完成堆积如山的家务，否则长时间处于劳累状态，容易导致疲劳过度，而且处于脏乱的环境中心情会更加烦乱，身体就更加不适了。

消除孕期症状困扰

孕妈妈应如何注意口腔卫生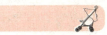

人在进食时，主要是依靠牙齿来进行咀嚼，如果牙齿出了问题，自然会影响到人对食物的摄取。孕妈妈的牙齿若出了问题不但会影响孕妈妈的进食，还会影响到胎儿对营养的摄取，所以，孕妈妈一定要重视口腔卫生，做到下面几点：

(1) **每天早、晚至少各刷1次牙** 用温水、软毛牙刷、含氟牙膏、45°角、水平颤动、全面来刷，刷牙时不宜用太大力气，这样不见得会刷得更干净，反而会损伤牙齿。牙间隙可在医生指导下使用牙线进行彻底清洁。牙刷3个月之内要更换。

(2) **刷牙后漱口不宜多** 以两口为宜，每次10秒钟左右即可。若漱口过多，之前刷牙时使用的牙膏中对口腔健康有好处的东西，如氟、磨光剂等就都会被吐掉，从而减弱对牙齿的保健作用。

(3) **常漱口** 饭后及吃零食后，一定要及时漱口，及时清除口腔中的食物残渣。

(4) **定期进行口腔检查** 这样能及时得到医生的口腔保健指导，但孕妈妈必须告诉医生怀孕了，以避免X射线检查等。

(5) **多吃蔬菜，少吃糖** 吃糖多最容易患龋齿，可以生吃一些蔬菜，如芹菜、胡萝卜、黄瓜等，这样对牙齿的健康很有益。

(6) **尽量不要因为牙病拔牙** 这样孕妈妈不仅可以防止牙病发生，而且对胎儿牙齿和骨骼的发育也有好处。

孕妈妈为什么要注意唇部卫生

在室外，车辆、工厂等排放的污染物会比室内高出几十倍。孕妈妈在外面时，嘴唇长时间暴露在外界的空气中，会沾上很多有害物质，如氮、铅、硫等元素。

有些孕妈妈饿了随便买了东西就吃，去餐厅或回家时也常常不洗脸就吃东西，喝水更是想喝就喝。这样一来，很多有害物质会随着食物进入母体，从而影响胎儿的健康发育，出现胎儿畸形等现象。

因此，孕妈妈在外出的时候，一定不要随便喝水和吃东西，或者随身带一些消毒湿巾，吃喝之前先用它来擦拭干净嘴唇再吃饭、喝水。回家后一定要记住洗脸，不让有害物质趁机进入体内。

另外，孕妈妈与丈夫接吻时也要提醒丈夫的嘴唇卫生，以妨交叉感染。若出现炎症情况应及时就医。

阴道炎在未治愈前为什么不宜怀孕

阴道炎会导致阴道分泌物增多，从而影响精子的穿透能力，对怀孕有一定的影响，可能引发流产、早产、新生儿感染等严重问题。因此还是在治愈后再怀孕比较好。

生理性腹痛真的不必担心吗

在孕早期，很多准妈妈总感觉有些胃痛，有时还伴有呕吐等早孕反应，这主要是由孕早期胃酸分泌增多引起的。这时要注意饮食调养，膳食应以清淡、易消化为原则，早餐可进食一些烤馒头片或苏打饼干等。随着孕早期的结束，不适会自然消失。

为什么会出现腹痛

腹痛是异位妊娠的主要症状，发生率在90%以上。通常出现下腹一侧隐痛或酸坠感，严重时可出现下腹一侧撕裂样疼痛，伴恶心、呕吐，疼痛可向全腹扩散，并可出现肛门坠胀感和肩胛部疼痛。

Part2 非常完美的十月孕期

服用感冒药后发现自己怀孕了怎么办

怀孕初期,孕妈妈常常没有任何原因地出现类似感冒的症状:周身发热,浑身倦怠乏力;感到周身发冷,睡意绵绵,清晨起来有些睡不醒的感觉;觉得头晕、恶心等。一般,我们习惯到药店自行买药先对付着,然后再考虑到医院进行诊治,可是很多孕妈妈在治疗感冒的时候查出自己已经怀孕了,所以,计划怀孕的孕妈妈这个时候千万不要马虎大意,误把怀孕当感冒来治了。

孕早期出现的这些症状过几天就会自动消失,不必吃药,由于早期胚胎比较脆弱,烟、酒、药物、疾病等都可能影响胎宝宝的发育。当出现这样的症状时,可以先买一个试纸自己测一下,阴性不要怕,阳性和弱阳性一般情况下可能就是怀上了,这时候孕妈妈要多注意身体。

孕妈妈该如何预防感冒

预防从家人做起:调查显示,家庭成员间存在反复感染现象使得家庭环境中的流感发病率超过30%。所以,有正在妊娠期妇女的家庭需要从2个方面做好对流感的预防:

首先,经常同孕妇密切接触的家庭成员,最好接种流感疫苗,包括其丈夫、父母等。

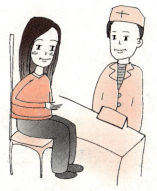

其次,要注意室内开窗通风,家中发现有人出现发烧、咳嗽等流感症状后,要尽最大可能同孕妇隔离,要经常洗手,经常擦洗家具和电器表面,流感病毒可附着在物体表面,孕妇无意接触后再用手触摸鼻、眼、嘴等部位也有可能感染流感。

另外,还要做好双脚的保暖工作。俗话说"寒从足下起"。双脚离心脏最远,对冷非常敏感,一旦足部受凉,就会反射性地引起鼻、咽、气管等上呼吸道黏膜血管收缩,纤毛摆动减弱,清除病菌的能力降低,潜伏在鼻咽部的致病微生物将乘虚而入。因此,在冬春感冒病毒肆虐时,孕妈妈一定要穿厚鞋、厚袜,预防脚寒。对于那些体质虚寒,容易手足冰冷的孕妈妈,冬天更要注意保暖。

孕期感冒怎么处理好

一旦感冒了，孕妈妈要及时去医院就诊，分清是普通的小感冒，还是病毒性的流行性感冒。如果是一般的小感冒，孕妈妈则不宜使用药物治疗，可多喝白开水、保证睡眠、多吃蔬果，还要注意不要受凉，保暖很重要。

如果患的是流行性感冒，并伴随出现发烧等现象，要在医生指导下，进行针对性的治疗，以免胎宝宝受影响。

孕期不同时期的感冒要区别对待：孕早期是胚胎形成的关键时期，要禁用一切药物；孕中期要慎用庆大霉素、链霉素、卡那霉素等对听神经有损害的药物；孕晚期禁忌变少了，但仍要禁用抗生素之类的药物。

孕期生病吃中草药对宝宝有害吗

近几年的优生遗传研究证实，部分中草药对孕妇及胎儿有不良影响。

中草药中的红花、枳实、蒲黄、麝香等，具有兴奋子宫的作用，易导致宫内胎儿缺血缺氧，甚至引起流产、早产。

大黄、芒硝、大戟、商陆、巴豆、芫花、牵牛子、甘遂等中草药，可通过刺激肠道，反射性引起子宫强烈收缩，从而导致流产、早产。

有些中草药本身就具有一定的毒性，如斑蝥、天南星、附子、乌头、一枝花、蜈蚣、甘遂、芫花、朱砂、雄黄、大戟、商陆、巴豆等，所含的各种生物碱及化学成分十分复杂，可直接或间接影响胎儿的生长发育。

因此，在怀孕最初 3 个月内，除慎用西药外，中草药亦应慎用，以免造成畸胎。对含上述中草药成分的中成药也应警惕，避免服用。

什么样的女性容易发生宫外孕

患有妇科炎症的妇女，如阴道炎、宫颈炎都可能上行感染到输卵管，造成输卵管炎症。反复做人流者，怀孕次数越多，发生异位妊娠的可能性越大。

有过腹部外科手术的女性，宫外孕的风险也会增加。现在剖宫产率呈上升趋势，发生在子宫瘢痕处的异位妊娠也在增加。并且，阑尾炎穿孔也是宫外孕发生的高危因素，阑尾切除术会使宫外孕的危险增加 1.8 倍。

避孕方法选择不当也会导致宫外孕。避孕药会影响雌、孕激素的水平，继而影响输卵管壁的蠕动、纤毛活动以及上皮细胞的分泌,如果激素失调,将会影响受精卵的运送而发生输卵管妊娠。有些女性缺乏自我保护意识,且没有长效避孕措施。滥用避孕药,就会增加宫外孕的危险。

大量吸烟、喝酒也会增加宫外孕的概率。研究表明,尼古丁和酒精可影响输卵管纤毛的摆动,诱发宫外孕。据统计,吸烟者比非吸烟者的发病率高1.5~4倍。

如何辨别宫外孕

以下任何1项症状发生都有可能是宫外孕,如果全部症状都有,那么就可以确定是宫外孕。

几乎百分之百的宫外孕都会产生疼痛,一般发生在下腹部。

在宫外孕引发大出血之前通常只有一点出血,但出血并不是宫外孕的特征,有时甚至没有出血。

恶心、呕吐伴随眩晕。

盆腔部位时有剧烈疼痛。

输卵管部位感觉疼痛。

宫外孕会影响以后的生育吗

专家指出,对症治疗后仍可正常生育。宫外孕是可以治疗的。除了使用药物治疗外,还能够采用根除性手术和微创等手术治疗。而且患宫外孕后能否再次怀孕,还要看治疗的方法和双侧输卵管的情况而定。如果做了患侧输卵管切除术、但对侧输卵管仍通畅,则多数还是有生育机会的。

孕早期没有妊娠反应正常吗

这很正常,一些孕妇在妊娠初期会感觉发冷,而没有出现恶心、疲乏和其他症状。如果孕妇如此幸运,那么就放松心情,愉快地接受吧。至于身体上的变化,会在怀孕12周以后,孕中期才开始明显,因为,此段时期子宫逐渐膨大并进入腹腔,孕妇才会感到腹部开始隆起。

孕早期阴道出血是严重问题吗

在正常情况下不会出现阴道出血的现象，偶尔也会有着床过程的少量出血。怀孕初期出现阴道出血的现象大致有以下几种可能：宫颈糜烂、先兆流产、宫外孕、葡萄胎或宫颈癌等。由于宫颈糜烂和先兆流产导致的阴道出血，其出血量、出血时间以及血液的颜色自己很难鉴别，所以千万马虎不得，必须及时到医院进行检查，查明原因，同时要观察胎儿生长发育的情况。

此外，如果出现出血现象，除了到医院检查之外，还要在生活中加以注意，比如注意卧床休息，禁性生活，也不要过多吃巧克力、辣椒或桂圆等食物，因为这些食物性较热，又带有刺激性，都有加重出血症状的可能。

孕早期可以做放射线检查吗

放射线，一般包括 X 射线、Y 射线、P 射线以及电子、中子等粒子的放射线。这些射线对人体会造成不同程度的损害和影响（做放射线检查的次数都有较严格的规定）。孕妈妈如果接受放射线过量，可引起胎儿小头畸形、新生儿生活能力低下、造血系统障碍和神经系统缺陷。所以，怀孕期间尽量不要做射线检查，尤其不要做透视，如果不得不做时，应用铅围裙保护好腹部，1 年中最好不超过 2 次。

孕早期需要做 B 超检查吗

孕早期一般不需要做 B 超检查，但是如果有阴道出血或月经不规律，就需要及时去医院做 B 超检查，确定是否有宫外孕、先兆流产、葡萄胎以及进行孕龄的核实。

现在也有许多医院开展了产前筛查，会在怀孕的 10~14 周内进行 1 次 B 超检查，了解胎儿的颈部厚度等，以排除胎儿畸形及进行孕龄的核实等。

孕 2 月

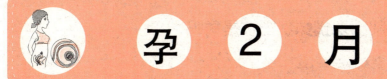

发现身体微妙变化

有眩晕感正常吗

这一时期孕妈妈有时会出现眩晕现象,尤其是上卫生间后忽然站起时,或猛一转身、一抬头时就感到头晕目眩,甚至站立不稳。这种现象称之为"体位性低血压",是由于循环系统一时难以向大脑供血造成的。另外,有时是因为进食间隔时间太长,引起血糖下降而导致眩晕,但只要不是因为贫血所致,就不必太担心。

经常感到潮热是怎么回事

随着孕妇新陈代谢速度的加快,产生的多余热量,全身血管尤其是皮肤血管随之扩张,这时孕妇就会觉得潮热,特别是在夏季。想阻止潮热的发生不大可能,但孕妇可以穿着宽松、轻薄的衣服,以增加凉快感。

乳房胀痛、尿频是正常现象吗

此时孕妈妈开始出现早孕反应。乳房胀痛,乳晕颜色变暗,甚至会出现头晕、鼻出血、心跳加快,腹部和腰部酸胀,阴道分泌物增加等症状。另外还会出现尿频现象,这是由于随着胎儿的不断长大,逐渐变大的子宫开始挤压膀胱所致,属于正常现象。

如果排尿时有痛感,或出现排尿不畅等症状时,孕妈妈就要提高警惕,应及时到医院确诊是否患有膀胱炎。

孕期腹部出现蜘蛛状细纹是病吗

蜘蛛状红色细纹是蜘蛛痣,是皮肤上的小血管扩张形成的,不是病。

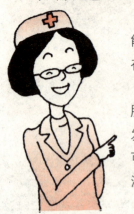

健康妇女在妊娠期间一般均可出现蜘蛛痣,原因可能与雌激素水平升高有关,不一定是肝炎或肝硬化,它在分娩后不久会消失。

孕期出现的蜘蛛痣大多数属于正常现象,只要你的肝功能正常,无需担心,也不用处理,孕妇蜘蛛痣大多发生在怀孕后的2~5个月内。产后数月内可以消失。还可见到少数患其他疾病的病人,如风湿性关节炎、类风湿性关节炎以及B族维生素缺乏的病人。

不过更需要警惕蜘蛛痣也是肝病患者主要的体征表现之一,所以出现蜘蛛痣的孕妇要特别注意。如果分娩后3个月,仍没有消失,甚至增多,需要去医院就诊。

为什么会出现慵懒乏力的症状

大概从怀孕第6周开始,孕妈妈开始出现慵懒乏力的症状,其实,这也是早孕反应的一种表现。孕妈妈会觉得,以前夜间睡六七个小时第2天就能神采奕奕,而此时,人变得慵懒起来,即使夜间睡八九个小时,到了白天,仍会感觉昏昏欲睡,而且,不愿意多说话、多走动,只希望能安安静静在椅子上坐着或是在床上躺着。

慵懒乏力是孕期的正常反应,最好的应对方法是任之发展,想睡的时候就睡,如果是在办公室里,感觉太疲乏时,不妨闭目养神一会儿。

而且,白领孕妈妈最好坚持午休,即使是小憩半个小时,对下午的工作也是有利的。

子宫有了怎样的变化

进入怀孕第2个月后,孕妈妈的子宫没有大小变化,只是质地变得柔软了。但胎宝宝经过4周的生长和发育,到了第2月末,孕妈妈的子宫已经有鹅蛋大小了。最明显的反应就是,孕妈妈小便的次数和频率增加了,这主要是由子宫成长壮大后压迫膀胱造成的。

情绪发生了怎样的变化

孕妈妈的情绪可能会变得糟糕起来,刚才还是眉开眼笑、十分甜蜜,转眼就乌云密布了,还可能大发脾气,对什么都不满意,这些都是正常的,怀孕后的孕激素变化带来了这一切。

基础体温是否升高了

怀孕后,孕妈妈体内的孕激素升高,使得基础体温也随之升高,通常会升高0.3~0.5℃。到孕4月时,基础体温才开始下降。因此,若是连续2周以上基础体温都比平时高,则有可能是怀孕了。

为什么会出现外阴瘙痒

孕期外阴瘙痒大多与局部因素有关。白带刺激、阴道霉菌感染是常见的原因。怀孕期间,由于体内雌激素水平较高,再加上整个盆腔充血,使宫颈、阴道分泌物大量增加,因此白带增多。另外,会阴部汗腺、皮脂腺的分泌物也较多,如不注意局部清洁,不勤换内裤等,可刺激会阴部而引起外阴瘙痒。阴道霉菌感染是孕期外阴瘙痒的另一个常见原因。除以上2种常见原因外,外阴瘙痒也可能是全身瘙痒的一部分。当孕妈妈有妊娠期肝内胆汁瘀积症时,胆红素升高可造成全身瘙痒,外阴瘙痒只是其表现症状的一部分。

单纯外阴瘙痒应先查明原因,采取局部治疗。保持外阴清洁,勤换内裤,以碱性液体清洗外阴,或将制霉菌素片或霜放入阴道内。一般不主张口服或注射药物。如果比较严重,最好去医院就诊。

为什么会出现胀气

孕妈妈胀气最明显的时期，通常发生在第1孕期，也就是怀孕前3个月。怀孕之后胃部排酸能力较差，胃酸相对过高；此外，刚怀孕时，即卵巢从排卵到怀孕这段时间中，体内黄体素逐渐增高，而黄体素会使肠的蠕动能力变差，排泄功能自然也受影响，此时就会出现胀气和便秘的症状。因此，造成第1孕期胀气的最主要原因，正是激素分泌改变造成的。

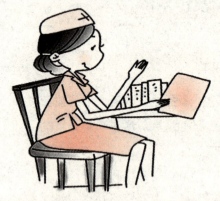

进入第2孕期之后，子宫慢慢扩大，怀孕5个月后就会超过肚脐的部位，所有的肠会被挤到胃的上方和左右两边，整个空间都被子宫占满，所以很容易压迫到大肠、小肠，蠕动能力也会变差。另外，由于胸腔被挤压，有些人可能会出现呼吸较喘的情形，也会造成恶心、胃痛、胀气、呼吸困难等现象。

呼吸加快是正常现象吗

呼吸加快这种现象非常正常。由于要不断适应胎儿的需求，孕妈妈新陈代谢速度不断增加时，二氧化碳量也增加，并全靠肺将之清除。同时，孕妈妈体内需要更多的氧，肺通气量约增加了40%。因此，随着每次呼吸吸入和排出的气体量增加，呼吸频率也加快了。

偶尔会出现轻微腹部疼痛正常吗

怀孕时的子宫相当敏感，受到一些刺激就会产生收缩现象，因而腹部会有轻微的疼痛。这种现象若瞬间即消失，孕妈妈就不必过于担心。

Part2 非常完美的十月孕期

特别图示——胎宝宝每周变化

胎宝宝每周变化	妊娠第5周	（1）主要的器官如肾脏和肝脏开始生长，连接脑和脊髓的神经管开始工作，心脏也开始有规律地跳动和供血。 （2）胚胎的上面和下面开始形成肢体的幼芽。 （3）面部器官开始形成，鼻孔可清楚地看到，眼睛的视网膜也开始形成了。
	妊娠第6周	（1）胚胎长约0.6厘米，手和腿的变化越来越明显。 （2）脑垂体和肌肉纤维也开始发育。 （3）心脏在这时候已经可以跳到150次/分，但还不能听到宝宝的心跳。
	妊娠第7周	（1）胚胎长约1.2厘米，形成像蚕豆。 （2）胚胎面部五官继续发育，手和脚的变化也越来越明显了。 （3）脑垂体和肌肉纤维继续开始发育，心脏化分为左心房和右心室，心跳达到150次/分。 （4）胚胎可能会发生轻微的转动，但是孕妈妈是无法感受到这一奇妙微小的变化的。
	妊娠第8周	（1）胚胎长约2厘米，形状像葡萄。 （2）手指和脚趾之间隐约有少量蹼状物。 （3）各器官已经开始具备了明显的特征。

 找到最佳胎教方案

如何进行音乐胎教

　　孕妈妈早期胎教音乐以选择宁静的音乐为原则。孕妈妈通过欣赏音乐，调节情绪，产生宁静、舒适的感觉，使胎儿也很快安静下来。同时声波还可直接通过母亲腹壁传导给胎儿的听觉系统，促进胎儿的智力发育。

孕早期，孕妈妈的情绪很容易波动，这样对于腹内胎儿的生长发育是非常不利的。如果此时选择一些轻松愉快，优美动听的音乐，就可使孕妈妈心情得以缓解，精神得以放松。有专家调查显示，优美细致、韵律平缓、带有诗情画意的乐曲具有镇静的作用；轻松、悠扬、节奏明快、优美动听的乐曲具有舒心的作用。

由此可见，音乐胎教不仅对胎宝宝很有利，对于孕妈妈的益处也是不少。在进行音乐胎教前，选择音乐是非常重要的，孕妈妈应选择那些委婉柔美的乐曲。如中国古典乐曲《梅花三弄》，西方古典乐曲"A大调抒情小乐曲"，现代音乐"让世界充满爱"，巴洛克音乐或类似巴洛克音乐的慢节拍音乐以及《小太阳》《秋日私语》《秋夜》《仲夏夜之梦》《春天来了》《梦幻曲》等。

如果孕妈妈不喜欢古典音乐，可以选择任何令你放松的音乐，如轻音乐、流行歌曲、班得瑞等，但激烈的摇滚乐一定要除外。

如何进行环境胎教

随着人们对胎教的不断认识，越来越多的年轻父母懂得运用多种胎教方式对孩子进行呵护，如今环境胎教也越来越受到人们的欢迎。

未出生的宝宝也需要环境美。我们都知道，孕妈妈的子宫就是宝宝的宫殿，这里有宝宝孕育所需要的一切物质条件。母体内的生理、生化变化状态及营养构成了胎儿生活的内环境。但是除此之外，影响宝宝发育的还有一种"环境"，即宝宝生活的外环境，也即孕妈妈所处的环境，包括工作环境、居住环境等，环境对胎儿的影响，也是胎教的一部分。

宝宝先天异常的发生，不外乎是由不良的内外环境直接或间接作用于胚胎，使之发生异常。引起先天胚胎异常的因素称为致畸因子，这些致畸因子可能是遗传、环境、生物、营养等诸因素互相作用的结果。要使胎儿发育良好、健康乃至出生后智力超群，就必须重视环境因素对胎儿的影响。

良好的环境，能使胎儿受到良好的感应；不良的环境，能使胎儿受到不良的感应。外界的色彩、音响和声乐，以及无限美好的大自然景色等，不仅使孕妈妈置身于舒适优美的环境中，而且也得到了美与欢快的感受，自觉心情轻松愉快，进而影响她腹中的宝宝。可给孕妈妈看些鲜艳美丽的画报、草木，并让她置身子洁净、美观、舒适、愉快的环境中，其生出的婴儿的相貌、体态就会多选取父母双方的优点，高智商儿也多。孕早期孕妈妈应该尽量做到以下几点：

(1) **外出感受自然风光** 孕妈妈避免在屋里闷着，这样对自身的身心和胎儿的生长都是不利的。孕妇要经常到空气清新、风景秀丽的地方游览，多看看美丽的花草，以调节情趣，这样可使孕妈妈心情舒畅，体内务系统功能处于最佳，使胎儿处于最佳的生长环境。因此，年轻的父母们在工作之余，应常常带着"小宝宝"去感受、享受大自然的美。

(2) **美化家居环境** 居室环境对于孕妈妈是非常重要的，最基本的要求是要使居室整洁雅观。可以在居室的墙壁上悬挂一些活泼可爱的婴幼儿画片或照片、景象壮观的油画、隽永的书法作品等，陶冶性情，形成良好的心理状态。

此外，可以对居室进行绿化装饰，应以轻松、温柔的格调为主，无论盆花、插花装饰，均以小型为佳，孕妈妈处在温柔雅致的房屋里，会放松情绪，这有利于消除疲劳，增添情趣。同时也可以促进胎儿的身心、智能的健康发育。

如何进行联想胎教

联想胎教的可行性，在于意念可影响胎儿。孕妈妈与胎儿具有心理与生理上的相通，孕妈妈的想象是通过自己的意念构成胎教的重要因素，转化、渗透在胎儿的身心感受之中。同时孕妈妈在对胎儿形象的构想中，能使情绪达到最佳状态，而促进体内具有美容作用的激素增多，使胎儿面部器官的结构组合及皮肤的发育良好，从而塑造出自己理想中的胎儿。在我们日常生活中，看到许多相貌平平的父母却能生出非常漂亮的孩子，这与怀孕时孕妈妈经常强化孩子的形象是有关系的。

如果孕妈妈在怀孕期间经常设想孩子的形象，出生后的宝宝一定会与孕妇所想象的孩子有某些相似之处。

什么是脑呼吸法

在怀孕的第2个月，正是胎儿各器官进行分化的关键时期，孕妇可用意念胎教的方法使胎儿发育得更加完善，最常用的是脑呼吸。

具体方法是：首先熟悉脑的各个部位的名称和位置，闭上眼睛，在心里按次序感觉大脑、小脑、间脑的各个部位，想象脑的各个部位并叫出名字，集中意识，这样做可提高集中力，能清楚地感觉到脑的各个部位。刚开始做脑呼吸时，先在安静的气氛下简短做5分钟左右，在逐渐熟悉方法后，可适当延长时间。吃饭前，在身体轻快的状态下做脑呼吸更有效果。还可以通过脑呼吸和胎儿进行对话，想象一下肚子里的孩子，想象胎儿的各个身体部位，从内心感觉孩子，如通过超声波片来看的话，形象更容易想象。

进行音乐胎教时为什么忌用高频声音

音频过高的音乐不适合做胎宝宝的胎教音乐，会损伤胎儿的大脑和听觉等。由于胎宝宝的大脑还没有发育完全，大脑的神经之间也没有完全的间隔，所以如果胎教音乐的音频过高，会使胎宝宝大脑中的各个神经受到强烈刺激，从而损伤大脑神经，造成严重的后果。为了避免高频声音对胎儿的伤害，故在选购胎教光碟时应慎重，最好请专业人员帮助选购。

为什么胎教音乐不宜过长

对于胎宝宝来说，5～10分钟的音乐是合适的。同一段音乐可以让胎宝宝反复地听，这利于产生刺激，胎宝宝在出生后再听到同样的音乐，会产生熟悉感，对新手爸妈抚慰宝宝的情绪有很大帮助。因此，也不要过于追求新鲜感而经常更换胎教音乐。

播放胎教音乐时，怎样调整合适的音量

准妈妈在播放胎教音乐时，要注意调整到合适的音量，不要将音量调整得过大，一般情况下应该选择中低音量，声调温和、不刺耳，高、中、低音均衡，既不要选择过高的音调吓到宝宝，也不要选择过低的音调，破坏胎宝宝的音感平衡，造成对高音的不敏感。

Part2 非常完美的十月孕期

 哪些文学类胎教读物较好

《城南旧事》——来自城南的驼铃声，让我们和一个女孩共同走过了一个如梦时代……书中素淡的文字有如青花瓷器，历经岁月的洗练，却显得越发清新温婉，光可鉴人。

《小木屋系列》——这是一部如西部牧歌一样令人心驰神往的作品，女主人公就是作家本人的生活，没有华丽的装扮，没有不凡的经历，却是每个女孩都会向往的理想生活。因为那小小的木屋里，是一个充满了爱与温情的世界。

 哪些亲情绘本类胎教读物较好

《艾特熊和赛娜鼠》——1只温柔的大熊，1只被惯坏了的小鼠，互相依偎、相依为命。画美，故事亦美得让人泪眼涟涟。

《活了100万次的猫》——有1只100万年也不死的猫，它死了100万次，又活了100万次。有100万个人宠爱过它，有100万个人在它死的时候哭过，可是它连一次也没哭过……

 选择哪些诗歌童谣类读物较好

《梦里花香》——两岸三地的诗人，在这里描绘出了一片梦中的花田。

《童谣三百首》——小老鼠，上灯台，偷油吃，下不来……一首首熟悉的童谣，像妈妈儿时在摇篮边的哼唱，如此亲切，令人难忘。

 为什么说母体行为会影响到胎宝宝

行为也是一种语言，只不过它是一种不说话的语言。孕妇的行为通过信息传递可以影响到胎儿，我国古人在这方面就早有论述。古人认为，胎儿在母体内就已经接受母亲言行的影响，因此要求妇女在怀胎时就应该清心养性、守礼仪、循规蹈矩、品行端正，给胎儿以良好的影响。

怎样进行自然胎教

对于现代人而言,家已经不只是一个居住安身的环境,而是疲惫心灵的最佳治疗场所。再华丽、精美的布置,也比不上大自然的绿色生机。人们越来越喜欢亲近自然,自然中绿色娇美的植物更能给准妈妈带来意想不到的胎教效果。房间里如果摆设一些花草,不仅美不胜收,还会香气弥漫,如果装饰观叶植物,空间的感觉就会有很大的不同。大型的植物容易营造气氛,但是小盆栽的植物也会大大影响房间的印象。如果准妈妈亲自种下一粒种子,看着种子慢慢地发芽,长大,感受生命的美好,对于胎宝宝和自己来说也是一种身体与精神上双重的营养。下面我们就教准妈妈如何种番茄:

买一个花盆,寻找适量的土壤,虽然只需要一两颗番茄的种子,也要购买一袋。

把番茄的种子埋入土壤内,记住不要太深,两三厘米即可,然后浇水。

待种子发芽后,放到有阳光的地方,每隔两三天就要浇1次水。

掌握科学的饮食原则

为什么说少量多餐可以缓解孕吐

被早孕反应折磨的孕妈妈就不要拘泥于进食时间了,只要想吃就可以吃,不用考虑食物的营养,也不必强求每餐的分量。随意进食,这样反倒能增进食量。当然,也不要暴饮暴食。

有哪些易于消化的食物

动物性食物中的鱼、鸡、蛋、奶,豆类食物中的豆腐、豆浆,这些都是易于人体消化和吸收的食物,味道鲜美并且含有丰富的优质蛋白质,孕妈妈可以经常选用。大米粥、小米粥、烤面包、馒头、饼干、甘薯,易消化吸收,含糖分高,能提高血糖含量,改善孕妈妈因呕吐引起的酸中毒。

饮食清淡可以缓解孕吐吗

有的孕妈妈喜欢吃酸的,有的喜欢吃辣的,因此要根据孕妈妈的口味,选择烹调方法。尽量不吃太咸、油腻或有特殊气味的食物。食物的烹调应以炒、炖和清蒸为主。

尝试用水果做菜可以缓解孕吐吗

呕吐剧烈时可以尝试用水果入菜,如利用柠檬、脐橙、菠萝等为原料烹煮食物,以增加食欲;也可食用少量的醋来增添菜色美味。还可以试一试酸梅汤、橙汁、甘蔗汁等来缓解妊娠的不适。

何时吃早餐最合适

最合适的早餐时间是起床后20至30分钟,因为这时人的食欲最旺盛,吸收能力亦最强。另外,早餐与中餐以间隔4~5小时为宜,也就是说早餐在7:00~8:00之间为宜,如果早餐过早,就需要将早餐的量增加或将午餐的就餐时间提前。

孕妈妈为什么不适宜吃山楂

山楂味酸,但不适宜准妈妈食用,因为它有强烈的活血化瘀功效,多食容易导致流产。

孕期为什么不宜吃人工腌制类食物

此类食物虽有一定的酸味,但维生素、蛋白质、矿物质、糖分等多种营养成分几乎损失殆尽,而且腌菜中的致癌物质亚硝酸盐含量较高,过多食用显然对母体、胎儿的健康无益。

孕期食用土豆需注意些什么

土豆是世界上公认的营养丰富的食物。土豆的蛋白质中含有18种人体所需的氨基酸，是一种优质的蛋白质。其蛋白质中含有大量的黏体蛋白质，能预防心血管类疾病。土豆中维生素B_1的含量，也居常食蔬菜之冠。

但是，孕妈妈在食用土豆时却要格外小心。因为，土豆中含有龙葵素，它较集中地分布在发芽、变绿的部分。孕妈妈如果不慎食入发芽或腐烂的土豆，就会吸收进龙葵素。龙葵素不仅具有溶血作用，还会麻痹运动和呼吸中枢，刺激胃黏膜，最终导致呼吸中枢麻痹而死亡。更重要的是，龙葵素与雄激素、雌激素、孕激素等性激素结构相近，长期大量食用，其中大量的生物碱并不会因水浸、蒸、煮等烹调而减少，而是会蓄积体内，对有遗传倾向并对生物碱敏感的孕妈妈产生不利影响。

因此，孕妈妈应注意不要过量地食用土豆，特别是发芽或外皮发绿的土豆。

孕妈妈身边可以常备哪些小零食

处在孕早期的孕妈妈，饮食原则要本着少食多餐，什么时候想吃什么时候吃，想吃什么就吃什么的原则，因此，身边常备一些小零食，也是满足孕妈妈营养需要的保证。

（1）核桃 核桃的第一大功效是补脑和健脑，另外核桃含有的磷脂具有增长细胞活力的作用，能增强机体抵抗力，促进造血和伤口愈合。

（2）花生 花生的营养价值可以与鸡蛋、牛奶、瘦肉相媲美，蛋白质含量高达30%左右，而且易被人体吸收，有人喜欢吃花生时剥掉花生皮，其实这是错误的，花生外面的红衣有补血功能，孕妈妈在吃花生时最好带着红衣一起吃。

（3）杏仁 杏仁有降气、止咳、平喘、润肠通便的功效。对于预防孕期便秘有很好的作用，但不宜一次食用过多。

（4）榛子 榛子含有不饱和脂肪酸，并富含磷、铁、钾等矿物质，还有维生素A、维生素B_1、维生素B_2、叶酸，经常吃可以明目、健脑。

为什么说过吃桂圆易流产

桂圆能养血安神，生津液，润五脏，是非常不错的食补佳品。但是，由于桂圆味甘温，所以孕妈妈不宜食用。

中医认为，妊娠期间，妇女月经停闭，脏腑经络之血皆用以养胎，母体全身处于阴血偏虚的状态，因此孕妈妈容易出现"胎火"。在这种情况下，再服用温热性的补品，会加剧孕吐、水肿、高血压、便秘等症状，甚至导致流产或早产。

孕期怎样选对喝水时间

早晨起床后喝 1 杯温开水，可以补充睡眠中流失的水分，还能降低血液浓度，并使血管扩张以促进血液循环。但孕吐时要少量多次饮水。

日间活动或工作过程中，每隔 1~2 小时喝 1 次水，不要喝太多，每次 200 毫升左右即可，否则会使胃液中断，导致胃肠吸收能力减退，还会增加肾脏负担，使尿频现象加重。

晚饭后 2 小时喝点水，睡觉前就不要再喝了，以免夜间上厕所影响睡眠。

孕期每天喝多少水比较合适

怀孕后，孕妈妈就会担负起 2 个人的代谢任务，机体消耗增大，新陈代谢旺盛，容易出汗，排泄功能也加强了，这就需要相应补充更多的水分。孕妈妈可以根据季节、气候及自己的年龄、体重和工作性质适量补水。一般来说，每天喝 1600~2000 毫升水（大约相当于 3~4 矿泉水瓶的量，包括果汁和汤）才能够满足孕妈妈身体的需水量。

哪些水不能喝

（1）**没烧开的自来水**　自来水没烧开时会产生一种叫"三羟基"的致癌物，不宜喝。

（2）**久沸或反复煮沸的水**　这样的水中，亚硝酸根离子以及砷等强致癌物质的浓度很高，对孕妈妈和胎宝宝的健康不利。

（3）**在热水瓶中贮存超过 24 小时的开水**　其中会产生大量对身体有害的亚硝酸盐，不宜喝。

（4）**保温杯沏的茶水**　长期喝这种茶水会引起消化系统和神经系统紊乱。

什么是"高GI"食物

想要一整天都保持在最佳状态,早餐就最为重要。如果孕妈妈习惯于只吃2片白面包就打发,那就有可能很快感觉到疲劳了。因为精致白面包或土司等碳水化合物,就是所谓"高GI"食物,食用后,会使血糖迅速升高、随之人体将释放大量的胰岛素,又令血糖急速下降,从而让人产生疲倦感。

让孕妈妈充满活力的早餐:富含纤维的全麦类食物,并搭配质量高的蛋白质类食物,例如牛奶、蛋类,或者几片黄瓜或番茄,配上1杯牛奶或果汁。这些食物含有丰富的B族维生素,能持续提供充沛活力。

哪些食物有助于通便

玉米:玉米中膳食纤维含量很高,能刺激胃肠蠕动,加速粪便排泄,对妊娠便秘大有好处。

黄豆:黄豆含有非常优质的蛋白质和丰富的膳食纤维,有利于胎宝宝的发育,并促进孕妈妈的新陈代谢。同时,丰富优质的膳食纤维能通肠利便,利于改善孕妈妈便秘。

土豆:土豆有助于胎宝宝的发育,保护孕期健康。同时土豆具有降低胆固醇和通便的作用,对改善孕期便秘很有帮助。

芋头:孕妈妈常吃芋头,可以促进肠胃蠕动,帮助母体吸收和消化蛋白质等营养物质。还能清除血管壁上的脂肪沉淀物,对孕期便秘、肥胖等都有很好的食疗作用。

为什么说孕期宜摄入适量植物油

此时,胎儿机体和大脑发育速度加快,对脂质及必需脂肪酸的需要增加,必须及时补充。因此,增加烹调所用的植物油即大豆油、花生油、菜子油等的量,既可保证孕早期所需的脂质供给,又提供了丰富的必需脂肪酸。

为什么说孕期要摄入更多的蛋白质和钙

因为,动物性蛋白质是构成胎儿血液、肌肉等身体组织所必需的营养成分；钙则是构成胎儿牙齿、骨骼和血液的重要成分。所以，需摄取更多的蛋白质和钙。

经常吃香蕉、苹果有什么益处

苹果色艳味美，清香甜脆，营养丰富，是人们最常吃的水果之一。苹果味甘酸、性平，具有润肺化痰、开胃和脾等功效，很适合孕妇食用。苹果还可治疗消化不良，每餐饭后吃 1 个苹果，对消化不良、反胃很有效。苹果内的钾对防治妊娠高血压综合征有一定的作用。不过，有胃及十二指肠溃疡及便秘者，不宜多食苹果。

香蕉是钾的极好来源，并含有丰富的叶酸，而体内叶酸、亚叶酸和维生素 B_6 的储存是保证胎儿神经管正常发育，以及避免无脑、脊柱裂严重畸形发生的关键性物质；此外，钾还有降压、保护心脏与血管内皮的作用，这对于孕妇是十分有利的。

如何通过饮食缓解眩晕

孕妈妈蹲坐一段时间后，若猛然站起来，常会感到眩晕，最好就地坐下休息片刻，趋缓后再慢慢起来，不要急于走路或过马路，以免摔倒。

如果遇到这种情况，可在日常饮食中用猪脑、川芎、白芷来炖汤喝，孕妈妈应只饮汁水，不宜多吃猪脑。另外，也可吃点核桃、芝麻等。

孕期可以吃冷饮吗

孕妈妈不宜多吃冷饮。因为孕妈妈的胃肠对冷的刺激非常敏感。多吃冷饮易引起食欲不振、消化不良、腹泻，甚至引起胃部痉挛，剧烈腹痛等现象。

另外，孕妈妈的鼻、咽、气管等呼吸道黏膜往往充血并伴有水肿，如果大量贪食冷饮，充血的血管突然收缩，血液减少，可致局部抵抗力降低，使潜伏在咽喉、气管、鼻腔、口腔里的细菌与病毒乘虚而入，引起嗓子痛哑、咳嗽、头痛等，严重时能引起上呼吸道感染或诱发扁桃体炎。

孕妈妈喝牛奶有哪些要注意的

我们知道在怀孕期间，孕妈妈需要大量的钙，而补钙的最好方法就是每天喝两杯牛奶，因为牛奶中的钙最容易被吸收，而且磷、钾、镁等多种矿物质氨基酸也十分合理。但孕妈妈喝奶也要有讲究。

孕妈妈要喝新鲜牛奶，一定要注意保质期。虽然牛奶是最好的补钙食品，但孕妇喝牛奶，保质期越短的越新鲜，最好是保质期只有一两天的鲜牛奶。另外，不要一次买很多，一放就1个多月，那样就不新鲜了。

喝牛奶前后不要喝果汁或者吃酸性的水果。牛奶中的蛋白质一旦与果汁或者水果中的果酸相遇，就会发生凝固，从而影响牛奶的消化与吸收。另外，在服药前后1小时也不要喝奶，因为药物可能与牛奶发生反应。

牛奶不宜与巧克力同食。牛奶含有丰富蛋白质和钙，巧克力含有草酸，两者同食会结合成不溶性草酸钙，极大影响钙的吸收，长时间使用还会出现头发干枯、腹泻、生长缓慢等现象。

最后，牛奶虽然营养，但一些疾病患者的孕妈妈不宜喝牛奶，如患有贫血、食道炎、消化道溃疡等，否则不利于健康的恢复。

孕妈妈适宜吃哪些酸味食物

一般都知道孕妇爱吃酸味食物，孕妈妈吃酸味食物对孕妇本人和胎儿的发育都有好处。因为食物的酸味能刺激胃酸分泌，提高消化酶的活性，增加人的食欲，减轻早孕反应。

孕妈妈应该选择酸味的新鲜水果和酸奶等营养食品。如青苹果、橘子、西红柿、草莓、葡萄、酸枣、话梅等，也可在食物中放少量的醋、番茄酱，增加一些酸味。这些食物还含有丰富的维生素C，维生素C可以增强母体的抵抗力，促进胎儿正常生长发育。而酸奶富含钙、优质蛋白质、多种维生素和碳水化合物，不但营养价值高，还能帮助人体排泄有毒物质。

孕期多吃瘦肉有什么好处

瘦肉中含有丰富的蛋白质、脂肪、碳水化合物、矿物质及维生素等。而这些物质都是孕妇不可缺少的营养物质。人体对一些谷类食物中的铁吸收率只有百分之几，但较易吸收各种动物瘦肉和肝脏中所含的铁，吸收率约为20%。

特别是瘦肉中含铁、磷较多，铁又以血色素铁的形式存在，不受食物其他因素的影响，生物利用率高，是膳食铁的良好来源。同时，瘦肉中蛋白质营养价值也很高，是一种利用率高的优良蛋白质。

另外，动物肌肉中存在着能促进非动物铁吸收的物质，对食物中的非动物铁有促进吸收作用。若单独吃玉米膳食，则铁的吸收率只有2%，而与牛肉同食，铁吸收率就能达到8%。孕妇在怀孕期铁的需要量骤增，共需铁约1000毫克。这是很难从一般饮食中得到满足的，因此孕妇多吃些瘦肉、肝脏和动物血，不但可以补充大量的铁和促进非动物铁的吸收，而且还可以补充必需的动物蛋白质，从而在较快的时间内提高孕妇的血红蛋白水平，改善或防止贫血。

孕期为什么要少吃动物肝脏

动物肝脏营养丰富，适于孕妈妈食用。但是在孕早期，孕妈妈却不应多吃动物肝脏。

孕早期正是胚胎发育分化时期，最易受营养成分的影响。而动物肝脏，尤其是鸡、牛、猪肝含维生素A丰富。

大量的维生素A的摄入会引起胚胎发育异常，很可能由于它干扰神经上皮细胞内二十二碳六烯酸（DNA）的合成，使细胞分裂周期延长，导致细胞增殖速度减慢，数量减少，从而表现出各种组织生长、分化异常。有人认为，过量的维生素A阻碍了胎儿腭的生长发育，使两侧腭叶未能及时吻合形成腭裂。

总之在孕早期过量食用动物肝脏不利胎儿发育，有致畸的可能，应引起孕妈妈的重视。

食用芝麻可以补充脂肪吗

很多孕妈妈不愿食用油腻而脂肪多的肉类食物，认为这样能减轻妊娠反应，这就必然造成妊娠早期摄入脂肪过少。

但是，脂肪却是早期妊娠女性体内不可缺少的营养物质。脂肪可促进脂溶性维生素A、维生素D、维生素E、维生素K的吸收。尤其是维生素已有安胎的作用。

脂肪可固定内脏器官的位置，使子宫衡定在盆腔中央，为胚胎发育提供一个安宁的环境。

芝麻富含脂肪、蛋白质、糖类、芝麻素、卵磷脂、钙、铁、硒、亚油酸等，具有营养大脑、抗衰美容的功用，这对孕妈妈和胎儿都很有益。

孕妈妈可将芝麻炒熟捣烂，加入适量的糖，每日上、下午用白开水各冲服1杯，不但不腻，还可补充脂肪，而且对胎儿健脑、润肤有益，还可增强孕妈妈的抵抗力及预防感冒。

孕妈妈为什么不宜吃太多菠菜

食物不仅含有有益于孕妈妈健康的营养素，也含有破坏营养素的成分。比如菠菜的主要成分是草酸，而草酸对人体所需的重要营养素锌、钙有着不可低估的破坏作用。锌和钙是人体内不可缺少的微量元素，如果锌、钙被草酸破坏，将给孕妈妈和胎儿带来严重后果。过多食用菠菜会干扰人体对锌的吸收。如果孕妈妈缺锌，就会感到食欲不振、味觉下降；如果缺钙，有可能使宝宝出生后发生佝偻病，出现鸡胸、罗圈腿以及牙齿生长迟缓等现象。因此，孕妈妈不可吃太多菠菜。

孕2月推荐的食谱都有哪些

草莓水果羹

原料 草莓100克，鲜桃、白兰瓜、西米各50克，鲜百合10克，白糖1小匙。

做法 ①鲜桃、白兰瓜洗净去皮、去子、去核后，切成块状；鲜百合去根，洗净；草莓除去根叶，洗净。②将百合放入锅内，当水煮开后放入鲜桃、白兰瓜、草莓一同煮一会儿。③待水开后倒入煮好的百合改小火煮30分钟后，放入西米再煮20分钟，放入草莓即可。

牛奶南瓜汁

原料 南瓜200克，牛奶150毫升，白糖适量。

做法 ①将南瓜去皮、去子

Part2 非常完美的十月孕期

切成小块，再放入锅中煮熟。②把煮熟的南瓜放到榨汁机中，加入牛奶搅拌均匀。③将榨好的汁倒入杯中，加入白糖调好味道即可。

黑枣炖乌鸡

- **原料** 乌鸡350克，黑枣15克，生姜10克，精盐1/2小匙，味精1小匙。

- **做法** ①将乌鸡洗净，切成小块；黑枣洗净；生姜切片。②将乌鸡块放入沸水中氽去血水。③将乌鸡块、黑枣、姜片一起装入炖盅中，下入调料炖1小时至熟即可食用。

关注日常生活细节

孕妈妈在选择胸罩时有什么讲究

从怀孕开始，孕妈妈体内激素分泌产生变化，乳腺数目及发育程度逐渐增加，使胸部日益胀大。怀孕初期，由于乳房急速胀大，孕妇会感觉到乳房酸痛和乳晕特别明显。这时，孕妈妈就要考虑如何选择合适的胸罩了。

怀孕时，乳房是从下半部往外扩张的，增大情形与一般胸罩比例不同。因此，应该选择专为孕妇设计的胸罩。这类胸罩多采用全棉材料，肤触柔软，罩杯、肩带等都经过特殊的设计，不会压迫乳腺、乳头而造成发炎。

要随时更换不同尺寸的胸罩。从怀孕到生产，乳房约增加原先罩杯的2倍，孕妈妈应根据自身乳房的变化随时更换不同尺寸的胸罩，不能为了省事而一个尺码用到底。尺码太小，过紧的胸罩会影响乳腺的增生和发育，还会与皮肤摩擦而使纤维织物进入乳管，造成产后无奶或少奶。

相反，如果一开始就选一个超过自己乳房实际尺码的宽松胸罩，也是不明智的。这是因为怀孕期间乳房的重量增加，下围加大，如果不给予恰当的支持与包裹，日益增大的乳房就会下垂，乳房内的纤维组织被破坏后也很难再恢复。尺寸合适的胸罩在穿戴时，乳房既没有压迫感，也不会感到大而无当。

孕期在选购内裤时应注意什么

怀孕前3个月，胎儿比较小，孕妇的身体没有明显的变化，还可穿普通的内裤。

孕妈妈妊娠期容易出汗，阴道分泌物增多，穿三角紧内裤不利透气和吸湿，容易发生妇科炎症，所以最好换成肥大的短裤。

怀孕4~7个月时，孕妇的腹部明显鼓起，外观开始变化，此时应穿着可包裹整个腹部的高腰孕妇内裤。

孕妈妈平时大多喜欢穿三角内裤，因为其舒适而贴身，还可显示女性的体形美，但是腹部逐渐变大的孕妇再继续穿三角内裤就不合适了。为避免腹部着凉，最好选用能把腹部全部遮住的肥大短裤。

怀孕8~10个月时，孕妇腹壁扩张，尤其第10个月时，变大的子宫会向前倾，腹部更加突出，会有很大的重量，应选择有前腹加护的内裤较为舒适。

孕期为什么不适合睡软床

（1）易导致脊柱的位置失常 孕妈妈的脊柱较正常腰部前曲更大，睡软床后，会对腰椎产生严重影响。仰卧时，其脊柱呈弧形，使已经前曲的腰椎小关节摩擦增加；侧卧时，脊柱也向侧面弯曲，长此下去，使脊柱的位置失常，压迫神经，增加腰肌的负担。既不能消除疲劳，又不利生理功能的发挥，并会引起腰痛。

（2）不利于翻身 正常人的睡姿在入睡后是经常变动的，一夜辗转反侧可达20~26次。然而，软床则会使孕妈妈深陷其中，不易翻身，加重疲劳感。同时，孕妈妈仰卧时，增大的子宫压迫腹主动脉及下腔静脉，导致子宫供血减少，对胎儿不利，甚至出现下肢、外阴及直肠静脉曲张，有些人因此而患痔疮。右侧卧位时，上述压迫症状消失，但胎儿会压迫孕妈妈的右输尿管，使孕妈妈易患肾盂肾炎。左侧卧位时上述弊端虽可避免，但总是采取左侧卧位，会使胃内容物排入肠道受阻，同样不利于孕妈妈健康。

工作中的孕妈妈如何面对孕吐

仍在上班的孕妈妈，在办公室、路上可能会突然感到恶心。这样的情况往往会让自己感到狼狈不堪。孕妈妈可以事先做好准备：平时随身携带毛巾和漱口用品，上下班时注意沿途的公用设施，计算好去卫生间的最快路程。如果有条件调整办公室的位置，可以尽量坐在离洗手间近的地方。

此外，还要注意不要耽误工作。孕妈妈可以制作一个时间表，估计一下自己的承受力和可能遇到的困难，把工作安排好。

孕妈妈夏季如何做好防晒

夏季最容易晒伤的部位是骨骼隆起的"T字部位"与脸颊。特别是T字部位，因为皮脂分泌旺盛，防晒隔离霜中的防晒成分特别容易流失。

防晒产品阻隔紫外线的能力，在于所含的防晒成分和含量，与价格高低没有绝对关系。不过孕妈妈最好选择无刺激性的产品。

如果不在太阳底下暴晒，或者不去海边游玩，一般选择防晒指数在15以下的防晒霜即可，指数过高反而会因为过于油腻，而堵塞毛孔。

孕期怎样提高睡眠质量

(1) **睡前洗个温水澡** 被褥常晒，冬天睡前用暖水袋把被窝焐暖，肩膀用抱枕被垫塞，以防着凉。电磁场可能对胎儿有致畸的作用，为安全起见，孕妇不要用电热毯。

(2) **注意睡眠姿势** 依自己习惯的舒服体位睡眠。妊娠早期，仰卧比较舒服，在膝盖下垫上枕头或叠成两折的椅子垫。妊娠中期以后，以左侧卧位最为合理。腿脚疲劳或有水肿、静脉曲张时，把叠成两折的椅子垫放在腿下，垫高腿，睡眠效果好。

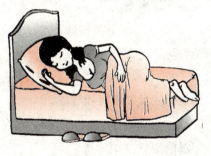

(3) **保持良好的睡眠环境** 卧室应宁静清爽，光线幽暗，无嘈杂喧闹声，空气新鲜，温度、湿度适宜。

(4) **不要烦躁** 睡不着时，不要烦躁，因为越着急越睡不着。如果睡不着，最好看点书报，平心静气地催眠，或看轻松的电视剧节目，听听柔和抒情的轻音乐。

怎样避免噪声污染

妊娠期孕妈妈接触噪声的机会主要有以下几种：城市噪声，仅街道上行车的噪声，一般就可达70分贝以上；生产噪声，有的纺织机的噪声高达150分贝；家庭噪声，一部分家电的噪声也不低于70分贝。

因此，为了防止噪声对优生的影响，妊娠期女性在日常生活和工作中，应尽可能减少接触噪声的机会。有条件的可临时调换居住地点；暂时调换工种，脱离噪声环境；减少去闹市区的次数；不去歌舞厅等喧闹嘈杂的娱乐场所；把家中的电视机、录音机音量调小；将床远离电冰箱等。

在职孕妈妈需要远离哪些工作环境

（1）**避免接触刺激性物质和有毒的化学物质**　避免接触铅、镉、汞、锰、二氧化碳、苯、甲苯、二甲苯、汽油等有害物质的工作。经常接触这些物质可导致流产、死胎及有可能导致孩子智力低下。

（2）**避免接触农药**　农药可通过呼吸道和皮肤黏膜吸收而进入体内，易导致胎儿畸形或死胎。

（3）**避免接触有放射线和电磁波的工作**　包括电子计算机操作者、放射科医务人员等。妊娠早期的准妈妈最好暂时调离这些工作岗位，以免影响胎儿的正常发育。

（4）**避免不良工作环境**　避免在高温、低温、湿度过大及有强烈噪声的工作环境下工作。

（5）**避免重体力劳动和震动的工作**　如搬运工作及过重的体力劳动，使用电动工具及机械操作等。

（6）**避免有危险的工作**　避免从事流水作业、登高作业，或需频繁弯腰、下蹲的工作（电焊等）。

（7）**避免做不熟练的工作**　如不熟练或高度紧张的工作，以及单独一个人进行的工作。

（8）**避免长时间站立的工作**　如售货员、电梯操作员、招待员等，即使在办公室内进行较轻松的工作，也不要长时间保持一种姿势，应定时休息，活动活动手脚。

Part2 非常完美的十月孕期

 寻找怎样的时机告诉老板孕事更合适

将自己怀孕的消息告诉老板,首先要选个合适的时间。不要拿着自己的检查报告径直走进他(她)的办公室,这样会显得很突然;也不要在吃饭或聊天时漫不经心地透露出来,这样又会太随意,因为如果你自己都不把怀孕的事当回事,那么老板是绝对不会重视的。

最好的时机是在一项或一个阶段的工作圆满完成之后告诉他(她),表明自己的工作并没有因为怀孕而受到影响,这样在和老板谈话时,才更有说服力,不至于使自己的立场很被动。

 孕期泡脚要注意些什么

孕妈妈可以用手肘测试一下水温,和手肘温度差不多即可。也可以借助温度计,并在泡澡的过程中随时注意温度计的温度。

高于39℃的水温只需要10~20分钟的时间就能够让孕妈妈的体温上升至38.8℃甚至更高,由于孕妈妈的血液循环有自己的特点,如果在热水的过度刺激后,心脏和脑部可能会负荷不了,很可能会出现休克、晕眩和虚脱等情况。

长时间浸泡在高温热水中,会使母体体温暂时升高,破坏羊水的恒温,损害胎宝宝的中枢神经系统。泡脚的时间控制在20分钟左右,泡脚时间过长的话,会引发出汗、心慌等症状。

泡完澡之后不要随意对脚部进行按摩,因为脚底是身体的很多部位的反射区,如果随意按摩,可能引起宫缩,怀孕期间不要使用按摩型的洗脚盆。

 孕期使用什么护肤品比较好

怀孕后的妇女,由于激素的作用,皮肤会变得滋润、柔和。体内血液循环增多使皮肤红润有光泽,脸也会显得光滑柔嫩。当然也有个别情况。对此,在洗澡时可用一些浴液或润肤乳,这会使皮肤上形成一层润滑膜,防止水分的丢失。要尽可能地少用肥皂和普通沐浴露,以免皮肤过敏,尽量选用天然的孕妇专用产品,或者是尽量选用不含香料、不含酒精、无添加剂或少添加剂的产品。

雌激素会抑制油脂分泌，使皮肤发干，加重色斑沉着，孕妈妈出现这种皮肤变化时宜选用一些配方温和的润肤霜。

 孕妈妈为什么要增加休息时间

女性怀孕以后很容易感到疲惫，因此睡眠要充足，注意多休息。如果晚上睡眠不足，白天不妨睡个午觉。有工作的女性，在公司里可找时间把衣服稍微松开，坐在宽敞的椅子上或靠在沙发上休息一会儿。工作时可以每半小时稍微休息一下，放松身体和精神，对心情和身体都有好处。不可过度劳累，在没有条件的情况下，只能自己多争取一点休息时间了。

 孕妈妈抹外用药为什么要慎重

很多外用药对胎儿可产生毒害或不良反应，孕妈妈不可乱用。

（1）**杀癣净**　其成分是克霉唑，多用于皮肤黏膜真菌感染，如体癣、股癣、手足癣等。动物实验发现它对胚胎有毒性作用。

（2）**百多邦软膏（莫匹罗星）**　它是一种抗生素外用软膏，在治疗皮肤感染方面应用较广泛。但有不少专家认为，妊娠期最好不要使用该药。因为其中的聚乙二醇会被人体吸收且蓄积，可能引起一系列不良反应。

（3）**阿昔洛韦软膏**　属抗病毒外用药。抗病毒药物一般是抑制病毒DNA（脱氧核糖核酸）的复制。但同时对人体细胞的DNA聚合酶也有抑制作用，从而影响人体DNA的复制。所以，妊娠期在使用各种抗病毒外用药时应慎重。

（4）**糖皮质激素**　这类药具有抗炎、抗过敏作用。广泛用于荨麻疹、湿疹、药疹、接触性皮炎等的治疗。但是，妊娠期女性大面积或长期外用时，可造成胎儿肾上腺皮质功能减退。

无论口服药物还是外用药物，处在孕期的女性都应该在医生的指导下使用，以保证用药安全有效。

 孕早期为什么要禁止性行为

怀孕早期，孕激素的分泌还不够充分，胚胎在母体子宫里的状态还没有稳定下来，如果进行性生活则容易引起流产。而且在这个阶段孕妈妈一般都会有早孕反应，严重的生理反应使身体很难受，并且性欲可能不强，所以最

Part2 非常完美的十月孕期

好不要性爱。

当然，需要视具体情况而定，早孕反应并非人人都有，各人情况也不尽相同，只要双方生理上都需要，而且不影响总体健康，适度、适量的性生活并不是不可以。

怀孕早期，特别要注意防止发生流产，有这些情况的女性一定要禁忌性生活：有腹痛或阴道出血等情况，或医生认为有流产或早产可能的情况、有多次流产史或早产史的情况，应当特别注意减少再次发生流产或早产的可能；有前置胎盘等产科原因不宜有性活动者；有严重妊娠合并症者。

睡午觉对孕妈妈有什么益处

妈妈怀孕之后，身体内分泌发生变化，热量消耗比较快，血糖供应不足，常感觉精神不济、昏昏欲睡。妊娠期妇女的睡眠时间应比平常多一些，如平常习惯睡 8 小时，妊娠期睡 9 小时左右为宜。增加的这 1 个小时的睡眠时间最好安排在午间。即使在春、秋、冬季，也要在午饭过后不久，躺下舒舒服服地睡个午觉。睡午觉主要可以使孕妇神经放松，消除劳累，恢复活力。

午睡时间长短可因人而异，因时而异，半个小时到 1 个小时，甚至再长一点均可，总之以休息好为主。平常劳累时，也可以躺下休息一会儿。

午睡时，要脱下鞋子，把双脚架在坐垫上，抬高双腿，然后全身放松。特别是感到消化不良或血液循环不畅时，可以任意选择睡姿，不要害怕压坏或影响胎儿。

孕妈妈在看电视时有哪些注意事项

长时间接近荧光屏容易造成流产。据有关专家对每周接近荧光屏 20 小时近 700 名孕妈妈的调查，发现其中的 20% 发生自然流产，而对每周接近荧光屏 40 小时的孕妈妈的调查结果表明，其自然流产率更高。

孕妈妈看电视的时间不宜过长，每天不超过 1~2 个小时即可。

不要离电视荧光屏过近。电视机在工作时，显像管不断发出肉眼看不见的 X 射线，如果孕妈妈看电视离荧光屏较近，且时间较长，就会对胎儿有影响，容易造成流产或早产，还可能使胎儿畸形。特别是对 3 个月前的胎儿，危害更大。

看电视久坐对母子健康不利。孕妈妈看电视时久坐,影响下肢血液的循环,加重下肢水肿,更易导致下肢静脉曲张。所以看电视时,孕妈妈要随时活动,变换坐姿,以利于母子健康。

不要看情节紧张和惊险的场面。这些情况是劣性刺激,也妨碍孕妈妈的睡眠和休息,对妈妈和宝宝都不利。

孕妈妈在开车时要注意什么

一般情况下,孕妈妈自驾车除了上下车时要格外注意保护腹中的胎宝宝以外,开车对胎宝宝不会有太大的影响。但是,孕妈妈如果是驾驶新手,由于开车并不熟练,容易出危险,加上精神高度紧张,对腹内胎宝宝不利。职业是司机的孕妈妈如果一天开车长达8小时,就等于胎宝宝长期处于一种颠簸状态,容易导致早产。

孕妈妈也不宜开新车。由于新购置的车中皮革、化学溶剂等气味很重,空气污染严重,不利于孕妈妈和胎宝宝的健康。

如果孕妈妈一定要开车出行时,就要注意以下几点:

绝对禁止他人在车内吸烟。

尽可能避开交通堵塞。

安装防晒窗帘以缓和阳光照射。

孕妈妈很容易双下肢水肿,尤其是长时间保持坐姿时,这时可以在脚下铺一块踏垫或准备一双软拖鞋,以便脚胀时能将鞋脱掉。

为什么要建立健康档案

建档(也叫建大卡)就是在医院建立怀孕档案,一般来说,去正规医院做第1次产检的同时建立健康档案,有些医院规定建档只在某些时间内进行,因此孕妈妈最好提前咨询。

孕妈妈的每次产检都会详细地记录在案,主要是为了能够更全面地了解孕妈妈的身体状况和胎宝宝的发育情况,以便更好地应对孕期发生的状况。临产时医生会根据档案中的记录和你的身体状况来决定是顺产还是剖宫产,万一有特殊情况也可以在短时间内做出准确的判断。

Part2　非常完美的十月孕期

建立健康档案需要什么证件

一般需要带上身份证，参加医疗保险的要带上医保卡，有些医院还要求带准生证，各地医院的规定可能不尽相同，最好走打电话咨询清楚。

建立健康档案前需做哪些检查

建档时的检查项目包括身高、体重、血压、宫高、腹围、胎方位、胎心、尿常规，血常规、心电图等，以了解胎宝宝的发育情况。如果各项检查的结果都合格，医院就会建档了。

消除孕期症状困扰

什么是妊娠牙龈炎

怀孕时由于准妈妈体内雌激素、孕激素等发生变化，影响到组织的新陈代谢，进而使得牙龈对菌斑的反应也发生改变。另一方面，在怀孕期间胎儿会从准妈妈体内吸收大量的钙、磷、铁等微量元素，如果这些微量元素不足，准妈妈骨骼与牙齿中的钙，就会脱离出来进入血液，以血钙的形式供给胎儿。准妈妈牙齿的脱钙现象使得牙齿的耐酸性降低，就很容易发生龋齿。

妊娠牙龈炎通常在怀孕后2~4个月里出现，表现为全口牙龈组织，特别是牙间乳头出现明显水肿、颜色暗红、松软，严重的会有出血现象，甚至产生溃疡，伴有严重的疼痛。

妊娠牙龈炎如何预防

准妈妈在孕前一定要去口腔科检查，怀孕后也要定期检查牙齿。

准妈妈要使用软毛牙刷，刷牙时避免大力触碰到牙龈。

准妈妈要注意补充维生素C，以减少牙齿出血。一旦患上牙龈炎，要选择松软、容易消化的食物，以避免损伤牙龈。

妊娠牙龈炎只是暂时的，一般产后经过一段时间的休息，炎症就能逐渐消失。

什么情况下需要进行提前产检

一般情况下，可以在怀孕 12～13 周时再去医院进行第 1 次系统的产前检查。但是，如果符合下面提到的这些情况当中的 1 种，那么，孕妈妈应该及时去医院检查，而不是等到怀孕 12 周后。

有既往流产史。

有胚胎停育史。

有畸形胎儿史。

阴道流血。

腹痛。

严重的恶心或呕吐。

服用了药物。

怀疑自己接触过可能伤害胎儿的不良因素。

属于高龄怀孕。

有家族遗传病史。

尽早去医院进行检查，并接受医生的产前保健指导，医生会根据每个人的具体情况，建议做一些必要的产前检查项目，确保孕期和分娩的平安顺利。

怎样缓解乳房的不适感

从怀孕后几个星期开始，准妈妈就会感到乳房肿胀，甚至有些疼痛，偶尔压挤乳头还会有黏稠淡黄的初乳产生。并且随着乳腺的增大，乳房会长出肿块样物。这些都是做母亲的必然经历。自受精卵着床的那一刹那起，伴随着体内激素的改变，乳房也作出相应反应，为以后的哺乳做好准备。

准妈妈可以采用热敷、按摩等方式来缓解乳房的不适感；每天用手轻柔地按摩乳房，可促进乳腺发育；注意经常清洗乳头。

Part2 非常完美的十月孕期

孕妈妈经常出现尿频是怎么回事

怀孕初,准妈妈易尿频,总觉得尿不干净。许多孕妇在刚开始怀孕的时候都会出现尿频现象。怀孕前3个月,子宫在骨盆腔中渐渐长大,压迫到膀胱,从而使准妈妈一直产生尿意。到了怀孕中期,子宫会往上抬到腹腔,尿频的现象就会得到改善。但到了怀孕晚期,尿频现象会再度出现。但是,如果准妈妈在小便时出现疼痛或烧灼感等异常现象时,要立即到医院寻求帮助。

感觉尿频时,准妈妈不妨多上几次厕所,这没有关系,尽量不要憋尿。临睡前1~2小时内不要喝水,可以减少起夜次数。

如何应对先兆流产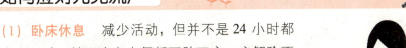

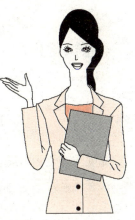

(1) 卧床休息 减少活动,但并不是24小时都躺在床上不动,甚至连大小便都不敢下床,应解除不必要的顾虑,避免紧张的气氛,适当进行轻微活动。

(2) 禁止性生活 绝对禁止性生活,同时还要尽量减少不必要的阴道检查,以免对子宫造成刺激。

(3) 注意饮食 进食高营养、易消化饮食,以补充足够的营养。多吃新鲜蔬菜、多饮水,保持大便通畅。

(4) 保持冷静 如有阵发性下腹剧痛,伴出血增多,应保持冷静,立即到医院就诊。恐惧和焦虑只会使症状加重。

为什么说第1次产前检查非常关键

孕早期检查一般要在怀孕40~70天进行第1次检查。医生要询问病史,进行妇科检查,确定妊娠。必要时还要通过产前咨询和遗传咨询,判断孕妈妈能否继续妊娠。孕早期检查能够确定子宫大小与停经时间是否相符,从而了解到胚胎的发育情况,并且可以发现生殖器官的异常及妇科疾病等。此次检查十分重要,孕妈妈一定要充分重视。去医院之前,孕妈妈可以自己仔细观察身体,检查有何变化,以便让主治医生全面、正确地了解自己的情况。

为什么说孕早期拔牙易流产

如果孕妈妈在孕早期患了牙病，一定要慎重接受治疗，尤其是拔牙。大量临床资料显示，在妊娠最初的2个月内拔牙都可能引发流产，而在妊娠8个月后拔牙则可能导致早产。所以，孕妈妈一定要注意孕期的口腔安全，除非到了万不得已，千万不要去拔牙，即使要拔牙，最好选在较为安全的孕中期。妊娠期是个特殊时期，对刺激特别敏感，即使轻微的不良刺激也有可能导致流产或早产。

如果孕妈妈的牙病已经到了非治不可的阶段，最好选在怀孕3个月后拔牙，在治疗前要做好充分的准备工作，保证睡眠，避免过度的精神紧张。如果需要，在拔牙前1天或当天服用保胎药。

怎样避免阴道交叉感染

为了避免交叉感染，必须准备专用浴巾和水盆。天天更换内裤，洗净后在日光下晾晒；每次排便后用浸泡过硼酸水的脱脂棉块，由前向后进行擦拭。擦过1遍的脱脂棉要扔掉，第2遍要用新棉块。外阴出现瘙痒时，在洗澡时不要使用碱性大的肥皂清洗外阴，请医生指导护理并按医嘱去做。

医生也总是告诫孕产妇：平时一定要注意阴部清洁；发现白带增多又有异味时要及时检查治疗；妊娠早期及晚期尽量避免性交；胎膜早破要及时住院，进行治疗和预防感染。

孕期如何应对胃灼热

有一些怀孕女性从第2个月开始直至分娩，经常感到胃部不适，有烧灼感，出现"心口窝"痛，并在胸骨后向上放射。有时烧灼感加重，变成烧灼样痛，病痛的部位在剑突下方，医学上称妊娠期胃灼热症。如果胃烧灼加重，可以在医生指导下用药。

为预防胃灼热症，在生活中应注意少食多餐，禁烟戒酒，避免肥胖，营养适度，适当活动，谨慎服药。

孕早期频繁恶心、呕吐怎么办

如果不停地感到恶心、呕吐,一点水或者食物都吃不下去,就需要去医院了。医生会开一些维生素之类的药,如维生素 B_6,一般不用镇吐药,因为可能会引起胎儿畸形,如著名的镇吐药反应停可引起海豹畸形。另外,还需要查尿常规,如有酮体出现,说明孕妇营养不够,体内有酸性代谢产物聚集,对胎儿发生发育不利,要给予输液治疗。如果仍然不能缓解,就需要住院治疗,进行营养补充。

恶心、呕吐对孕妇和胎儿有影响吗

恶心、呕吐尽管令人很不舒服,但它是孕早期最常见的反应之一。呕吐通常出现在孕早期(孕 12 周以前)。虽然晨吐会让孕妇感觉不好,但最近在美国进行的一项调查得出,晨吐是有好处的。研究发现,晨吐实际上是孕妇身体拒绝接受已经变质的或对机体有害的食物的一种方式。在怀孕时,为有效防止流产,身体的免疫系统受到自然抑制。通过恶心、呕吐的反应达到免疫的目的。因此,它不会对孕妇及宝宝有不良影响。

什么是习惯性流产

近年国际上常用复发性自然流产取代习惯性流产,指自然流产连续发生 3 次或以上者。习惯性流产往往每次流产都发生在同一妊娠月份,而流产过程一般与普通流产无异。早期习惯性流产的原因常表现为黄体功能不足、甲状腺功能低下、染色体异常等。晚期习惯性流产最常见的原因为宫颈内口松弛、子宫畸形、子宫肌瘤等。

宫颈内口松弛的习惯性流产常发生于妊娠中期,主要是妊娠后,由于胎儿长大,羊水增多,导致宫腔内压力增加,胎囊向宫颈内口突出,宫颈管逐渐短缩、扩张,从而胎膜容易破裂,引发胎儿迅速排出。

习惯性流产该如何预防

导致习惯性流产的因素很多。一般情况下,发生流产后半年以内要避孕,

待半年后再怀孕,可减少流产的发生。同时夫妻双方应该全面地进行体格检查尤其是遗传学的染色体检查。此外还应该做到以下几点:

注意休息,避免性生活(尤其是在上次流产的妊娠期内),情绪稳定,生活规律有节。

针对黄体功能不足治疗的药物使用时间要超过上次流产的妊娠期限(如上次是在孕3月流产,则治疗时间不能短于妊娠3月)。

做血型鉴定(包括Rh血型系统)。

患有甲状腺功能低下者,要在保持甲状腺功能正常后再怀孕,孕期也要服用抗甲低的药物。

有子宫内口松弛的可做内口缝扎术。

男方要做生殖系统的检查。有菌精症的要治疗彻底后再使妻子受孕。

避免接触有毒物质和放射性物质的照射。

Part2 非常完美的十月孕期

孕 3 月

发现身体微妙变化

总有饥饿感是怎么回事

很多孕妈妈从怀孕开始，总感觉饥饿，这种感觉和以前空腹的感觉有所不同。在怀孕初期，孕妈妈没必要抑制自己的食欲，但最好以清淡、易消化的食物为主。

孕妈妈平时随身带一些食物，感觉饿的时候拿出来吃。一下子不要吃太多，秉着少食多餐的原则。

孕妈妈是否感觉变胖了一些

在这个月，最让孕妈妈关心的就是体重的变化。腹部没有增大，可体重却增加了不少，而且腰围也增大了。不过不要担心，如果孕妈妈的体重在怀孕 3 个月以内增加 2 千克，怀孕 3~6 个月和怀孕 7~9 个月各增加 5 千克，前后共增加 12 千克左右，都属于正常范围，孕妈妈大可不必担忧。不过，假如孕妈妈的体重总共增加 20 千克，那就不太正常了。因为体重增加过多，孕妈妈易患糖尿病、妊娠高血压及生产困难，因此，体重增加过快的孕妈妈必须想办法控制体重了。

孕期一直有尿频现象吗

这种情况出现的原因是子宫慢慢变大时，造成骨盆腔内器官相对位置的改变，导致膀胱承受的压力增加，使其容量减少，即便有很少的尿也会使孕妇产生尿意，进而发生尿频。同时有研究表明，身体中激素分泌的改变也是尿频的原因之一。孕中期，情况会好一些，因为这时子宫已出盆腔，缓解了对膀胱的压力。但在孕晚期，逐渐长大的宝宝开始压迫膀胱上方，尿频又开始出现。

妊娠斑开始出现了吗

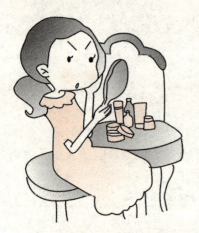

进入孕3月，非常恼人的妊娠斑开始悄悄爬出来了。它们分布于鼻梁、双颊及前额部位，颜色呈茶褐色，形状像蝴蝶，因此又被叫做"蝴蝶斑"。这主要是由于孕期脑垂体分泌的促黑色素细胞激素增加，以及大量孕激素、雌激素，致使皮肤中的黑色素细胞的功能增强，孕妈妈不必过于担心，只要属于妊娠期间生长出的斑点，随着妊娠结束是会慢慢消失的。

出现气短的情况是身体有什么疾病了吗

怀孕后，除了自己身体代谢的需要外，逐渐增大的子宫、胎盘和胎儿都需要消耗氧气，所以孕妈妈的耗氧量比怀孕前增加了15%~20%，为了满足这些额外的供应，肺部需要深度呼吸，增加换气，许多孕妈妈都会有气短、喘不过来气的感觉。

孕妈妈为什么情绪波动越来越大了

由于孕期雌激素的作用，孕妈妈情绪起伏大，刚刚还兴高采烈、情绪高昂，转眼就心情抑郁、情绪低落，这样的现象很常见。

Part2　非常完美的十月孕期

 为什么皮肤越来越油腻了

由于新陈代谢缓慢，皮下脂肪大幅增厚，汗腺、皮脂腺分泌增加，全身血液循环量增加，面部油脂分泌旺盛的情况会加重，皮肤会变得格外油腻。此时，孕妈妈应多饮水，适当地活动，注意皮肤清洁。

 本月子宫长到多大了

子宫已有成人拳头大小，在耻骨联合上缘可以摸到。胎盘已经很成熟，可以支持产生激素的大部分重要功能。

 抑郁和头疼属于正常现象吗

随着身体出现越来越多的不适，孕妈妈的心理也开始发生各种各样的变化，种种顾虑导致总是无端猜疑。特别是对那些避孕失败而意外怀孕，或在没有心理准备的情况下怀孕的孕妈妈，这种情况更加明显。与此同时有的还出现头痛、睡不好、抑郁等现象。

 出现便秘是正常的吗

怀孕后孕妈妈之所以会便秘，是因为黄体激素分泌异常活跃，从而减弱了肠蠕动，再加上变大了的子宫压迫肠子，导致肠子蠕动缓慢、吸收功能减弱。

因怀孕引起的便秘，如果延误治疗或任其发展，便秘现象会随着孕期的进展而更加严重，所以要养成良好的排便习惯。

 乳房持续增长是正常的吗

伴随着体内激素的改变，乳房也做出相应反应，为以后的哺乳做好准备。乳房进一步增大、胀痛，乳晕、乳头色素沉着，有的孕妈妈会觉得乳房肿胀，有些疼痛，甚至感觉乳房有类似肿块的东西。

皮肤粗糙是正常变化吗

大部分孕妈妈感觉自己的皮肤变得粗糙，没有光泽，甚至用手轻轻挠一挠时还往下掉皮屑，但也有的孕妈妈怀孕后皮肤反倒细腻了许多，这因人而异。

特别图示——胎宝宝每周变化

胎宝宝每周变化	妊娠第9周	（1）胚胎已经可以称为胎宝宝了，总长约25毫米。 （2）手臂更加长了，臂弯处肘部已经形成，手部在手腕处有弯曲，两脚开始摆脱蹼状的外表，可以看到脚踝。 （3）头部很大，脸形初具，眼睑、声带、鼻子已经明显。 （4）所有的神经肌肉器官都开始工作了，生殖器已经在生长了，不过，还不能通过B超检查辨认宝宝的性别。
	妊娠第10周	（1）身长可达4厘米，形状像扁豆荚。 （2）手臂更加长，肘部更加弯曲。腕和脚踝发育完成并清晰可见，指甲开始出现。手、脚、头以及全身都可以灵巧活动了。 （3）肠管也内移腹腔了，胃开始产生一些消化液，肝脏开始制造血细胞，肾脏也可以从胎宝宝血液中析出某些废物（尿酸）。 （4）视网膜已完全着色，眼睑黏合在一起。味蕾开始形成。
	妊娠第11周	（1）身长可达到4~5厘米，体重达到14克左右。 （2）皮肤变得更厚，没有那么透明了。 （3）身体比例越来越接近新生儿的比例。 （4）女性胎宝宝的阴道开始发育，男性胎宝宝的阴茎也已开始辨认得出了。胎宝宝的姿势看起来更直了。
	妊娠第12周	（1）身长可达到6.5厘米左右，已经初具人形。 （2）各种器官基本形成，维持生命的器官已经开始工作，如肝脏开始分泌胆汁肾脏分泌尿液到膀胱等。 （3）外生殖器官已分化，可分男女。 （4）手指和脚趾完全分开，部分骨骼开始变得坚硬。已有皮肤的感觉。

Part2 非常完美的十月孕期

找到最佳胎教方案

 为什么要对胎宝宝哼唱歌曲

虽然音乐对胎儿具有特殊的营养作用，但是科学家发现对胎儿来说，再好的音乐也比不上孕妈妈的歌声。这是因为孕妇的歌声能使胎儿获得感觉与感情上的双重满足，乐器或现代音响设备的歌声，既缺少母亲唱歌给胎儿机体带来的物理振动，又缺乏饱含母爱的亲情对胎儿情感的激发。正如美国产前心理学会主席卡来特教授所说："孕期母亲经常唱歌，对胎儿相当于一种'产前免疫'，可为其提供重要的记忆印象，不仅有助于胎儿体格生长，也有益于智力发育。"

妈妈哼唱哪些歌曲为好呢？研究发现，胎儿所"喜闻乐见"的歌曲旋律具有舒缓、优美的特点，而那些激烈悲壮的乐曲和噪声则使胎儿烦躁甚至因不安而乱动。因此，孕妈妈宜多哼唱舒缓、明快、类似于胎儿心音节奏的歌曲。

 意识诱导真的很重要吗

在日常生活中，有少数孕妇因为暂时的身体不适而对胎儿产生怨恨的心理，这时胎儿在母体内就会意识到母亲的这种不良情感，而表现出异常反应。专家认为这样的胎儿出生后可能出现感情障碍、神经质、感觉迟钝、情绪不稳，易患胃肠疾病、体质差等。因此孕妇在妊娠期间应排除这些不良的意识，母亲应将善良、温柔的母爱充分体现出来，让胎儿健康成长。

 准爸爸在胎教中有着怎样的责任

（1）**给妻子一个整洁温馨的环境** 夫人怀孕后，需要安静舒适的环境才能健康地孕育胎儿。绿色可使孕妇心情宁静、精神镇定，有助于心跳减慢、呼吸平缓，有利于胎儿发育，准爸爸可以把卧室布置成以绿色基调为主的环境。一个温馨、干净、美好的居家环境也是实施胎教的好地方，准妈妈也会为此感到舒心。

（2）**消除环境中的噪声** 严重的噪声会引发流产、早产甚至畸胎，准爸爸一定要给妻子和胎儿一个安静无噪声的环境。不宜在卧室里摆放家电产品，特别是电视机、电脑、电冰箱，严格控制音响的音量和使用时间。

（3）**有时间就参与到胎教中来** 准爸爸可以参与的胎教方式很多，如音乐胎教、对话胎教、抚摸胎教，晚上躺在妻子旁边，可以对胎儿抚摸的同时和胎儿"交谈"，这可是一举两得的胎教方式。另外，准爸爸在进行抚摸胎教时，抚摸及按压时动作一定要轻柔，以免用力过度引起意外。

（4）**还要注意稳定妻子的情绪** 妻子由于怀孕后体内激素分泌变化大，产生种种令人不适的妊娠反应，有时情绪会不太稳定。因此，特别需要向丈夫倾诉。此时准爸爸唯有用风趣的语言及幽默的笑话宽慰及开导妻子。准爸爸还可以早晨陪妻子一起到环境清新的公园、树林中去散步，晚上为妻子做做按摩。

怎样给胎宝宝绘声绘色地讲故事

在讲故事时，孕妈妈可以把胎宝宝当成一个大孩子，娓娓动听地诉说，亲切的语言将通过语言神经的震动传递给胎宝宝。

（1）**故事书的选择** 幼儿画册是较为合适的胎教书，书中色彩丰富、富于幻想，语言也多为儿语，能给孕妈妈以幸福感和希望。

（2）**把感兴趣的事物说给胎宝宝听** 在现实生活中，孕妈妈熟悉的事物你讲起来会更轻松，更容易并带有色彩。比如说，孕妈妈喜欢动物，就给胎宝宝讲动物故事；如果孕妈妈喜欢植物，不妨给胎宝宝讲讲世上美丽的花花草草吧。

（3）**用心感受，充满感情地朗读** 充满感情地朗读，因为胎宝宝在认真地听，在用心地感受。孕妈妈在朗读的同时，故事必须是经过你的大脑，不一定依原文念给胎宝宝听，胎宝宝听到的，是孕妈妈理解了的，这样孕妈妈才能把故事形象地传输给胎宝宝。

（4）**讲与他有关的故事** 让胎宝宝参与，胎宝宝一直希望受到关注，如果故事的主人公是这个小家伙，胎宝宝是不是更开心？

（5）**杜绝有暴力情节的故事** 我们熟悉的《白雪公主》《小红帽》等有暴力内容的故事并不适合作为胎教读物，即使同样一个故事，也会有不同的版本，那就选择把将残酷和恐怖的场面删掉。这是因为让没有丝毫心理防备的胎宝宝感到不必要的恐惧，会给胎宝宝的发育带来不好的影响。

如何为宝宝准备胎教卡片

孕妈妈可以利用彩色卡片引导胎宝宝学习数字、文字、图形等，通过深刻的视觉印象将卡片上描绘的图像、形状与颜色传递给胎宝宝。除此之外，还可以观看一些美好、有益、有趣的景观与图片，传达给腹中的胎宝宝。

（1）**准备卡片** 一位美国母亲实施了一套胎教计划，使得她的4个孩子的智商都在160以上。这位母亲自豪地说这一切都是她进行胎教的结果。她将自己所用到的胎教卡片称为"闪光卡片"。她是从怀孕第5个月开始做的。我们不妨借鉴一下她的经验，在孕早期将这些"教材"准备好。

（2）**鲜艳的纸，清晰的字** 纸以浅色（纯白、淡黄、淡粉、淡蓝等）为宜，尺寸约15厘米见方；写字的笔是深色，可以是彩色，也可以是黑色。这样可以让写上去的字显得清晰，能在胎教过程中强化孕妈妈的意念和集中孕妈妈的注意力，并促进孕妈妈获得明确的视觉感。

（3）**简单的内容** 数字、拼音、大小写的英文字母、汉字，都是卡片的内容，有图片辅助最好，这在不久的将来，我们都将用得上。

接受过胎教的宝宝有怎样的特征

（1）**接受胎教的宝宝睡眠好、少哭闹** 经过胎教的孩子身体健康，体内营养充足，很少有不适感，自然睡眠良好，较少哭闹。

（2）**接受胎教的宝宝能继承父母的优点** 实施胎教的父母多以良好的品性来诱导胎儿，使胎儿在成长和发育过程中，接收的都是父母优秀品性方面的信息，受到良好的鼓励。另外胎儿本身具有巨大潜能，胎教开发出胎儿的潜在优良品行，也就会多表现出一些优点来。未经胎教的孩子父母无意间难免会给胎儿输入不良的影响，从而可能会诱发胎儿缺点的产生。

（3）**接受胎教的宝宝成长快** 经过胎教的孩子明显比未经胎教的孩子有精神、活泼、长相漂亮；眉宇间透着灵气。这样的孩子说话早、悟性高、懂事快、愿意讲一些大人的话，而且坐、立、行、走较一般的孩子都早一些。经过胎教的孩子由于其父母始终注意灌输真、善、美的东西，所以他们从小就易表现出文明、礼貌、谦虚、谦让、关心别人、有爱心、对事物有热心，以及积极的生活态度。

（4）经过音乐胎教训练的孩子乐感较强，易喜欢音乐　音乐是启发智慧的一把金钥匙，这是因为音乐优美的韵律，激发了孩子大脑的发育，开发了智力，提高了智商。手指的活动也会刺激大脑的发育，具有开发大脑的功能。

怎样对胎宝宝进行良性的听觉刺激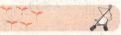

这个时期宝宝原始的耳朵已经形成，尽管内耳的发育尚需一段时间，但宝宝在宫内的反应已经表明宝宝会对声音产生反应，所以在为孕妈妈播放音乐时，也会给宝宝听觉带来良性的刺激，促使宝宝听觉系统发育与完善。

怀孕3个月时，大多数孕妈妈仍会有妊娠反应，如呕吐、眩晕等不适，通常将孕妈妈折腾得心情忧郁、烦躁。孕妈妈情绪的不宁和心理的不平衡会影响宝宝的生长发育，所以这时孕妈妈最好听那些轻松愉快、诙谐有趣及优美动听的音乐，使孕妈妈的不安心情得到缓解、放松，精神上得到安慰，从而有利于宝宝的健康成长与发育。优美细腻、音律柔和、带有诗情画意的音乐有镇静作用；节奏明快、轻松悠扬的动人乐曲，有舒解心情、使人愉快的作用。

孕妈妈不宜听过分激烈的现代音乐，因为这类音乐音量较大、节奏紧张激烈、声音刺耳嘈杂，易引起宝宝躁动不安，而且可促进母体分泌一些有害的物质，危及孕妈妈和胎宝宝。

与胎宝宝聊天有哪些需要注意的

对话胎教是胎宝宝十分喜欢的一种互动方式，也是与胎宝宝沟通感情的最佳时机，孕妈妈可以对胎宝宝说的话很多，既可以聊聊自己的心情及感受，又可以教宝宝一些生活常识。不过，在进行对话胎教时要注意以下2点：

（1）用心和胎宝宝说话　如果在声波上载满情感，虽然音的波动相同，但却会产生几倍的能量。对胎宝宝说话时，最好带着"我想给宝宝讲这个故事，送给他特大的喜悦"或"宝宝，我们一起开心啊"的情绪。说话时应张大嘴，准确地发音。

从确切知道怀孕的消息开始，就经常将孕妈妈的思绪用"心灵沟通"的方式传达给胎宝宝，并时常讲故事给胎宝宝听，与胎宝宝说话，让胎宝宝习

Part2 非常完美的十月孕期

惯孕妈妈和准爸爸的声音,等到胎宝宝完全习惯了父母的声音后,每当孕妈妈准爸爸们发出声音或在思考时,胎宝宝就能感觉到孕妈妈的心情,听到孕妈妈的话语。

(2) **语速缓慢** 据研究,语速快的人的声音难以清楚地传达给对方,对胎宝宝说话时,尤其如此,应当慢条斯理,这是对话胎教的要点之一。

为什么说爱美也是一种胎教

美容、穿衣其实也是胎教,孕妈妈精心打扮自己的同时,自己的心情会变得愉悦,这样的好心情对胎宝宝是有益的。

娇好的容颜会给孕妈妈带来许多欢乐,怀孕了,孕妈妈就更应精心打扮。一方面对自己容颜、服装的关心会使孕妈妈忘掉妊娠中不快的反应;另一方面,他人看到孕妈妈漂亮的容貌而发出的由衷称赞,会使孕妈妈保持自信、乐观,心情舒畅。

建议孕妈妈选一些颜色明快、合适得体的孕妇装束,打理好一头干净利索的头发,偶尔还可以化个淡妆(注意选择安全化妆品,并避免浓妆),让自己精神焕发,充满自信,让胎宝宝感受到孕妈妈的个人魅力和自信,潜移默化地给胎宝宝好的影响。

抚摸胎教怎样做

孕妈妈平躺在床上,全身尽量放松,用一个小手指轻轻按一下胎儿再抬起,胎儿会有轻微胎动以示反应。开始轻轻按一下时,如胎儿"不高兴",他会用力挣脱或蹬腿反射,这时就应马上停下来。过几天后,胎儿对母亲的手法适应了,再从头试做,此时当孕妈妈的手一按,胎儿就会迎上去做出反应。孕妈妈可以在早晨和晚上对胎儿进行抚摸,每次抚摸5~10分钟即可。

要注意抚摸动作一定要轻柔,并且要全身心地投入,好像在抚摸未来的小宝宝那样充满爱心。

在绘画时如何更好地进行胎教

在画画的时候,不要在意自己是否画得好,临摹美术作品或是随心所欲地涂抹都是一种乐趣,当孕妈妈全身心投入地去画时,孕妈妈会沉浸在绘画的过程中,这会让孕妈妈感到快乐和满足,那么每一幅画都将是孕妈妈和胎宝宝心里最美最好的作品。

在绘画时,孕妈妈可以跟胎宝宝说自己画的是什么,是怎么画的,这种互动会给孕妈妈更多的灵感。如果孕妈妈想要教胎宝宝学习认字,孕妈妈还可以将字和拼音用彩色笔画在纸上,念给胎宝宝听,孕妈妈还可以给他配上一幅图来解释字的意思,如"月"字,可以配上各种漂亮的月亮图片。数字、字母和水果等同样可以这样教给胎宝宝。

如何根据孕期不同阶段选择胎教音乐

据研究发现,孕妇在不同的妊娠时期往往有不同的生理与心理需要,因此表现出的性格特点也各不相同。针对此特点,灵活选择胎教音乐可大大提高胎教效果。

孕早期,孕妇的早孕反应比较明显,忧郁和疲劳感极为严重。孕妇宜听轻松愉快、诙谐有趣、优美动听的音乐,力求将孕妇的忧郁和疲乏消除在音乐之中。此阶段的适宜曲目有《春江花月夜》《假日的海滩》《锦上添花》《矫健的步伐》等曲子。

孕中期,孕妇的情绪会较孕早期乐观,食欲比较旺盛,精力也充沛。这段时期,孕妇已经可以感觉到胎动了,胎儿也已开始有了听觉。胎教音乐从内容上可以更丰富一些。除了可继续听孕早期听的乐曲外,还可再增添一些乐曲,如柴可夫斯基的《B小调第一钢琴协奏曲》以及《喜洋洋》《春天来了》《彩云追月》《渔舟唱晚》等乐曲。

到了孕晚期,孕妇的身子笨重,时常想到分娩以及产后的问题,思想压力较大,焦虑现象也多。这时应选择既柔和而又充满希望的乐曲。如《梦幻曲》《让世界充满爱》《我将来到人间》,以及奥地利作曲家海顿的乐曲《水上音乐》等。

孕妈妈怎样听音乐最有利于胎教

通常在身心放松时听音乐最有利于胎教。孕妇可以在调整自己的吸气和吐气后,随着节拍左右移动身体,调整重心;双臂举过头顶,依照顺时针或

Part2 非常完美的十月孕期

逆时针方向画圆，反复数次后，将两只手臂平举，与肩同高，然后一只手叉腰，另一只手左右移动手臂，双臂也可以在身体前方画圆。总之，孕妇尽可能不断变换随自己喜欢、感到舒服的姿势。准妈妈聆听音乐的次数不宜过频，时间也不宜太长，以1天3次、每次20~30分钟为宜。不要选择有歌词的音乐，乐曲应相对固定，控制在75分贝左右。选择舒缓轻柔的，节奏过于强烈或声音过大对胎儿来说只是一种噪声。

 胎教时选择听古典音乐是不是更好

孕妇原本喜欢古典音乐固然好，如果听不惯也没必要勉强。只要听音乐能让孕妇觉得轻松愉快就达到了胎教的目的。虽也有人认为节奏感太强的音乐会惊扰胎儿，选比较安静的曲子更合适，但是其实只要是孕妇乐于欣赏的，避免过于激烈、声音过高，任何音乐都可以。但选择古典音乐可能会更好一些，因为其音乐的频率、节奏、力度和影响范围等方面，与宫内的环境胎音比较合拍。

 胎宝宝喜欢准爸爸的声音吗

准爸爸这时候一定不能"偷懒"，因为有研究发现，婴儿对父亲的声音特别敏感，胎动会多一些。所以准爸爸最好每天晚上抽出10分钟左右对着妻子的肚子用中等音量说话或者讲故事，而且稍稍用力轻轻地抚摸肚子。平时还可以放一些音乐，用比较轻柔、和谐的旋律刺激胎儿。

 ## 掌握科学的饮食原则

 孕妈妈如何补充锌、铜等微量元素

孕妈妈要全面补充营养，所以一定少不了摄取各种微量元素，如锌、铜、铁、碘、硒等。

101

锌是构成人体许多重要酶的成分，已知含锌的酶有 80 余种。这些酶在蛋白质、脂肪、糖类（碳水化合物）和核酸等代谢中有重要作用。锌对胎儿的生长发育也非常重要，胎儿缺锌可造成生长发育停滞、体重不足。如果出生后再继续缺锌，就会形同侏儒。孕妈妈缺锌还会造成食欲不振与味觉减退。含锌丰富的食物有牡蛎、蛤贝、动物肝脏、虾、猪瘦肉、牛肉、鸡肉、鸡蛋、酵母、茶叶、小麦芽、干酪、花生酱、面粉等。

铜在人体内总量为 50～120 毫克，分布于体内各个器官组织中，其中以肝和脑中含量最多。孕期如果缺铜，会引起贫血、骨质疏松等，严重的会导致流产、早产、胎膜早破、胎盘功能不良等。含铜较多的食物有柿子、柑橘、杏、栗子、芝麻、红糖、蘑菇、鱼虾、动物肝、小米、玉米、绿色蔬菜等。

铁是人体造血的物质，如果孕妈妈缺铁，就会出现缺铁性贫血，对胎儿也不利。含铁丰富的食物有猪肝、猪肾、猪血、猪瘦肉、蛋黄、芝麻酱、黑木耳、黄豆、芹菜、苋菜、雪里蕻、白菜、田螺、海带、香菇、面粉、小米等。

硒是非金属元素，其在人体内能防止过氧化物在细胞内堆积及保护细胞膜。人体缺乏硒可引起生长缓慢或停滞，所以孕妈妈不可缺硒。含硒丰富的食物主要有海产品、肉类、肝、肾、大米和其他谷类。

碘在人体内最主要的功能是参与甲状腺素的合成。甲状腺素能促进、调节蛋白质合成和分解，调节组织中的水盐代谢，促进多种维生素吸收和利用；甲状腺素还能促进神经系统发育和分化。这些作用在胚胎发育期和出生后早期尤为重要，孕妈妈碘缺乏可引起胎儿和新生儿患呆小病。含碘丰富的食物主要是海产品，如海带、紫菜、海参、海蜇、干贝、海鱼等。

如何为胎宝宝提供充足的钙

孕早期是胎宝宝发育的一个关键时期，孕妈妈为胎宝宝提供充足的钙是非常必要的。但孕妈妈不要盲目去选择补钙保健品，天然的补钙食品是最好的。钙的主要食物来源有牛奶和乳制品、虾皮、海产品、豆制品、深绿色的叶菜等。除了每天从食物中获取钙，并保证喝 2 杯牛奶或豆浆外，孕妈妈还要进行户外活动，接受阳光中紫外线的照射，使体内产生促进钙吸收的维生素 D。如果孕妇担心食物中的钙吸收不完全，也可以在医生的指导下服用钙制剂。值得注意的是，有些蔬菜（如菠菜）中的鞣酸可影响钙的吸收，因此这类蔬菜要避免大量食用。

孕早期为什么要少吃糖

孕妈妈孕早期要少吃糖，因为妊娠第7周胎儿的乳牙胚开始形成，如果服用过量的糖会大量消耗母体的钙质，从而不利于胎儿的牙齿生长和钙化，可能出现牙齿先天发育不良，不但牙冠形态可发生永久性异常，而且抗龋能力也会下降。并且妊娠期很容易发生糖尿病，所以更应该注意少吃糖。

怎样通过饮食预防妊娠贫血

贫血的孕妈妈常感到手脚冰冷、疲倦、晕眩及心悸气喘等。这种因怀孕而致的贫血，无须担心，只要注意摄取营养，多进食含铁质丰富的食物，使身体制造更多的血红素，情况自然会好转。

此外，多吃叶酸丰富的食物，如绿叶蔬菜、奶类、坚果，以及其他高蛋白质食物，对身体都是有利无弊的。

食补中，最适合贫血孕妈妈并且简单易做的，首推清牛肉汤。牛肉既可补脾胃、益气血，又能强壮筋骨。先将牛肉剁烂放入盅内，加入适量清水，再放些老姜或姜汁，然后隔水炖约2小时，便成1盅滋补的佳品了。

此外，菠菜与鸡肝都是含大量铁质和叶酸的典型食品，配着煮成汤食用，对贫血有很好的疗效。具体的食材和做法如下：

鸡肝菠菜汤

▶ **原 料** 鸡肝4副，菠菜250克，生姜、精盐各适量。

▶ **做 法** ①先将鸡肝洗净，每副切成四五块，然后放入有姜汁1汤匙的沸水内略煮，以除去腥味。②再将菠菜洗净，切成3厘米长度备用。③在汤煲内注入适量清水，煮沸后放入姜片及鸡肝，待汤再煮沸后，加入菠菜同煮。待汤再度沸腾时，便可加精盐调味。饮汤吃肝及菜。

如果不喜欢用鸡肝，可改用其他动物肝，同样有补血的功效。菠菜含丰富铁质及维生素，但是注意不宜生吃，最宜做汤。孕妈妈必须吃下肝及菠菜，如果只饮汤，疗效便大大降低了。

孕期饮食有哪些禁忌

生吃蔬菜和水果前,必须洗净,不吃不新鲜的蔬菜水果。

火腿、香肠等肉类包装加工食品,孕期应该尽量不吃。

剩菜剩饭在冰箱里超过24小时后不宜吃,尤其是肉类食品。

冰箱里的食品,必须置于干净密封的容器内保管。应定期清洁冰箱,生食、熟食要分开放;及时丢弃过了有效期限的食品;没有安全保障的食品,必须禁食。

避免喝饮料及含糖量过高的饮料。

多吃含维生素C食物能增加抵抗力吗

孕妈妈每天需摄入维生素C100~130毫克,补充维生素C的最佳方式是多吃蔬菜水果。

对孕妈妈来说,维生素C能够增强机体的免疫力,提高抗病能力,维生素C还可以促进钙和铁的吸收,能有效防止孕妈妈缺钙和铁,此外,维生素C还是很好的肌肤营养素,有助于肌肤的美白和保湿。

对胎宝宝来说,维生素C有助于皮肤、骨骼、牙齿以及造血器官的生长发育,如果在胎宝宝牙齿的形成时期缺乏维生素C,胎宝宝的牙质就无法正常形成,从而影响到牙基质的发育,并且导致宝宝出生后牙齿容易受到损伤,产生龋齿。

含维生素C丰富的蔬果有:番茄、青椒、黄瓜、菜花、大枣、草莓、柑橘、猕猴桃等。如果食用蔬果仍然无法满足身体需求,可以服用维生素C制剂,不过一定要遵医嘱。

孕妈妈偏食会影响胎宝宝发育吗

(1) 内分泌变化 怀孕后体内的激素水平发生急剧变化,从而改变神经递质的活动,可能导致孕妈妈的情绪发生变化,出现思维迟钝,躯体倦怠,情绪低落等表现,产生抑郁症状。

(2) 不适应角色的转变 孕妈妈对"母亲"这一角色感到既新鲜又恐惧,担心自己不能胜任母亲的角色,缺乏安全感。周围的亲人朋友对待自己的态度也会发生的微妙变化，如果孕妈妈无法在短时间内适应这些外部情境的转变，并很好地处理这些变化，那么诸多情绪问题就会随之而来。

（3）**致畸幻想** 经常担心胎宝宝的健康，如发育是否正常，器官是否健全，是否有比较严重的疾病，或者自己的某些日常行为是否会对胎宝宝造成影响等等，过分忧虑和紧张。

哪些孕妈妈易被"孕期抑郁"侵扰

（1）**年龄小** 年龄越小，患孕期抑郁症的概率越大。这是因为年轻的孕妈妈心智相对不成熟，对生活发生重大变化的心理承受力较弱。

（2）**生活发生突然或重大变化** 生活中出现突发事件，如失去亲人或婚姻出现问题的孕妈妈，会遭受重大的心理创伤，容易患上抑郁症。

（3）**凡事追求完美** 有些孕妈妈什么事都想要做得十全十美，当结果达不到预期时，就会非常不自在、不高兴，从而产生强烈的焦虑感，长此以往很容易患上孕期抑郁症。

（4）**性格内向** 不爱与人交往，不爱说话，什么事都闷在心里，情绪长期得不到释放的孕妈妈也是抑郁症的攻击对象。

（5）**有过流产经历** 如果孕妈妈有过流产经历，在这次怀孕过程中免不了为胎宝宝的安全担忧，担心再次发生流产。这种忧虑的心境也是抑郁症的诱因。

（6）**有家族抑郁史** 如果孕妈妈的母亲在怀孕时曾经患过孕期抑郁症，那么很有可能会遗传给孕妈妈。

孕妈妈是否需要喝孕妇奶粉

正常情况下，只要膳食平衡、营养全面，日常饮食就基本能够满足孕妈妈和胎宝宝对各类营养素的需求。但现实生活中，由于各种客观条件的限制，如肠胃消化吸收不好、有妊娠合并症或饮食不规律、长期在外就餐，孕妈妈可能很难做到营养均衡，这时喝一些添加了二十二碳六烯酸（DHA）、维生素和矿物质的孕妇奶粉还是有必要的。

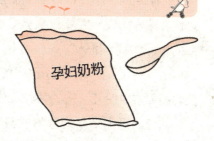

孕妇奶粉怎样选用

市场上的孕妇奶粉种类繁多，所含的营养素种类和含量也不尽相同，应该怎么选呢？

一般情况下，选择营养成分比较全面均衡的即可。如果你缺乏铁、钙等营养元素，可以选相应营养素含量比较多的奶粉；如果血脂偏高，则要选择低脂奶粉。

喝孕妇奶粉会发胖吗？还需要补叶酸吗？

肥胖并不是孕妇奶粉造成的，而是与营养摄入过量和缺少运动有关。因此孕妈妈应该根据自己的体能每天进行一定量的户外运动，还要注意，喝了孕妇奶粉就不要再喝牛奶了。

孕妇奶粉基本都含有叶酸，只是多少不一样，有的能够达到400微克，有的还不够。孕妈妈可以自己计算一下，如果够，就不必额外补充，如果不够，把缺少的补上就行。

为什么说孕妈妈不可节食

苗条的身材本来就不属于孕期，这个时候，孕妈妈应该分清主次，一切以宝宝的生长发育为中心。

怀孕期间，胎儿从母体的胎盘和血液中汲取营养，使生长发育没有后顾之忧。营养的成分主要包括氨基酸、糖类、脂肪酸、矿物质、维生素以及复杂的分子，如"抗体"等。胎儿不管母体的营养是否充足，都会无限制地从母体血液中汲取正常发育所需要的一切物质。所以，孕妈妈应尽量避免节食，尤其不要减少胎儿必需的营养成分的摄取。

此外，孕期节食对孕妇的身体也是有害的。以减肥为目的的饮食往往会使孕妈妈缺铁、缺叶酸以及其他重要的维生素和矿物质，这将会严重影响胎儿的发育。怀孕后的孕妈妈要记住，体重上升是健康孕期的一个最为主要的迹象。

孕期吃水果能改善宝宝的肤色吗

宝宝皮肤的颜色在怀孕的那一刻已由其基因决定，与怀孕期的饮食关系不大。

宝宝的皮肤颜色是受父母遗传基因影响的，与父母皮肤好坏有直接关系，宝宝的皮肤在怀孕的那一刻已经决定好了，并不见得是由妈妈孕期吃的水果多少决定的。多吃水果益处多，但也不是毫无限制，食用过量对胎宝宝也会有害。实际上，孕妈妈不宜吃太多很甜的水果，更不能把水果当作正餐来食用，否则容易导致体内血糖升高，可能会引发妊娠期糖尿病。

易过敏的孕妈妈在饮食方面有哪些注意事项

容易过敏的准妈妈需要注意以下几点抗过敏注意事项：

以往吃的某些食物发生过过敏现象，在怀孕期间应禁止食用。

不要吃过去从未吃过的食物或霉变的食物。

食用某些食物如发生全身发痒，出荨麻疹或心慌、气喘，或腹痛、腹泻等现象，应考虑可能为食物过敏，应立即停止食用。

不吃易过敏的食物，即使怀孕之前不会过敏的食物，在怀孕期间也可能会发生过敏，如生吃海产鱼、虾、蟹、贝壳类食物及辛辣刺激性食物。

牛奶、豆浆、鸡蛋等一般食物，可采用高温破坏抗原的方法，因高温使蛋白质变性。牛奶、豆浆可反复煮沸，鸡蛋可于开锅后再煮30分钟，减弱部分抗原的致敏作用。

多吃些含维生素C、维生素B_1、维生素B_2丰富的食品，以调节毛细血管的通透性，减少过敏反应的发生。

常见的过敏食物有哪些

能引起过敏的食物很多，对个体来说，致敏的食物也不尽相同，有的人对某种特定食物过敏，有的人却对多种食物过敏。

常见过敏性食物如下所列：

(1) **花生及花生制品** 如花生酱、含花生的饼干等食品。

(2) **甲壳类产品** 如虾、蟹、龙虾等。其主要致敏源存在于肌纤维中的一种肌原蛋白。对某种虾、蟹过敏的人也会对其他品种的虾、蟹过敏。

(3) **鱼类** 包括海水和淡水鱼类。

(4) **蛋类及蛋类制品** 其主要的致敏源是溶菌酶、卵清蛋白、卵黏蛋白、类卵黏蛋白。

(5) **乳类及乳类制品** 如牛奶、奶酪、酸奶及发酵制品等。牛奶中的酪蛋白、乳球蛋白、乳清蛋白、牛血清白蛋白等是引发过敏的主要致敏源。

(6) **坚果类** 如杏仁、胡桃、山核桃、巴西果、榛子等。

(7) **大豆及大豆制品** 如黄豆、豆腐、豆皮等。

(8) **含面筋的谷物类产品** 如小麦、黑麦、燕麦等。

(9) **食品添加剂** 包括防腐剂、色素、抗氧化剂、香料、乳化剂、稳定剂、松软剂和保湿剂等,其中人工色素、香料引起过敏反应较为常见。

(10) **转基因食品** 指以玉米、土豆、大豆等许多基因工程植物为原料制成的食品,包括面包、果酱、糖果饼干、面饼、干酪、黄油、人造黄油和肉制品等。

适宜孕妈妈吃的粗粮有哪些

(1) **玉米** 玉米含有丰富的不饱和脂肪酸、淀粉、胡萝卜素、矿物质、镁等多种营养成分。其中胚芽含52%不饱和脂肪酸,是精米精面的4~5倍;玉米油富含维生素E、维生素A、卵磷脂及镁等,亚油酸含量高达50%。准妈妈经常食用,可以加强肠壁蠕动,促进身体新陈代谢,加速体内废物排泄。

(2) **地瓜及其他薯类** 富含淀粉、钙铁等矿物质,而且其所含的氨基酸、维生素都要远远高于那些精制细粮。地瓜还含有一种类似于雌性激素的物质。准妈妈经常食用,能令皮肤白皙、娇嫩。

(3) **糙米** 糙米胚芽含有蛋白质、维生素以及含锌、铁、镁、磷等矿物质,这些营养素都是准妈妈每天需要摄取的。

(4) **荞麦** 荞麦含有其他谷物所不具有的叶绿素和芦丁,其维生素B_1、维生素B_2含量比小麦多2倍,烟酸含量比小麦多3~4倍。含有丰富赖氨酸成分,能促进胎儿发育,增强准妈妈的免疫功能。

(5) **杂豆类** 如黄豆、绿豆、黑豆、赤小豆、芸豆、豌豆等。含有较多的膳食纤维，具有良好的润肠通便、降血压、降血脂、调节血糖、解毒、抗癌、预防结石、健美减肥的作用。哺乳期女性多吃赤小豆，还有催乳的功效。

为什么说摄入蛋白质要适量

蛋白质供应不足，易使准妈妈体力衰弱、胎儿生长缓慢、产后健康恢复迟缓。故准妈妈每日蛋白质的需要量应达到90～100克。

但研究证实，过多地摄入蛋白质有"三不利"：一是容易引起腹胀、食欲减退等现象；二是导致胆固醇增高，加重肾小球过滤功能的压力；三是可能影响其他营养物质的摄入，使饮食营养失去平衡。

不能以营养品代替食品的原因是什么

为了加强营养，一些准妈妈每天要补充一些营养品，诸如蛋白粉、复合维生素片、钙片、铁剂、准妈妈奶粉等。补充了这些营养品后，一些准妈妈认为自己所需的营养已经足够了，一日三餐不及时吃也没有关系。其实，这样做反而对身体不利。因为营养品大都是强化某种营养素或改善某一种功能的产品，单纯使用并不能达到均衡补充营养的目的。

孕3月推荐的食谱都有哪些

百合冰糖银耳粥

原料 玉米面100克，百合15克，银耳、枸杞子各10克，红枣30克，花生米20克，黑芝麻粉1/2小匙，冰糖适量。

做法 ①先把银耳、百合、红枣、花生米提前1天用水泡发。②第2天将泡发好的食材放入锅中，用大火煮开。③将玉米面、黑芝麻粉调匀后倒入锅中共煮。④待粥煮烂后，趁热加入冰糖、枸杞子和匀之后，加盖晾温即可。

玻璃白菜汤

原料 白菜550克，植物油50克，精盐1/2小匙，清汤800毫升。

做法 ①将白菜洗净，沥干水，切成条状，放入热油中略炸后，沥净油。②将炸好的白菜放入碗中，上锅蒸熟备用。③另起锅，放入清汤800毫升。加热煮沸，倒入放有白菜的汤碗中，再加入精盐调味即可食用。

香菇鸡肉羹

原料 大米100克，鸡胸脯肉50克，香菇2朵，青菜、植物油各适量。

做法 ①将大米、香菇洗净，切碎；鸡胸脯肉、青菜洗净，切碎。②将切碎的香菇、鸡肉翻炒，再把洗净的大米与香菇、鸡肉一起炒。③在锅内加水，盖上锅盖煮成粥，快熟时放入碎青菜，熬成黏稠时即可。

关注日常生活细节

哪些体操适合孕妈妈

有以下几种简单易行的孕妈妈体操可供选择：

(1) 盘腿坐运动 盘腿平坐床上，腰背部挺直，收住下颌，两手分别轻轻放在膝盖上。每呼吸1次，用手腕向下按膝盖，使膝盖接近床面，反复进行。可以早、晚各做3分钟。此运动有松弛腰部，伸展骨盆肌肉的作用。

(2) 产道肌肉收缩运动 运动前先排空小便，姿势不拘，采取站、坐、卧位均可。利用腹肌收缩，使尿道口和肛门处的肌肉尽量向上提，以增强会阴部与阴道肌腱的弹性，减少分娩时的撕裂伤。

(3) 脊椎伸展运动 取仰卧位，双膝弯曲，双手抱住膝关节下缘，头向前伸贴近胸口，使脊柱、背部及臀部肌肉呈弓形，然后再慢慢放松。反复做几次。一般妊娠4个月开始做，是减轻腰酸背痛的好方法。

(4) 扭动骨盆运动 取仰卧位，双膝屈曲、并拢，双肩紧靠床上。由双膝带动大、小腿左、右摆动（好像用膝盖画半圆形），反复数次后，左腿伸直，右膝屈曲，右脚心平放床上，然后右膝慢慢向左侧倾倒，待膝盖从左侧恢复原位后，再向右侧倾倒。按此方法，左、右腿交替进行。每天早、晚各1次，每次每侧做5～10下。此运动能增强骨盆关节和腰部肌肉的柔软性。

应注意,脊椎伸展运动和扭动骨盆运动是取仰卧位,在妊娠 7~10 个月时,仰卧位进行运动有可能压迫腹主动脉及下腔静脉,造成仰卧位低血压综合征,故这 2 种运动不适合妊娠晚期的孕妈妈。

手指健脑操怎么做

手指健脑操不仅可以用于健脑,而且能加强血液循环,使呼吸平稳,可缓解腰酸腿痛及下肢浮肿等症状,还有预防妊娠高血压的作用。此操贯穿整个孕期,孕妈妈可以安排将其在下午 16:00~16:20 进行。具体步骤如下。

(1) 挤压 手张开,食指与拇指尖相触,然后恢复伸直。然后拇指与中指、无名指、小指做同样的动作。双手同时进行,反复 3 次。

(2) 关闭 手指微微张开,拇指弯曲,尽量触及掌心最远处,伸直。双手同时重复 30 次。

(3) 弯曲 手指大大地分开,弯曲拇指,触及掌心,然后伸直、弯曲、伸直。快速做 30 次。

孕早期如何缓解心理压力

孕妈妈的情绪悲伤或恐惧,会使血液中的有害化学物质增加,危害胎儿神经系统和心血管系统。因此,孕妈妈的心理健康极为重要,下面我们提供几种自我调节心理的办法:

(1) 构建一个朋友圈进行交流 由于生理上的原因,很多孕妈妈变得比较脆弱,常会产生一些莫名其妙的失落感、压抑感、恐惧感,遇事容易发怒、焦虑、惊慌、悲伤等。这种情况下,孕妈妈应该与人多交流,向已是妈妈的人多请教,心里难受时也可以找朋友宣泄,减少心理压力。

(2) 遇事保持豁达 孕妈妈要让自己独立、坚强、快乐,修养身心,学会自我调适。当遇到不如意的事时,不要自怨自艾,孕妈妈要以开朗明快的心情面对问题,要善解人意、心存宽容和谅解。好心情源于好的家庭氛围,所以要协调好家庭关系。

(3) 保持良好的生活习惯 孕妈妈保持良好的作息习惯,不仅对健康大有好处,还能对早孕反应起到一定的缓解作用。

(4) 布置新环境,转移注意力 在房间的布置上,有必要做一些小小的调整，布置一个温馨的环境。如果家里以前是一个典型的两人世界的话，可适当添一些婴儿用的物品，让那些可爱的小物件随时提醒你，一个新生命即将来到你的身边。同时，还可以在一些醒目的位置贴一些美丽的画片，如把自己喜欢的漂亮宝宝的照片贴在你的卧室里。

（5）**家人给予更多的关爱** 丈夫和家人要多关心孕妈妈，帮助孕妈妈顺利度过第一心理妊娠期。对于孕妈妈的嗔怪或喜怒无常不要较真，尽量多包容，以免孕妈妈受到不良刺激。特别是孕吐反应较重时，要积极帮助缓解症状。

在职孕妈妈需准备哪些小道具

（1）**塑料袋——避免孕吐尴尬** 孕早期妊娠反应强烈的时候，在办公桌上准备几个深色的塑料袋，万一孕吐突然来袭，你又来不及往卫生间跑，这时候就可以迅速抓起手边的塑料袋吐在里面了，只是不要忘了过后把塑料袋处理掉。

（2）**小毯子——四季都有用** 夏天如果办公室的空调温度太低，将小毯子盖在身上可以避免受凉；到了冬天，将它盖在腿上或披在身上，就可以防寒保暖了。

（3）**小凳子——预防腿部浮肿** 在办公桌前放一个小凳子或小木箱，坐下来工作时就把双脚搁在上面，可以有效缓解小腿水肿。

（4）**靠垫、小木槌——缓解腰酸背痛** 将一个柔软的靠垫放在椅背上，这样靠在上面工作就舒服多了。久坐或久站容易腰酸背痛，用小木槌敲敲打打有助于减轻肌肉疲劳。

（5）**暖手鼠标垫——这个冬天不怕冷** 在寒冷的冬天操作鼠标和键盘，小手冻得冰凉，为自己备一款暖手鼠标垫吧。只要将上面的USB接口插在电脑主机上，一会儿就变得暖烘烘，手放在里面一点都不会凉了。

工作时怎样保持舒适的坐姿

尽量让自己坐得舒适一点对职场妈妈很重要。把办公室的椅子调到舒服的高度，在腰、背后放上舒服、颜色又鲜艳的靠垫，不要弯腰驼背，头和身体要同电脑屏幕保持一定的距离，不要离太近了，保持正确的坐姿，这样眼睛、脖颈都不会容易觉得累了。

对于长时间要坐在位置上的职场妈妈来说，还有一些方法可以让自己工作得更舒适。

把位置换到一个空气比较流通的地方。尽量靠边上坐，不要坐在一大堆电脑中间，被很多电脑包围着，受到的辐射更大。

一般来说，现在的公司都是开放式的格子间，应坐在出入比较方便的地方。孕妈妈可以告诉上司自己随时有可能孕吐，要求调换到出入方便的座位。

座位下放一个小凳子，把脚抬高，可以预防静脉曲张，缓解水肿，解除双脚的疲劳。舒服了，注意力自然就能集中了。

遇到怎样的情况孕妈妈应暂停工作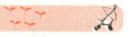

健康的孕妈妈正在经历着一次普通的怀孕过程，如果孕妈妈的工作环境又是安全的，那么孕妈妈当然可以继续工作直到孕妈妈的预产期临近。但当出现下列的情况时，孕妈妈可能要停止工作或是缩短孕妈妈的工作时间：

有早产征兆或是怀了双胞胎的孕妈妈。

有高血压或是先兆子痫。

如果孕妈妈宫颈无力，最近有过流产经历。

如果胎儿生长出现问题。

准爸爸在给妻子按摩时有哪些注意事项

如果在睡前进行按摩，可以帮助孕妈妈松弛神经，改善睡眠。

按摩时间长短应根据孕妈妈的需要。一般每个部位按摩 10 分钟左右即可。

按摩地点没有特别要求，只要舒适即可。

在按摩的同时，如果使用婴儿油或是无害精油，可使效果更好。

在按摩前，准爸爸要彻底清洗双手。

孕妈妈戴隐形眼镜有哪些危害

怀孕早期由于内分泌发生改变，角膜组织发生轻度水肿，使角膜的厚度增加，而隐形眼镜本身就会阻隔角膜接触空气。如果继续戴隐形眼镜，将增加角膜缺氧,使角膜发生损伤,引起敏感度下降,敏感度下降将带来视力减退、无故流泪等。

怀孕期间,孕妈妈角膜的含水量比常人高,若戴隐形眼镜,容易因为缺氧导致角膜水肿,从而引发角膜发炎、溃疡,甚至最终导致失明。

孕妈妈的角膜曲度会随着怀孕周期及个人体质而改变,使近视的度数增加或减少。如果勉强戴隐形眼镜,容易因为不适而造成眼球新生血管明显损伤,甚至导致角膜上皮剥落。

因此,孕妈妈戴隐形眼镜不适感会比孕前增大,最好戴框架眼镜。

孕期为什么不能戴首饰

医生强调怀孕的准妈妈不要佩戴首饰。因为怀孕期间,孕妈妈的新陈代谢较快,体内容易出现水钠潴留,形成组织肿胀。因此,很多孕妈妈的手指、胳膊、下肢等都会相应变粗、变肿。

就先拿戒指来说,戒指的圈型大小一般都是固定的,平时戴在纤细的手指上熠熠生辉。但在孕期手指变粗后,却会因戒指太紧而影响肢体血液循环,特别是在孕后期水肿严重时,原本合适的戒指就会变得紧了,如果没有及时摘掉的话,很可能就摘不下来,长久以来,不仅影响血液循环,还会导致局部皮肤损伤。玉镯也会发生同样的问题,由于肢体变粗,原先可以活动自如的玉镯会勒住腕部无法拿掉,也会给孕妇在手术室待产带来许多不必要的麻烦,如妨碍输液、静脉穿刺等。

夏天出汗较多,金属首饰如耳环、项链、手镯中所含的镍、铬会溶于汗水中,并能渗入皮肤内,从而引起接触性皮炎。所以,夏季孕妇就更不该佩戴首饰,尤其不要戴着首饰睡觉。

所以孕期的准妈妈们还应以自身健康为重,尽量摘下身上的首饰,束之高阁,远离它们。如坚持要戴,也应调整型号,以不勒为宜。但在去医院待产前,要取下全部首饰,留在家中,在检查的时候比较方便。即使生了宝宝也不要佩戴,因为首饰容易刮伤娇嫩的宝宝。

孕妈妈在看电视时应注意些什么

孕妈妈是要少看电视,但不是完全不看,在看电视时应注意以下3点:

看电视时应与电视机保持2米以上的距离,并注意开启门窗通风。

看电视时,要经常改变体位和姿势,否则长时间久坐,容易引起下腹部血液循环障碍,会影响胎儿发育。

可多吃一些含维生素A、胡萝卜素和维生素B_2多的食物,如动物内脏、牛奶、蛋类及各种绿叶蔬菜。避免因长时间收看电视给眼睛及身体带来的损害。看完电视后,切记要洗脸。

徒步走有什么讲究

徒步行走对孕妇很有益,它可以增强腿部肌肉的紧张度,预防静脉曲张,并增强腹肌。准妈妈要注意一旦感觉疲劳,马上停下来,找最近的凳子坐下休息5~10分钟。如果没有条件在公园里散步,可以选择交通状况不太紧张的街道,以避免吸入过多被污染的汽车尾气。走路时,上身要注意保持正直,双肩放松。散步前要选择舒适的鞋,以低跟、掌面宽松为好。

如何搭乘各种交通工具

如果孕妇坐火车进行长途旅行,在座位上一坐几个小时对身体是有害的。因此,孕妇在火车上也有必要站起来在车厢里走动走动,便于血液循环。乘坐公共汽车和地铁的孕妇,千万不要羞于启齿给自己找个座位,因为急刹车很容易造成摔倒。另外,要等车完全停稳后才能下车。而坐小轿车的孕妇选择的余地相对较大,可以挑选最舒适的座位,背靠沙发座或者躺下都可以;如果感到累了,就停车稍做活动。

上下楼梯要注意些什么

上下楼梯时不要猫着腰或过于挺胸腆肚,只要伸直脊背就行。要看清楼梯,踩实,一步一步地慢慢上下,只用脚尖走很危险。特别是在妊娠晚期,行走、上下楼更要注意安全。如有扶手,一定要扶着走。夜间灯光暗淡,绝不能一个人单独上下楼梯。一定要注意安全,减少上下楼梯的次数,或尽量乘电梯。

化学用品的使用方法是什么

双手经常接触洗涤剂，其有害化学成分可经皮肤渗透或进食时随食物进入孕妈妈的体内。这就需要孕妈妈在使用化学品时使用一些方法，来尽量减少与它们接触的机会。

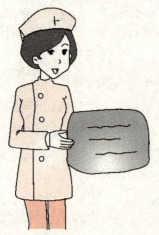

（1）**戴手套** 在清洗衣物和餐具时，孕妈妈可以戴上橡胶手套，避免洗涤剂直接接触皮肤。用洗涤剂清洗过的衣物、餐具，要用清水再多冲洗几遍，减少其中有害化学成分的残留，还要将双手彻底洗干净。

（2）**减少用量** 使用洗涤剂时要牢记"能不用就不用，能少用不多用"的原则，尽量减少使用量。用吃剩下的米汤或者米饭清理餐具，可去除餐具上的大部分油渍；对于没有油污的餐具，只要在沸水中浸泡杀菌即可。

（3）**选购性质温和制品** 在购买洗涤剂时，最好先看看它的成分，选择那些添加剂少、性质温和的，然后打开盖子闻一闻，气味清淡的为佳，如果气味刺鼻，则尽量不要购买。

准爸爸怎样帮妻子洗头

怀孕期间，孕妈妈可能因身体的原因不便于洗发，这时准爸爸就应主动过来帮忙。在洗发水的选择上，因为孕妈妈的皮肤非常敏感，因此要选择无刺激性的，还要适合孕妈妈的发质，最好使用以前用过的，或是较为知名品牌的洗发产品。

为孕妈妈洗发时，要轻轻按摩，水温宜适中。洗完后，不要选择用吹风机吹干头发，因为有些吹风机吹出的热风，含有微粒的石棉纤维，可以通过孕妈妈的呼吸道和皮肤进入血液，给胎儿带来不利的影响。准爸爸应专门为妻子准备一条吸水性好、透气性佳、抗菌又卫生的厚毛巾。专门用来擦头发，头发很快就能干，而且还不用担心有害物质的侵入。

消除孕期症状困扰

妊娠糖尿病对胎儿的影响大吗

妊娠糖尿病对胎儿的影响及影响程度取决于糖尿病的病情及血糖控制水平。凡病情较重者对胎儿的影响较大。孕妇高血糖，可使胚胎发育异常，甚至死亡；妊娠期高血压疾病、羊水过多的发生率增高；因巨大儿发生率明显增高，难产、产道损伤、手术产的概率增高；易发生糖尿病酮症酸中毒和感染。对胎儿的影响表现为巨大胎儿、胎儿生长受限、早产、胎儿畸形等的发生率增高。所以及时检测，及时发现妊娠糖尿病，给予及时治疗是非常重要的。

妊娠糖尿病产后会好吗

分娩后会好转，但日后患糖尿病的概率会增加，大约有20%妊娠期糖尿病的女性20年后会发展为Ⅱ型糖尿病。所以孕妇应在分娩后尽早复查，一般在产后6～12周一定要到医院做空腹血糖检查或糖耐量试验。如果正常，也要至少每年检查1次血糖。如再次妊娠，60%～70%的孕妇会再次发生妊娠糖尿病。

出现外阴瘙痒时该怎样处理

孕期外阴瘙痒大多与局部因素有关。白带刺激、阴道霉菌感染是常见的原因。怀孕期间，由于体内雌激素水平较高，再加上整个盆腔充血，使宫颈、阴道分泌物大量增加，因此白带增多。另外，会阴部汗腺、皮脂腺的分泌物也较多，如不注意局部清洁、不勤换内裤等，可刺激会阴部而引起外阴瘙痒。阴道霉菌感染是孕期外阴瘙痒的另一个常见原因。除以上2种常见原因外，外阴瘙痒也可能是全身瘙痒的一部分。当孕妈妈有妊娠期肝内胆汁淤积症时，胆红素升高可造成全身瘙痒，外阴瘙痒只是其表现症状的一部分。

单纯外阴瘙痒应先查明原因，采取局部治疗。保持外阴清洁，勤换内裤，以碱性液体清洗外阴，或将制霉菌素片或霜放入阴道内。一般不主张口服或注射药物。如果比较严重，最好去医院就诊。

如何判断孕妈妈是否患有贫血

贫血是妊娠期常见的一种并发症。最常见的是缺铁性贫血，较少见的是巨幼细胞性贫血，极少见的是再生障碍性贫血。一般来说，健康的成年女性，血红蛋白低于110克/升就可诊断为贫血。而对于孕妈妈来说，由于妊娠期血容量增加的因素，血液会略微稀释，一般认为低于100克/升为贫血。

如何防治贫血

妊娠前应该积极治疗失血过多的疾病，如痔疮、月经量过多等，以增加铁的储备。妊娠期应适当增加营养，多食含铁量高的食物，注意充分摄取蛋白质、维生素B_1、维生素B_2和其他维生素类的食物。妊娠4个月以后，每日服用硫酸亚铁100～200毫克，可以达到预防贫血的目的。如果孕妈妈已发生严重贫血，就应根据贫血的程度决定治疗方案。治疗方法以口服铁剂为主，也可以注射铁剂药物或输新鲜血液纠正贫血。轻度贫血应以食补为主，多食用动物的肝、心、肾（腰子）等含铁量高的食物。对贫血的孕妈妈，要注意确定贫血原因，注意排除地中海贫血等疾病，避免盲目补铁。

唐氏筛查的准确度是多少

唐氏筛查可筛检出60%～70%的唐氏症患儿。需要明确的是，唐氏筛查只能帮助判断胎儿患有唐氏综合征的机会有多大，但不能明确胎儿是否患上唐氏症。也就是说抽血化验指数偏高时，怀有"唐"宝宝的机会较高，但并不代表胎儿一定有问题。如同35岁以上的高龄孕妇怀有"唐"宝宝的机会较高，但不代表她们的胎儿一定有问题。另一方面，即使化验指数正常，也不能保证胎儿肯定不会患病。

唐氏筛查指数超出正常的孕妇应进行羊膜穿刺检查或绒毛检查,如果羊膜穿刺检查或绒毛检查结果正常,才可以百分之百地排除唐氏症的可能。

哪些孕妈妈要做唐氏筛查

唐氏综合征是一种最常见的遗传性疾病——染色体病,在新生儿中的发病率为 1/1000～1/600,占新生儿染色体异常的 70%。主要表现为智力障碍,同时多伴有严重的心脏病及多发畸形。

唐氏儿检查是抽取孕妈妈血清,检测母体血清中甲型胎儿蛋白(AFP)和绒毛促进腺激素(HGG)的浓度,结合孕妈妈预产期、年龄和采血时的孕周,计算出"唐氏儿"的危险系数,这样可以查出 80% 的唐氏儿。

唐氏综合征的致病原因为染色体数目异常,患者比正常人多一条 21 号染色体。其多余的染色体 80% 来自母亲,20% 来自父亲。随着母亲年龄增长,发病的风险增大。

所以,根据孕妈妈的年龄和生育史,35 岁以上的高龄孕妈妈、生过唐氏儿的女性再孕时必须做产前诊断。她们应在孕早期(8～10 周)及孕中期(16～20 周)到产科门诊做羊膜腔穿刺,抽出羊水进行绒毛及羊水细胞的染色体核型分析。

什么是葡萄胎

怀孕之后,胚胎会长出很多绒毛并附着在母体的子宫上,胎儿通过这些绒毛与母体进行物质交换,以获取氧气和营养以及进行新陈代谢。然而,在某些因素的影响下绒毛间质会发生水肿,绒毛基质微血管消失,绒毛变成大小不一的水泡,这些水泡相连在一起,形似葡萄,因此称葡萄胎。葡萄胎是一种异常的妊娠,年龄大于 40 岁者葡萄胎发生率是年轻女性的 10 倍。

发生葡萄胎的准妈妈,一般表现为闭经后的 6～8 周不规则阴道流血,最初出血量少,为暗红色,后逐渐增多或继续出血。可伴有阵发性下腹痛,腹部呈胀痛或钝痛。一般能忍受,常发生于阴道流血前,也可伴有妊娠呕吐。部分患者可能会出现咳血或痰带血丝的症状。孕 20 周前出现高血压、水肿以及蛋白尿,并且症状严重。

一旦发现以上症状，应及时将准妈妈送医就诊，以免出现危险。葡萄胎一旦确诊后应及早手术，以求保留子宫，避免其发生远处转移，给治疗带来一定的困难。

孕妈妈出现什么情况应及时就诊

孕妈妈在孕期若出现以下状况时要及时去医院就诊：

阴道出血或有其他污迹。

持续的腹痛或提前子宫收缩。

持续时间长达两三小时的剧烈头痛。

视力障碍，如视力模糊或复视。

晕厥或眩晕。

发烧、打寒战，小便的时候有烧灼感或有腹泻等感染的症状出现。

体重的增长每周超过2磅（0.908千克），而且不是因为吃得过多。

胸腔里面胃上面的位置有剧烈的疼痛。

面部、双眼或双手有肿胀或虚胖（水肿）。

连续几天呕吐，而且每天呕吐超过2~3次，尤其是发生在孕早期以后。

在第20周后，胎动异常或停止时间超过24小时。

在未满37周前破水，即提前破膜，表现为阴道有液体滴流、不停止地滴漏或大量地涌出。

如何缓解下肢水肿

虽然水肿多发生于孕晚期，但是也有不少准妈妈在怀孕初期就有下肢水肿的情况。这是由于增大的子宫压迫下肢静脉，影响下肢血液回流心脏，引起下肢轻微、局限的水肿。这种水肿经过夜晚的平卧休息，一般都有减轻，有晨轻暮重的特点。

妊娠水肿症状较轻者，要多休息，睡眠时抬高下肢。饮食一定要注意控制盐和水分的摄入量，以免加重水肿。孕晚期胎儿的营养需求达到了最高峰，这时要多食用高蛋白食物，以补充血浆蛋白，维持血浆正常的胶体渗透压。

孕期检查为什么并非越多越好

孕期检查过多非但没必要，还浪费孕妇的时间和费用。尤其像B超等超声波检查还是少做为宜。孕期检查只要遵照医嘱，根据胎儿的不同发育阶段进行必要的检查就可以了。一般在怀孕早期需做B超来确定胎儿是否存活并排除宫外孕，在怀孕22~26周时筛查胎儿大体畸形，到28周后每月查1次；孕37周到临近预产期时，每周查1次就可以了。

妊娠期患了乙肝怎么办

妊娠早期患肝炎，会使妊娠反应加重，增加早产机会。发生在妊娠晚期，会引起产后出血和感染。对胎儿的影响是流产率高，死胎较多。即使顺利娩出，在新生儿时期发生某些并发症、智力低下甚至死亡的概率，也比正常产妇所生的孩子要高得多。

对怀孕后患乙肝的孕妇，多数专家主张在一般情况下可以继续妊娠，不必流产，只要注意休息、积极配合医生治疗，预后是良好的。对于少数病情严重的患者，若继续妊娠，会加重肝脏负担，使病情恶化，所以主张先采用短期支持疗法，然后采取人流中止妊娠。争取在早孕期间施行人流。

妊娠期患了乙肝，除了应用大量的维生素、能量合剂保护肝脏外，还可以采用中药治疗。

最新十月怀胎1000问

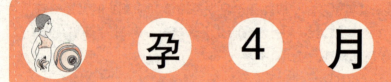

孕 4 月

发现身体微妙变化

 皮肤变黑并出现黑色区域，正常吗

皮肤变黑并出现黑色区域，如黑痣、胎记样颜色变化，在前额、鼻子、嘴、下巴部位出现黑色区，被称为妊娠斑或黄褐斑。因为怀孕时内分泌的改变，脑垂体分泌的促黑色素细胞激素以及大量孕激素、雌激素增加，致使皮肤中的黑色素细胞的功能增强，属于妊娠期生理性变化，深浅的程度因人而异。一些孕妇发现这些斑点在阳光下是深褐色。这种肤色的改变是正常的，一旦宝宝出生便会消退。

 乳房变大且颜色加深，正常吗

这属于正常现象。怀孕后，雌激素、孕激素、胎盘泌乳素、缩宫素等激素增加，共同作用使孕妇的身体为喂养宝宝做好准备，包括孕妇的乳房变大、柔软、有疼痛感。

由于乳腺组织血流增加，新的乳腺导管增生，导致蓝黑色静脉明显出现。围绕乳头的黑晕变得更大，颜色更深。围绕乳头的结节（称为蒙氏结节）增大，并分泌液体润滑乳头。

Part2 非常完美的十月孕期

 ## 子宫有了怎样的变化

子宫如菠萝般大小，已长出小骨盆，宫底在肚脐与耻骨上缘之间。时有不规则的无痛性收缩，这是妊娠期正常的肌肉收缩。

 ## 为什么夜尿量多于日尿量

由于准妈妈及胎儿的代谢产物增多，肾脏负担增加，导致肾血浆流量及肾小球滤过率增加。夜尿量多于日尿量。

 ## 心搏量怎么也逐步增加了

心脏由于子宫不断增大，导致膈肌向上升移，迫使心尖向左侧轻微移位及心脏容量和心率轻度增加。为了与胎儿的正常生长发育相适应，准妈妈的心搏量逐步增加，而且对活动的反应较非孕期明显。

 ## 食欲大增是不是胎儿进入了迅速增长期

从现在开始，子宫里的胎宝宝进入迅速生长时期，他们几乎以每天 10 克的速度增长，因此，对营养的需求也会随之加大。这时的孕妈妈会感觉食欲大增，特别想吃东西，而且什么东西都觉得好吃。这是正常的孕中期现象。孕妈妈应注意加强营养，保证食物的质量，使营养均衡。

 ## 腰背部出现疼痛是怎么回事

怀孕以后，在雌激素和孕激素的作用下，孕妈妈的关节韧带开始变松弛；增大的子宫向前突起，对孕妈妈背部的韧带和肌肉形成比较大的牵拉作用。以上的身体变化，往往会造成孕妈妈腰背部的疼痛或不适，一般经过休息，这种不适会自行消失或缓解。

 ## 感觉到胎动了吗

妊娠第 4 个月末，有的孕妈妈会感觉到胎动（第 1 次胎动通常发生在妊娠第 16～20 周），尽管这第 1 次胎动非常轻，就好像肚子里有某个东西紧缩了一下，但对孕妈妈来说就像牵动了一根敏感而快乐的神经，感到小生命与自己息息相关，自己马上就要做妈妈了。

但有的孕妈妈却不会感觉到胎动，因为第 1 次胎动时间因人而异，有早有晚，而且胎儿的活动程度也不一样，有的明显，有的不明显，有的已经胎动但由于不太明显，孕妈妈尚未觉察到。

特别图示——胎宝宝每周变化

胎宝宝每周变化	妊娠第 13 周	（1）身长有 75～90 毫米，体重增加，胎盘有大约 28 克。 （2）眼睛与耳朵更加接近成人，眼睑仍然紧紧地闭合，视觉在孕期第 13 周就已形成。 （3）皮肤依旧比较薄，皮肤上有胎脂和毳毛出现。手指开始能与手掌握紧，手指上出现了指纹；脚趾与肢底也可以弯曲。 （4）条件反射能力加强，如果孕妈妈用手轻轻在腹部碰触，宝宝就会蠕动起来，但孕妈妈感觉不到。
	妊娠第 14 周	（1）身长有 75～100 毫米，体重达到 28 克。 （2）心脏搏动更加活跃，内脏发育也完成，消化器官与泌尿器官已开始发育，并有尿意，从由肝脏制造血液而转移到由脾脏制造血液。 （3）可以做皱眉、鬼脸、斜眼睛、吮吸手指等动作。
	妊娠第 15 周	（1）身长大约有 12 厘米，体重达到 50 克。 （2）开始打嗝，这是胎宝宝开始呼吸的前兆。 （3）腿长超过了胳膊，手的指甲完全形成，指部的关节也开始运动。身体可以在羊水中慢慢地游动。 （4）可以通过 B 超分辨孩子的性别了。
	妊娠第 16 周	（1）身长大约有 12 厘米，体重 150 克左右。 （2）肌体器官发育更完善，循环系统和尿道已完全进入了正常的工作状态。 （3）能不断地吸入和呼出羊水，会抓、拉脐带玩耍。

Part2 非常完美的十月孕期

找到最佳胎教方案

怎样保持乐观的情绪

进入孕中期后，孕妈妈的身心部进入了相对舒适的稳定期，在闲暇时，可多参加一些轻松、有趣的文娱活动，比如跳轻松的舞蹈、参加孕妇俱乐部或沙龙玩一些趣味小游戏。准爸爸也可以参与进来。在这些娱乐活动中，孕妈妈体会到了与他人沟通、协作的快乐，让自己保持了愉快、轻松、稳定的情绪，不仅有助于顺利分娩，而且对腹中胎宝宝的生长发育会产生有益的影响。但要注意欢娱不可过度，也不可过于激动。

孕妈妈还可以有选择地听一些音乐，比如：莫扎特的弦乐小夜曲、摇篮曲、幻想曲、嬉游曲等（当然，还有其他的音乐，孕妈妈们可以根据自己的条件加以选择，但要避免速度过快、嘈杂的音乐）。听这些音乐，可以起到安胎、养胎的作用。

帮助胎宝宝发育的胎教操该如何做

通过动作与胎宝宝进行沟通，做一做轻松的胎教操，可以使胎宝宝有一种安全感，让胎宝宝感到舒服和愉快，身体发育会更好，促进胎宝宝出生后各种动作的发展，也更愿意同别人交流。

在孕妈妈觉得比较舒服的时候，做一做深呼吸，放松自己的身体，然后，跟胎宝宝打一声招呼，告诉胎宝宝现在要一起开始做操了。

找到子宫的位置，将双手放在两侧，先用右手轻轻向中间推，再换左手。

从右上开始，以顺时针方向，用手指肚的力量向下轻轻按压子宫的4个角，每次按2下，这样能对胎宝宝的全身进行抚触。

以顺时针方向用整个手掌对胎宝宝进行抚触。

以子宫的中心为线，两个手掌同时在子宫两侧画圆做抚触。

为什么说孕中期是进行胎教的最佳时期

从怀孕的第 1 天开始就可以进行胎教了，而孕中期正是进行胎教的最佳时期。此时，胎儿的中耳发育已完成，对母亲的血流声、心音、肠蠕动音等，甚至对外界的音乐、噪声等各种音响都能听到，并能作出反应。同时，胎儿对来自外界的声音、光线、触动等单一刺激反应更为敏感。若借助胎儿神经系统飞速发展的阶段，给予胎儿各感觉器官适时、适量的良性刺激，就能促使其发育得更好，为出生后早期教育的延续奠定良好的基础。

进入妊娠第 4 个月时，宝宝逐渐长大，头发也已经长出，脊柱形成，肝、肾及其他消化腺已开始发挥作用。宝宝活动的幅度与力量越来越大，有的孕妈妈已经可以感觉到胎动。由于这时宝宝已有了精神活动，这个时期孕妈妈除需要像妊娠前 3 个月那样继续把饮食、生活调节好，做好营养胎教外，还可以增加一些新的胎教内容。如与宝宝说话、抚摸宝宝或者让宝宝听音乐等。

哪些方法能让心情很快平静下来

现实生活中，难免会有一些不如意的事情，再加上孕激素的作用，即使是心态较为平和的大龄妈妈也有想发火的时候。虽然知道发火不好，但是硬憋在心里也不是办法，最好是把坏情绪以一种健康的方式发泄出来。

（1）**数数**　如果因为某件事很恼火，要发脾气，不妨先努力抛开这件事，让自己从 1 数到 10，尽量慢慢数，哪怕开始是气呼呼的，但只要数了，慢慢就会发现，只需短短几十秒的时间，心情就能平复下来了。

（2）**撕纸**　当你觉得心情郁闷、需要排解时，可以试着将废纸撕成小条儿，坏情绪也就随着碎纸消散了。

（3）**拥抱**　这个姿势适合排解悲伤。拥抱可以给身体一个支撑，情绪上就会感到有了依靠。但要特别注意的是，在怀孕中晚期，孕妈妈在做这个动作时一定要小心，千万别挤到肚子里的胎儿。

（4）**做针线活**　针线活现在已经淡出了大多数女性的生活，孕妈妈们不妨把这种类似于"娱乐"的工作捡起来。做针线活时，人的思想会非常集中，全身血液流动平静而缓和，非常有利于孕妈妈和胎儿的身心健康。同样的道理，一些手工劳动，如雕刻、折纸等也有类似的功效。

Part2 非常完美的十月孕期

孕妈妈自觉紧张时如何消除

下面我们就介绍一种训练方法，如果准妈妈自觉紧张了，就可以做一做，它能够使准妈妈集中精神、安定身心。

在训练前，先用温水让自己紧张的身体松弛下来，换上宽大的衣服，在一个地方冥想，消除紧张情绪。

第1阶段　或坐在椅子上，或平躺于床上，闭上眼睛，全身放松，让全身处于无力状态，把气吸入腹部，再通过腹部呼出，反复2~3次。

第2阶段　心中默念"内心平静、双臂沉重"，把意识集中于四肢，努力体会沉重的感觉。

第3阶段　将"内心平静、双臂沉重"和"双脚温暖、内心平静"各念两遍，体会手脚温暖的感觉。

第4阶段　双臂前移，移动手指，将胳膊肘弯曲后再打开，然后伸个懒腰，冥想结束。

准妈妈可能觉得好笑，为什么嘴里还要念念有词。其实，这正和那些打坐的高僧嘴里念"南无阿弥陀佛"是同样的道理，嘴里有了心里就有了。

孕妈妈是否知道古人对胎教的认识

胎教一词，早在中国古代的医书和礼仪文献中就有记载。中国古代贤人非常重视胎教的"德育"，从怀胎之初，以父母的言行作为身教，让胎儿在最纯洁的状态下，在潜移默化中趋近完美。

古人十分重视知识涵养及形景的感化对胎儿的影响。古人认为，母子间心心相印、脉脉相通，是互为一体，互相影响的，形景感化对胎儿是有影响的。隋人巢元方的《诸病源候论》中提出了外象内感的胎教理论。"妊娠三月……形象始化，未有定仪，因感而变……欲子美好，宜佩白玉；欲子贤能，宜看诗书；是谓外象而内感也。"这段话非常形象详细，古代准妈妈利用佩戴白玉、读诗歌的办法进行胎教，并丰富自己的孕期生活。这和现代的美育胎教、艺术胎教是非常相通的。

最新十月怀胎1000问

如何让胎宝宝感受到深深的母爱

但丁曾经说："世界上有一种最美丽的声音，那便是母亲的呼唤。"中国当代散文家余秋雨在一篇文章中写道："一切远行者的出发点总是与妈妈告别……而他们的终点则是衰老……暮年的老者呼喊妈妈是不能不让人动容的，一声呼喊道尽了回归也道尽了漂泊。"母爱是如此伟大，准妈妈可以为胎宝宝朗诵下面的诗句：

母亲是一艘大船
载着我们驶向大海
去追寻生命的奥秘
去探索世界的神奇

母亲是一座高山
蕴藏着万物
哺育我们成长
强壮我们的身心

母亲是一曲动人的歌
带着我们云游四方

用她那优美的曲调
颂吟着祖国的历史

母亲是一缕春风
吹生着世界万物
盈盈的步履间
带来了勃勃的生机

母亲是丝丝春雨
滋润着大地万物

啊！母亲
我爱你，你是我心中永远的挚爱

古人要求准妈妈们做到哪"四勿"

（1）"非礼勿言" 准妈妈自己讲话时，好的东西就讲，不好的就不讲。准妈妈自己的言语和内心的起心动念都要非常地注意。因为这些都会影响自己胎儿将来的性情。

（2）"非礼勿视" 即是指凡是不好的，不应该看的，准妈妈都不能看。现在电视电影中的暴力、污秽场面非常普遍，这些最好不要看，因为母亲的情绪不稳定，就会影响胎儿。

（3）"非礼勿听" 对于不好的、不堪入耳的，包括不良的音乐、噪声都尽量别听，应去倾听那些美妙的音乐、歌曲等。

（4）"非礼勿动" 即不该动的东西不要去动，如私人的东西、路边肮脏的流浪狗，不要去靠近。另外，睡觉、走路、坐着的姿势也要端正。

怎样定时与胎宝宝对话

与胎宝宝对话一般从妊娠3~4个月时开始，每天定时进行对话，每次时间不宜过长，应在自然、和谐的气氛中进行。对话的内容不限，例如，早晨起床前轻抚腹部，说声："早上好，宝宝。"打开窗户告诉胎儿："哦，天气真好！"吃早餐时可以边咀嚼边说："妈妈吃的是鸡蛋，好香哦！"上班走在路上，可以把路上见到的景色讲解给胎儿听。晚上睡觉前，可以由父亲轻抚孕妇的腹部对胎儿谈话，"哦，宝宝，爸爸来看你了，你的眼睛一定长得像妈妈，好漂亮啊……再见！"最好每次都以相同的词句开头和结尾。这样循环往复，不断强化，效果比较好。

怎样对胎宝宝进行视觉功能训练

在这个月，胎宝宝已经开始对光很敏感了，孕妈妈可以在胎宝宝睡醒时，进行视觉功能的训练。对其进行视觉训练时，可用4节一号电池的手电筒，一闪一灭地直接放在孕妈妈腹部进行光线照射，每日3次，每次30秒钟，并记录下宝宝的反应。进行视觉训练可促进视觉发育，增加视觉范围，同时有助于强化昼夜周期，即晚上睡觉，白天觉醒，并可促进动作行为的发展，但切忌用强光，照射时间不宜过长。

现在可以对胎宝宝进行宫内运动训练吗

在怀孕3~4个月后可以适当对宝宝进行宫内运动训练。做法是孕妈妈仰卧，全身放松，先用手在腹部来回抚摩，然后用手指轻按腹部的不同部位，并观察宝宝有何反应。开始时动作宜轻，时间宜短，等过了几周，宝宝逐渐适应之时，就会做出一些积极反应，这时可稍加一点运动量。

有些孕妈妈对宝宝进行运动训练表示担心，认为锻炼会伤害宝宝，其实这种担心是多余的，宝宝在4个月时胎盘已经很牢固了，宝宝此时在母体内具有较大的空间。而且环绕着宝宝的羊水对于外来的作用力具有缓冲的作用，可以保护宝宝。所以孕妈妈对宝宝进行适当的运动训练时并不会直接碰到宝宝，这一点孕妈妈大可放心。

怎样在孕期培养宝宝的性格

很多孕妈妈在怀孕后"心情指数"很难掌控，易烦躁、担心、忧郁、喜怒无常……其实，为了胎宝宝，孕妈妈更需要拥有平稳、乐观、温和的心境。科学调查证明，孕妈妈怀孕时的性格很可能影响宝宝的性格。

如果孕妈妈是一个辞职待产的孕妈妈，请不要闭门索居。积极参与孕妈妈的俱乐部活动或是浏览育儿网站，广交朋友，将自己置身于乐观向上的人群中，享受友情，分享资讯。充实而又有点小忙碌的生活会让你暂时忘记那些孕期不适和不必要的担心。

如果孕妈妈常常处在不稳定的情绪中，就要经常告诫自己不要生气、不要着急，事情慢慢都会好起来的。孕妈妈还可以想象宝宝正皱着眉头看着这个爱发脾气的妈妈。

释放不良情绪，这是相当有效的调剂方法，孕妈妈可以通过写日记、上网发帖或向可靠的朋友诉说自己的处境和感情，使烦恼烟消云散，得到令人满意的"释放"。

如果觉得厌烦了，尝试改变一下自己的形象，换个发型，或者买一件漂亮的孕妇装。孕妈妈还可以买些家居饰品，点缀家庭环境，让自己保持良好的心境。

消除烦恼的另一个好办法就是培养自己新的兴趣爱好，比如听一场古典音乐会，或是学习一下十字绣等等，使自己压抑的情绪转向快乐。

孕中期准爸爸如何进行胎教

（1）**不做刺激妻子感情的事** 由于怀孕时期即使是很小的事情也会令孕妇很敏感、心情易变得焦躁、忧郁，所以她不能在感情方面受到刺激。怀孕期间夫妻间要多交换双方的感觉，多聊自己的想法。

（2）**妻子心烦的时候多多理解** 为了避免产生怀孕抑郁症要多帮妻子调节心情。让孕妈妈听音乐胎教，散步，一起逛商店，外出就餐，去博览会、音乐会都很好。

(3) **定期检查的时候与妻子一起去医院**　通过超声波检查，与妻子一起观察胎动，倾听胎儿心脏的搏动声，与妻子一起共同分享怀孕的喜悦，从心底里感受即将出生的婴儿。

(4) **怀孕中期肚子会变大，乳房也会变大**　怀孕前的内衣会显得小，胸罩也要穿大一号的，这时期买内衣送给妻子做为礼物，最好连生产后穿的内衣也一起买。

(5) **帮助妻子按摩**　妻子腰痛或腿肿的时候要给妻子按摩。

(6) **准备食物**　要给妻子准备营养价值高的食物，因为妈妈吃得好，宝宝才会健康。

(7) **与妻子一起参加顺产体操班**　孕妈妈体操对丈夫的健康也很有好处，长时间坐着工作的丈夫做体操可以强壮身体，并能预防前列腺炎及肥胖症。

(8) **与妻子一起胎教**　感到胎动的时候要把手放到妻子的肚子上与胎儿进行交流。

孕妈妈如何陶冶自己的情操

孕妈妈应当多接触琴棋书画，多看画展、花展、科技展，阅读一些轻松乐观、文字优美的文学作品，学习插花、摄影和刺绣等知识和操作，陶冶自己的情操，与胎儿进行心灵情感的交流。

为什么说微笑也是胎教

微笑是开在嘴角的两朵花，我们都喜欢看见微笑的脸。腹中的胎儿虽然看不见母亲的表情，却能感受到母亲的喜怒哀乐。

每天清晨，可以对着镜子，先给自己一个微笑。良好的心态、融洽的感情，是幸福美满家庭的一个重要条件，也是达到优孕、优生的重要因素。一个充满欢声笑语的家庭必然是幸福的。

孕妇愉悦的情绪可促使大脑皮质兴奋，使孕妇血压、脉搏、呼吸、消化液的分泌均处于平稳、协调状态，有利于孕妇身心健康。准妈妈良好的心情还可以改善胎盘供血量，促进胎儿健康发育。

孕妈妈们每天都开心一点吧，不要吝啬你的微笑。

最新十月怀胎1000问

 怎样用外语和胎宝宝对话

"只需一个袖珍式录音机，一盘英文摇篮曲磁带，就可以对胎儿进行英语胎教了。"英语胎教的意义在于通过英语语言向孩子传递自己的爱和真心。如果一开始不熟练或羞于用英语表达自己的感情，不妨先用："I love you sweety"之类表达爱意的话作为开端。罗列出脑海中浮现的单词也有助于英语胎教的顺利进行，逐一地出并说出自己掌握的单词，渐渐地就能串成句子，讲给孩子听。

 ## 掌握科学的饮食原则

 怎样有选择性地吃海鲜

妇女在怀孕期间多吃鱼和海鲜，她们的宝宝会比其他孩子更聪明、发育更好。但专家们认为，孕妇和哺乳期妇女对于海鲜的选择应需慎重一些。

海鱼含有丰富的蛋白质、脂肪、钙、磷、铁、碘、氨基酸等，对于孕期增加营养来说是个很好的选择。但要注意避免吃金枪鱼、剑鱼等含汞量高的海鱼。

虾含有很高的钙。如果孕妇吃虾以后没有不良反应，如过敏、腹痛，就没有问题。怀孕期间适量多吃虾或虾皮可以补充钙、锌等微量元素，尤其是钙可以促进幼儿的生长。吃虾也可以促进幼儿脑部的发育。

蟹乃食中珍味，不但味美，且营养丰富，是一种高蛋白的补品。螃蟹含有丰富的蛋白质及微量元素，对身体有很好的滋补作用。孕妇吃蟹要注意吃法和用量，并且禁食蟹爪。

 哪些食物搭配易引起腹泻

（1）**牛奶与巧克力易发生腹泻**　牛奶含丰富的蛋白质和钙，巧克力则含草酸，若二者混在一起吃，牛奶中的钙会与巧克力中的草酸结合成一种不溶于水的草酸钙，食用后不但不吸收，还会发生腹泻、头发干枯等症状，影响生长发育。

(2) 水果与海鲜不宜同吃 吃海鲜的同时，若再吃葡萄、山楂、石榴、柿子等水果，则会出现呕吐、腹胀、腹痛、腹泻等症状。

(3) 鸡蛋不要与兔肉同吃 鸡蛋与兔肉同食会刺激胃肠道，引起腹泻。另外，生鸡蛋及半熟的鸡蛋含有大量细菌，食用后同样有可能会引起腹泻，而且也不利于吸收消化。

为什么说孕期不宜吃热性调料

八角、茴香、小茴香、花椒、胡椒、桂皮、五香粉、辣椒粉等热性香料都是调味品，但孕妇食用这些热性香料则不适宜。妇女由于怀孕，体温相应增高，肠道也较干燥。食用这些热性香料，以及油炸、炒等热性食品，容易消耗肠道水分，使胃肠腺体分泌减少，造成便秘。肠道发生秘结后，孕妇必然用力屏气排便，令腹压增大，压迫子宫内胎儿，易造成胎动不安、胎儿发育畸形、羊水早破、自然流产、早产等不良后果。

多吃小米对胎宝宝发育有好处吗

小米又叫粟米、黏米等，其营养价值高，特别是熬小米粥吃，很容易被人体消化。小米是健脑食品，准妈妈在怀胎10个月中，经常吃些小米，对胎儿发育极为重要。

《本草纲目》中说喝小米汤"可增强小肠功能，有养心安神之效。"适宜于失眠、体虚、低热的准妈妈食用。煮小米粥时，上面会浮有一层小米油即米汤，其营养特别丰富，素有"代参汤"之美称。小米中赖氨酸的含量较低，准妈妈若以小米为主食，要注意与动物性食品或豆类搭配食用。

用小米煮粥，既可单煮小米粥，也可以配绿豆、黄豆、红薯、赤豆同煮；先下豆，后下小米，煮熟成豆粥，味道别致，营养更全面丰富。

用食物可以矫正遗传方面的不足吗

(1) 父母皮肤粗糙 常吃富含维生素A的食物，如牛奶、蛋黄、胡萝卜、番茄及绿叶蔬菜、水果、植物油等。维生素A能保护皮肤上皮细胞，能使日后孩子的皮肤细腻光润。

(2) 父母个子矮 准妈妈应摄食含钙及维生素D较丰富的食物，如虾皮、大枣、蔬菜叶、蛤蜊、海带、芝麻、海藻及牛奶、蛋黄、胡萝卜等。

(3) 父母智力较差 准妈妈应食含碘丰富的食物，如海带及海产品，以补充胎儿对碘的需要，促进胎儿甲状腺合成，以利于脑的正常发育。另外，适当吃些芡实，可润脏补脑。

(4) 父母有眼疾 准妈妈要常吃富含维生素A的食物，如鸡肝、蛋黄、牛奶、鱼肝油、胡萝卜、红黄色水果等，以促进胎儿眼睛发育，使日后孩子的眼睛明亮。

为什么吃水果也要挑好时间

(1) 山楂不宜早上吃 空腹或者是脾胃虚弱者，不可以在清早进食山楂；胃炎和胃酸过多者要少食。

(2) 早饭后吃西柚提神 西柚中含有丰富的果胶成分，可降低低密度脂蛋白胆固醇的含量，减轻动脉血管壁的损伤，维护血管功能，预防心脏病。但由于其中酸类物质含量较多，最好在饭后食用，尤其是早饭后，可以迅速使大脑清醒。

(3) 餐前吃香蕉、红枣 香蕉含有很丰富的钾，对心脏和肌肉的功能有益同时香蕉可以辅助治疗便秘，适合餐前食用。红枣含有大量维生素C，餐前食用为好。但是胃痛腹胀，消化不良的人要忌食。

(4) 饭后吃菠萝助消化 新鲜菠萝含蛋白酶，如果空腹过敏反应。因此宜在餐后食用，还能帮助消化。

(5) 柿子最好晚上吃 柿子中含有大量的柿胶和鞣质，早上空腹食用，胃酸会与之作用，形成凝块，即"胃柿石"，严重影响消化功能，宜饭后或晚上食用。

夏季饮食有哪些要注意的

盛夏时节，孕妇饮食宜少食多餐、循序渐进。多吃些清淡且富含蛋白质和无机盐的食物，忌油腻、辛辣及含咖啡因的饮食，冷冻、过咸、腌制类食物进食要适度，平常可以多喝点绿豆汤和白开水。防止温度过高时，由于脱水导致中暑。

饮食要经常换花样，以满足营养需要。还要提醒孕妇注意，夏季病原体易滋生繁殖，进食瓜果蔬菜一定要注意饮食卫生，生吃水果前必须洗净，不到卫生状况差的餐馆就餐，以免病从口入，危及母婴健康。

多吃芹菜有哪些好处

芹菜是一种可以增强精力的蔬菜，它受到人们广泛的喜爱。芹菜具有独特的气味，且含膳食纤维较多，有很好的通便作用，并可作为降血压的辅助治疗菜。

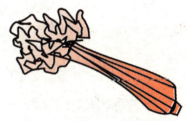

芹菜中含有较多的水溶性维生素，还有维生素 P，能降低毛细血管通透性，加强维生素 C 的作用。此外，芹菜还有清热、利湿、醒脑的作用，对于妊娠高血压综合征患者降低血压效果甚佳。对于高血压引起的头晕眼花、肩酸、头痛等症状也非常有效。而且它对于降低血清胆固醇也有一定疗效。

新鲜的芹菜榨汁喝，效果很好。在芹菜汁内放些蜂蜜更易饮用，孕妇特别是患有妊娠高血压综合征的孕妇可每日饮用芹菜汁40毫升左右，防治效果非凡。

只吃素食对胎宝宝有什么影响

如果孕妈妈长期素食，所生的婴儿由于缺乏维生素 B_{12} 往往会患不可逆的脑损害症。

人的大脑细胞的60%左右是由不饱和脂肪酸构成，35%由蛋白质构成。B族维生素可以促进脑细胞兴奋和抑制功能更好地协调而发挥作用。如果孕妇长期只食蔬菜、腌菜等，满足不了胎儿脑细胞的生长繁殖的需要，进而损害脑发育，使生下的婴儿智能发育不全。有的孕妇担心营养过剩会使胎儿发育过重，引起难产，因而选择素食，这种想法是不正确的。

为了避免胎儿脑损害，孕妇要特别注意饮食营养的平衡调配，素荤搭配，以利胎儿的脑细胞及脑神经的生长发育。

吃什么可以防治妊娠纹

妊娠斑的产生与女性孕期内分泌的改变有着很大的关系，一般其产生于孕后3~6个月左右。那么，在日常饮食中可以吃什么祛斑呢？大家要注意：

（1）多吃富含维生素C的食物 如鲜枣、山楂、柑橘、柠檬、黄绿色蔬菜等。维生素C能抑制皮肤内多巴醌的氧化作用，使深色氧化型色素还原成浅色氧化型色素。

（2）常吃富含维生素E的食物 如卷心菜、菜花、海藻、豆类、芝麻等。维生素E可阻止过氧化脂质的形成，并减缓皮肤的衰老，从而可以抑制妊娠斑的发展。

（3）多吃一些能直接或间接合成谷胱甘肽的食物 如西红柿、洋葱、大蒜等。因为这些食品不仅可减少色素的合成和沉积，还可使沉着的色素减退和消失。

（4）忌食姜、葱、辣椒等刺激性食物 妊娠斑一般来说是由于妊娠期人体内分泌失调导致的，因此在日常生活中尽量避免辛辣刺激性食物、海鲜、烟酒的使用。外出适当防晒对于妊娠斑的产生是有一定预防作用的。

（5）食用含硒丰富的食物 如蚕蛹、鸡蛋白、海产品、动物肝、肾、葡萄干等。硒是谷胱甘肽过氧化物酶的重要成分，不仅有预防和治疗妊娠斑的功能，还有抗癌作用。

孕期可以吃薯条、薯片吗

怀孕女性和哺乳期的妈妈们应当尽量少食、甚至禁食法式炸薯条、薯片或其他含有化学物质丙烯酰胺的食物。研究人员指出，胎儿和新生儿特别容易受到丙烯酰胺（一种可能致癌的化学物）的危害，能够对神经造成损害的丙烯酰胺很容易进入他们幼嫩的大脑，造成威胁。

多吃黄瓜有哪些好处

黄瓜，既是菜又是水果，含水分多，而且有清甜味。鲜嫩的黄瓜甘凉中略带苦涩味。黄瓜含有丰富的钾盐（每100克中含有102毫克）和糖分，以及微量的胡萝卜素、维生素C和无机盐（钙、磷、铁等），黄瓜还含有纤维素，对促进腐败食物的排泄和降低胆固醇有一定作用。黄瓜中含有维生素E，可以抗衰老，也有利于胚胎生长。

每次喝牛奶要注意些什么

（1）**牛奶不宜空腹喝** 喝牛奶之前应吃些面包或糕点。

（2）**每次饮用量不超过200毫升** 过量的牛奶会造成胃肠蠕动紊乱，产生肠胀气和上腹部不适。

（3）**先热牛奶后加糖** 有些人喜欢喝甜牛奶，在纯鲜牛奶加糖后加热，此时牛奶中的赖氨酸与果糖在高温下产生一种有毒物质——果糖基赖氨酸。所以，应该在牛奶煮热后，晾片刻，再加糖为好。

（4）**牛奶、果汁不能同时饮用** 任何果汁都含有酸性物质，使牛奶中蛋白质出现凝块，影响消化和吸收，还会造成胃肠胀饱。所以，两者饮用至少间隔一两个小时。

不爱喝牛奶的孕妈妈该如何补充营养

不爱喝牛奶的孕妈妈不仅有可能缺乏钙，还有可能缺乏蛋白质及维生素，导致宝宝生长迟缓、孕妈妈腿抽筋等。为此，不爱喝牛奶的孕妈妈可以利用酸奶和奶酪来代替。酸奶、奶酪等奶制品同样富含钙，而且酸奶中的乳酸菌对于孕妈妈的便秘也会有一定的改善作用。如果是乳糖不耐受的孕妈妈可选择加了消化酶的牛奶。另外，豆奶也可以作为补充选择。虽然豆奶中的钙质比不上牛奶，但是比较容易被人体吸收。而专门为孕妈妈设计的配方奶，也是不错的选择，孕妇配方奶各种营养配比很全面。钙片是最后的选择，如果孕妈妈既喝不了牛奶，又不愿意喝豆奶和配方奶，又出现了一些缺钙的症状，可以在医生的指导下吃些钙片，不过钙片中钙质的吸收率比较低，而且容易加重孕期便秘，所以要慎重选用。

不宜吃精米、精面的原因是什么

随着人们生活水平的提高，越来越多的人将精米、精面放在了食物的重要位置,特别是对于孕妇,认为精米、精面是高营养的食物。其实,这就大错特错了。如果只吃精米、精面,那么很多营养素还未到我们口中就已经损失了。这是因为,白米和糙米相比,钙含量前者只是后者的1/2。尤其是维生素B_1,前者不足后者的1/5。由此可见,精米、精面营养素含量均下降,尤其是维生素B_1经过加工已减少过半。而以大米、面粉为主食的中国人,很大部分维生素B_1是从粮食中得到补充的,如果只吃精面、精米对维生素B_1的补充是很不够的。因此,孕妇应吃些粗米、粗面,再加上肉类、豆类中也有中等量维生素B_1,那么就能够完全满足孕妇的需要了。

吃火锅应该注意什么

度过妊娠反应的孕妈妈往往会食欲大开,久违的火锅成了首选的目标,因为火锅涮肉是大多数孕妈妈孕前喜欢吃的食物,尤其在冬天吃,感觉很暖和、很舒服。

火锅虽好,隐患却不少,有关资料表明,羊群中弓形虫的感染率为61.4%,猪为0.6%,牛为13.2%,鹅为35%,狗为70%以上。但人用肉眼无法看到弓形虫幼虫,吃火锅时,又常常只把肉片稍稍一烫,这样并不能完全杀死寄生在肉片细胞内的弓形虫幼虫。因此,孕妈妈不要贪吃火锅,即使吃也要煮熟后吃。

工作餐中哪些食物要丢弃

工作餐是为普通人设计的,不可能对孕妈妈进行特殊照顾。因此,孕妈妈在拿到工作餐时要秉持"挑三拣四"的原则对其内容进行筛选,丢弃以下这些对孕期不利的食物:

(1) **油腻的食物** 油腻的食物不易消化,会加重肠早孕反应的症状,如肥肉和炸鸡翅等油炸品。

(2) **刺激性食物** 刺激性食物容易刺激胃黏膜,加重怀孕末期的胃灼热感,如辣椒、咖喱、芥末等。

(3) **生冷食物** 如生鱼片、生肉等,容易感染弓形虫等疾病。

(4) **过度加工的食物** 加工食品往往添加了大量的盐和糖,对孕妈妈的健康不利,如酸菜、咸菜等。

(5) **浓茶和含咖啡因的饮料** 浓茶中的单宁酸会与铁结合，降低铁的正常吸收率，易造成缺铁性贫血。可乐等含咖啡因的饮料会通过胎盘影响胎宝宝心跳及呼吸。

怎样增加工作餐的营养

（1）**自带健康零食** 孕妈妈可以自备一些零食，如水果、面包、牛奶、坚果等，饿了就吃，不必非要等到午餐时再吃。为了弥补工作餐中新鲜蔬菜的不足，孕妈妈可以在饭前30分钟吃个水果，以补充维生素的缺乏。

（2）**营养美味自己做** 孕妈妈可以在前1天晚上或当天早晨在家里提前做好一些菜品，如煎几块带鱼、切几片熟牛肉、拌1碗水果蔬菜沙拉，用保鲜盒密封，带到单位加入午餐中，这样工作餐的营养就丰富多了。

（3）**和同事"拼菜"** 如果孕妈妈不喜欢吃盒饭，那么干脆"鼓动"几个同事一起到外面的餐馆"拼菜"吃，这样可以多点几个菜式，荤素搭配，营养更均衡，而且也更经济实惠。

怎样吃鱼更健康

吃鱼不是越多越好，孕妈妈每周吃鱼不宜超过3次。

孕妈妈平时可以多吃一些海产品，包括人工饲养的鳟鱼及鲇鱼、虾、黄鱼等。烹调的时候尽量使用水煮的方式，清淡饮食比较好。

对鱼类过敏的孕妈妈，不妨改吃孕妈妈专用的营养配方食品，以减少过敏体质的产生。千万不要勉强摄取鱼类，以免造成身体不适。

不爱吃鱼的孕妈妈该如何补充营养

不爱吃鱼的孕妈妈，可以适当多吃肉蛋奶及豆类补充蛋白质。因为孕妈妈不爱吃鱼有导致蛋白质、脂肪和各种无机盐等营养缺乏的可能，尤其是碘缺乏。孕妈妈还应该增加坚果的补充，比如核桃、杏仁、花生等，这些坚果富含脂肪，可以带在身边以备饿了的时候食用。而做菜的时候使用含碘盐，能够保证碘的吸收。补充碘食品除鱼虾外还有其他海产品，如海带、紫菜、海参、海蜇、蛏子、蛤等。除此而外，做菜时可以多选用植物油，补充不饱和脂肪酸，比如大豆油、菜子油、橄榄油等，因为它们都是脂肪酸很好的来源。增加食用鱼油，最好是以深水鱼类为原料提炼而成的鱼油，而不是普通鱼肝油，这也是不爱吃鱼的孕妈妈可以选择的一种方法。

孕4月推荐的食谱都有哪些

奶油白菜汤

原料 白菜400克，牛奶75克，植物油2小匙，精盐、味精各1/2小匙，葱5克，姜3克，高汤300毫升。

做法 ①将白菜取下叶片用手撕碎，洗干净；葱、姜分别洗干净，均切成末。②将炒锅放在火上，倒入植物油烧热，下入葱、姜爆香，放入高汤、精盐、味精及白菜叶。③待开锅后加入牛奶，待汤再次煮开后盛出即可。

花生红枣粥

原料 花生仁、红枣各50克，糯米100克，冰糖适量。

做法 ①将花生仁浸泡2小时，红枣去核，洗干净。②将花生仁、红枣和洗干净的糯米一起下锅熬成粥。③等到粥黏稠后加入冰糖，稍微煮一下即可食用。

胡萝卜酸奶泥

原料 胡萝卜100克，酸奶50克，脱脂溶解奶粉30克。

做法 ①将胡萝卜洗干净，去皮，包上保鲜膜，放入微波炉中加热1分钟，使其变软。②将胡萝卜搅碎，加入酸奶和脱脂溶解的奶粉混合即可。

关注日常生活细节

乳头内陷怎样纠正

乳头内陷明显，会导致产后哺乳发生困难，甚至无法哺乳，乳汁瘀积，继发感染而发生乳腺炎。因此，在孕期纠正乳头内陷很有意义。乳头内陷的

Part2 非常完美的十月孕期

孕妈妈，进入孕中期后可以采取牵拉、抽吸的方法来纠正。

用一手托住乳房，另一手的拇指和中、食指抓住乳头向外牵拉。每日2次，每次重复10~20次。

将两拇指相对地放在乳头左右两侧，缓缓下压并由乳头向两侧拉开，牵拉乳晕皮肤及皮下组织，使乳头向外突出，重复多次。随后将两拇指分别在乳头上下侧，由乳头向上下纵向拉开。每日2次，每次5分钟。

宫底高怎样自测

宫底高数据可以用来估算胎宝宝的宫内发育状况，是孕妈妈进行自我监护的好方法，孕妈妈可以用尺子或手指来自测。

测量前，孕妈妈需要排空膀胱。然后平躺在床上，保持全身放松。然后将测量尺的末端放置于耻骨联合的上缘顶端，测量尺平置在腹部上，到达宫底顶端，读取两者之间的距离。孕妈妈也可以参考下表中的数据，自己估算宫底高：

宫底高参考表	
第3个月末	子宫底在耻骨联合上缘2~3横指
第4个月末	子宫底达肚脐和耻骨联合上缘之间
第5个月末	子宫底在肚脐下2横指
第6个月末	子宫底与肚脐持平
第7个月末	子宫底在肚脐下3横指
第8个月末	子宫底在肚脐和剑突之间
第9个月末	子宫底在本月达到最高点，在剑突下2横指
第10月时	子宫底下降回复到8个月末水平

妊娠24周之后，孕妈妈获取的子宫底测量数据通常会与孕周数（24周时宫底高约为24厘米，此后同理）吻合，也可能存在一些差异（增加或减少1~2厘米）。如果测量数据与预期孕周宫底高度的差异超过1~2厘米，增加可能意味着多胎妊娠或羊水过多，减少则提示胎宝宝发育不良。

帮助呼吸的鼓胸运动该怎么做

妊娠后子宫变大，腹压增高，孕妈妈常感到呼吸困难，因此，每日做几次鼓胸运动是有好处的。

坐位，身体松弛。把两手放在胸前。

胸部向两侧扩展，慢慢地吸气，轻轻地吐出来。

坐在地板上，两腿轻松交叉。

手放在臀部，使腹部肌肉拉紧，脊柱伸展。

两肘关节向后拽，两肩胛骨向中线靠拢。

 孕期如何护理秀发

（1）正确处理湿发 洗完头后，如何处理湿发呢？如果孕妈妈的头发长，湿发就更难干，头发没有干透或者潮湿的情况下就睡觉或者外出，很容易受风着凉，引起感冒。如果用吹风机吹干，不但有辐射，同时还对头发有损伤。

因此，孕妈妈的头发最好选择自然晾干的方式。如果时间来不及，可以选择好用的干发帽、干发巾解决这个问题。戴上吸水性强、透气性佳的干发帽，很快就可以弄干头发。

（2）轻松防脱发 有些孕妈妈在产前或者产后出现脱发的现象，其实这是很正常的，不必过分地紧张。因为紧张的情绪只能加重脱发的程度。另外，常用木梳梳头和用手指在头皮上进行按摩，可有助于头部的血液循环，从而加速新发的生长。

 孕期游泳有什么益处

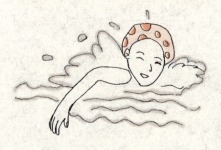

怀孕中期，孕妈妈可以选择游泳，这是一项很有益的运动。游泳时，全身肌肉都参加了活动；再加上水对皮肤血管的"按摩"，可促使血液循环旺盛，既增强孕妇体质，又有利于胎儿发育。游泳还能够调节神经系统功能，促进血液循环，使孕妈妈会更加适应分娩，减少由于紧张而引起的许多不适的情绪，缓和某些孕期综合征，如腰背疼痛、痔疮和下肢水肿等压迫症状。

游泳前有哪些事项是需要注意的

选择卫生条件良好的游泳训练场地，并且有专职医务人员在场，这样一方面可以起到心理安慰的作用，另一方面，如果万一发生什么意外，专职医务人员会立即就地采取措施。

要选择正确合理的时间进行游泳练习。最佳的游泳时间是在怀孕4~7个月，因为胎儿这时候着床已经稳定，各器官生长到位，生理功能开始发挥作用。孕晚期，为避免羊水早破和感染，应停止游泳运动。

孕妈妈可以选择仰泳，在水中漂浮、轻轻打水都是不错的锻炼姿势，可以缓解腰痛；另外，训练时不宜剧烈动作，避免劳累。

为了避免入水前或出水后滑跤，最好能穿着防滑拖鞋，到了池边才脱掉，或者一出水后就马上穿上防滑拖鞋。

孕妈妈不可潜水。怀孕后身体状况与孕前大不相同，孕妈妈不可盲目相信自己的身体状况，以免发生溺水的危险事件。

在游泳前后，孕妈妈都要记得补充水分或果汁，就像做其他运动一样。因为，游泳也是一种运动，尽管四周都是水，还是有可能会有脱水状况的发生。

怎样知道自己是否超重了

一般情况下，整个孕期，你的体重增加值在12千克左右为宜，孕早期体重增加2千克，孕中期和孕晚期各增加5千克。

首先你要用体重指数（BMI）衡量出你孕前的身体状况，然后根据身体状况来决定孕期的体重应该增加多少。计算方法如下：

BMI = 体重（千克）÷ 身高（米）^{2}

例如：你的体重是60千克，身高是1.6米，你的体重指数就是60 ÷ 2.56^2 = 23.43

BMI小于19.8，说明体重过轻，孕期体重需要增加12.5~18千克。

BMI在19.8~26.0之间，说明体重正常，孕期体重需要增加12千克左右。

BMI大于26.1，说明体重超重，孕期体重增加7~11.5千克为宜。

孕妈妈超重意味着什么

体重过高或增长速度过快会使孕妈妈患上高血压、糖尿病或怀上巨大儿的可能性增加。这样一来会增长产程，加大顺产或剖腹产的难度，不但会使孕妈妈的阴道或会阴发生严重撕裂，还会导致胎宝宝"肩难产"，严重的会使新生儿窒息死亡。

如何科学控制体重的增长

（1）**饮食要科学合理，营养均衡** 五谷杂粮、蔬菜水果都要摄取到，但不要过量，少吃或不吃糖果、蛋糕、冰淇淋等糖分和热量高，但没什么营养的食物。

（2）**加强锻炼** 在自己的身体能够承受的前提下，每天进行一定量的活动，减掉多余的体重。不要吃饱了就坐着或躺着，这对控制体重增长非常不利。

（3）**买个体重秤** 定期测量体重，一旦发现体重增长异常，就要调整饮食和锻炼计划，并在准爸爸的监督下实施。

孕期瑜伽对孕妈妈有什么好处

孕妈妈练习瑜伽可以增强体力和肌肉张力，增强身体的平衡感，提高整个肌肉组织的柔韧度和灵活度。同时孕妈妈练习瑜伽会刺激控制激素分泌的腺体，加速血液循环，还能够很好地掌握呼吸控制方法，有利于分娩。练习瑜伽还可以起到按摩内部器官的作用。此外，针对腹部练习的瑜伽可以帮助产后重塑身材。瑜伽还帮助人们进行自我调控，使身心合二为一。

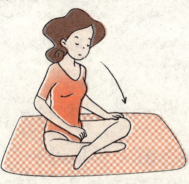

具体而言，孕期有意识地通过瑜伽锻炼腹部、腰部、背部和骨盆的肌肉，缓解紧张感，使腰部及骨盆的关节更柔软、肌肉更富弹性，可以避免由于妊娠体重增加和重心改变而导致的腰腿痛，并有助于减轻临产时的阵痛，促进顺利地自然分娩。但

需要注意的是，妊娠中晚期，孕妈妈不适宜长时间做弯腰或下蹲的动作，以免压迫腹部或造成盆腔充血。

孕期瑜伽哪些动作不可做

（1）**后弯类动作不可做** 这类动作会让原本压力就很大的下背，更显脆弱，因此千万不要做。即使要做，也只能做简单的扩胸动作。

（2）**腹部着地的动作不可做** 凡是腹部着地的动作绝对不可以，因为孕妇腹肌的压力原本就很大，腹部运动会造成更大的负担，甚至会造成腹直肌的裂开，让下背支撑性更差。

（3）**深度扭转类动作不可做** 尽量避免，要做也只能做简单的肩颈、上胸的转动。

（4）**倒立动作千万不可做** 因为怀孕时，女性的腹部隆起已让胸腔缩小，倒立会更压迫胸腔。在孕中期还做倒立的话，有可能会造成胎位不正，不可不慎。

（5）**躺姿的动作不可做** 在孕中期之后不宜，因为会压迫到大血管。

（6）**不要特别收缩腹部** 呼吸练习时充分使用可能的呼吸空间，但不强调腹式呼吸，不要特别收缩腹部。

（7）**双脚平行，避免外八字站法** 这种站法会造成腰椎更大的负担，平时站姿时要自我提醒。

（8）**千万不要过度拉伸** 怀孕时，改变的激素会分泌更多的"松弛素"，身体比平时更柔软。所以做动作时千万不要过度拉伸，否则易伤。

以上很多建议因每个人体质不同，状况也不太一样。若是担心自己出状况，或是自知体质不同，最好不要在家自己练瑜伽，尤其是完全没接触过瑜伽的初学者，最好在受过专业训练的孕妇瑜伽老师指导下练习。

怎样进行乳房按摩

按摩乳房共分3个步骤，左右乳房分别按照以下顺序操作1遍：

（1）**由外向内按摩乳房的操作** 反方向单手罩住乳房，用另一手掌心（大拇指下方的肌腹部分）顶住乳房边缘，手肘以肩为中心缓缓顶着，由外侧朝内侧轻轻按摩。

（2）**由斜下方朝上按摩乳房的操作** 外侧下方朝上扶住，另一手的小指指腹顶住支撑乳房手掌的外侧，手肘以肩为中心移动，由斜下方逐渐朝上按摩乳房。

(3) 由下向上按摩乳房的操作 反方向单手掌顶住乳房。用另一手的手掌贴在顶住乳房的手背上，而小指则在乳房正下方施力将乳房顶高，再由下向上进行按摩。

这个按摩方法除了可以消除乳头及乳晕四周的瘀血及肿胀外，也可以柔软乳头，便于宝宝吸吮，同时更能使扁平的乳头突出。妊娠时左右乳房每天应各按摩2~3分钟，乳头在受到刺激时，会导致子宫收缩，如果下腹部感到紧张，则应立即停止。

 如何按摩乳头

由于母乳喂养是科学的喂养方式，因此乳头检查和乳房检查同样重要。分娩之后，如果乳头太小、乳头扁平或乳头凹陷，即使乳液再多，婴儿也无法吸食。因此，对乳头进行按摩十分有必要。

怀孕进入16周后，便应开始清洁乳头，做法是将橄榄油或冷霜涂在乳头上，再用手指轻轻拈出，以手掌画圆似的方法按摩。

洗澡时，也可将肥皂涂在乳头上，以同样方式按摩。每一次约按摩1分钟，每日入浴进行1次即可。

 怎样营造良好的睡眠环境

孕妇卧室应宁静清爽，光线幽暗，无嗜杂喧闹声，空气新鲜，温度、湿度适宜，最佳温度为19~20℃，最佳湿度为50%~60%。

睡眠是疲劳的"消除剂"，要求有一个良好的环境，即宁静清爽，光线幽暗，切忌嘈杂喧闹、灯火通明。即或有声音，也只能是钟表的滴答声等。单调、低微的重复声响，有助于催人入眠。同时，要求卧室空气流通，为人体提供足够的新鲜空气，才能使睡眠的功能得到充分发挥。

 孕中期怎样合理安排性生活

妊娠中期（4~7个月）骨盆腔及生殖器对性的刺激反应不明显，不会因性交的刺激引起流产，因此，妊娠中期过性生活是安全的。但要注意以下几点：

要节制。过性生活要有所节制，以少为宜。

性交时间不要太长，也不要过度兴奋。

避免压迫腹部。性交动作不宜强烈和粗暴，避免压迫孕妇腹部，否则会产生严重的后果。

注意性交姿势。由于胎儿日渐成长，要特别保护孕妇腹部，采取侧位或后位性交是妊娠中、晚期的最佳性交体位，不易造成对胎儿的直接影响。

为什么不可以仰卧睡

孕早期时，睡姿的选择较自由，只要觉得舒服就好。但妊娠1周之后，随着子宫逐月增大，则不宜仰卧，需侧卧，且以左侧卧位为好。

因为仰卧时，增大的子宫压向脊柱，会使位于脊柱侧的下腔静脉及腹主动脉受压，影响下腔静脉血液回流入心。回心血量减少，心输出量减少，各器官供血量不足；腹主动脉受压，子宫动脉的压力随之降低，结果子宫胎盘血流量减少，胎盘功能受影响，不利于胎儿生长发育。此外，仰卧位还可压迫骨盆入口处的输尿管，尿流不畅，排尿量减少。这不仅不利于孕妇体内代谢废物排出体外，还可导致水肿。

性生活中哪些体位比较合适

一般来说，此时性生活的体位以正常位、交叉位和伸张位为佳，应该避免女性运动较多的女性上位。另外由于怀孕期间易受细菌感染，因此最好避免过于强烈的刺激，同房前后注意清洁身体。以下仅是建议的体位方式：

交叉位。男性的身体稍微倾斜，这样插入不会太深，刺激也不会太强烈。

正常位。男性以双手和膝盖支撑身体，这样不会压迫女性的腹部，插入也不会过于深。

伸张位。男女双方都伸直身体结合。这样男性的身体运动不灵便，避免了强烈的刺激。

消除孕期症状困扰

为什么会出现消化不良的现象

随着妊娠进展,胃肠道受增大子宫的推挤,胃液分泌及胃肠道蠕动在孕期也有不同程度的改变,这与胎盘分泌大量孕酮,引起全身平滑肌普遍松弛有关。孕酮使胃肠道张力降低,蠕动减弱,胃排空时间及肠运输时间延长;又因胃贲门括约肌松弛、胃的位置改变以及腹压增加,易导致胃内容物返流至食管。总之,怀孕期间消化非常缓慢,容易出现消化不良。孕妇的消化能力大约是正常人的1/3,所以,孕妇要少食多餐。

怀孕后一定会出现静脉曲张吗

答案是否定的。一般正常妊娠绝大部分不会有静脉曲张发生,只有在静脉办功能不全时才会发生曲张,家族中有类似现象的妇女更易患静脉曲张。但怀孕后会加重静脉曲张的程度,由于子宫的重量压迫盆腔静脉,使下肢静脉压力增加,孕激素也使静脉扩张,以致下肢、会阴、肛门的血流瘀滞;孕妇长时间站立后,可能会下肢疼痛。这些都是加重静脉曲张的诱因。如果髋部发生红、肿、痛,则可能发生了静脉栓塞的严重情况。若有以上症状,请立即就医。

胎盘的构成是怎样的

胎盘,是胎儿生长发育过程中出现的附属组织,是胎儿与母体间物质交换的主要器官,自受精7~8天开始,胎盘的绒毛开始出现。妊娠3个月形成完整的胎盘,随妊娠时间的推移而逐渐长大。足月胎盘直径16~20厘米,厚1~4厘米,呈圆或椭圆形,重450~650克。胎盘的母体呈暗红色,有10~15个胎盘小叶;胎盘的胎儿面呈光滑的浅蓝色,脐带居中或偏心。脐带的血管呈放射状向四周分散，有胎膜包围着。胎盘的结构好像根须伸入土地，以吸取营养及水分，树茎干相当于绒毛，土地相当于母亲的胎膜及血管内的血液。因此，胎盘由母子共同形成。

胎盘的主要功能都有哪些

（1）**气体交换**　氧气是维持胎儿生命最重要的物质。母体和胎儿之间的氧气和二氧化碳通过胎盘进行交换，帮胎儿排泄二氧化碳及新陈代谢所产生的废气物质。

（2）**营养物质供应**　胎盘替代胎儿消化系统的功能，胎儿需要的各种营养物质，如糖类、蛋白质、脂肪、水分、维生素和无机盐，都是通过胎盘从母体获得。胎盘中还含有多种酶，如氧化酶、水解酶、还原酶等，能把来自母体的复杂化合物分解后，为胎儿所用，或者能把葡萄糖合成糖原，把氨基酸合成为蛋白质后，再提供给胎儿。

（3）**代谢功能**　胎儿新陈代谢废物，如尿素、尿酸等，经胎盘进入母体血液，再通过母亲的代谢活动排出体外，替代胎儿的泌尿系统功能。

（4）**防御功能**　胎盘作为一道屏障，可以阻止母体的细菌、原虫、大分子药物等进入胎儿体内。母体血液中的抗体，如免疫球蛋白G（IgG）能通过胎盘传给胎儿，胎儿从母体获得抗体，在出生后的短期内（半年）有被动免疫力。但是，这种屏障作用较有限，各种病毒、分子量较小的药物、弓形虫、衣原体和螺旋体均可能通过胎盘感染胎儿。

（5）**合成功能**　胎盘能分泌多种激素，如孕激素、雌激素、绒毛膜促性腺激素等，以维持整个孕期的顺利进行。这些激素对促进胎儿成长、母体健康、分娩、乳汁分泌等起着非常重要的作用。

胎儿的生长情况是怎么判断的

胎儿生长发育如何，除了测量子宫底高度和分析准妈妈体重增加情况以外，医生还会采用超声波检查胎宝宝坐高、胸部、胎头等，来推算胎宝宝的体重，这是比较可靠的方法。如果胎宝宝宫内发育迟缓，应给予及时的治疗。

怎样预防胎儿宫内发育迟缓

准妈妈要增加间断性休息和左侧卧位休息,使全身肌肉放松,降低腹压,减少骨骼肌中的血容量,使盆腔血量相应增加。

增加营养,增加高蛋白高热量饮食,严禁烟酒。

积极治疗并发症,如有贫血应尽早纠正。

如有条件,应每日给准妈妈吸2~3次氧,每次1小时。

给予对症的药物治疗。

第2次产检需要了解什么

孕妈妈在这个月需要到选定的医院进行第2次正式产检,除了基础检查外,医生还可能安排B超检查,如果还没有建档,孕妈妈这次可以考虑建档。

选择一家合适的医院空腹抽血,检查建档,进行基础检查,包括B超、白带常规、妇科检查、胚胎发育情况,全身检查包括血压,体重,了解心、肝、肾的功能,血、尿常规,血型,传染病系列。排除常见疾病如宫外孕、葡萄胎及各种类型的流产,还需要做唐氏征的筛查,这些检查医生会陆续帮孕妈妈安排。

哪些情况下需要做羊水穿刺

羊水穿刺主要是检测各种生育相关病症,以及遗传病症,适用于35岁以上、怀孕15~18周的孕妈妈。如果你有遗传病或染色体异常等家族病史,或超声波扫描等检测发现异常,医生也会建议你进行羊水诊断。

腿部抽筋该怎么预防

半数以上的孕妇在孕中期会出现腿部抽筋,尤其在晚上睡觉时容易发生。

在孕中期后,孕妇的体重逐渐增加,双腿负担加重,腿部的肌肉经常处在疲劳状态。另外,怀孕后,身体对钙的需要大大增加,B族维生素补充不足也是腿部抽筋的一个原因。未孕妇女平均每天需要400毫克的钙,怀孕后,尤其在孕晚期,每天钙的需要量增为1200毫克,这时如在饮食等方面不给予特别注意，很容易造成缺钙。

为了避免腿部抽筋，应注意不要使腿部的肌肉过于疲劳；不要穿高跟鞋走路；睡前对双腿及脚进行按摩；睡时将腿部垫高。此外还要多吃富含钙及B族维生素的食物，适当补充钙剂、维生素D，保证适当的户外活动。

 ## 子宫压迫下腹疼痛是怎么回事

生理性腹痛通常是由于正常妊娠子宫增大，同时伴随着子宫圆韧带被牵拉而引起，一般在妊娠3～5个月时常见。子宫增大使原来子宫周围的一些组织，如固定子宫的韧带、给子宫提供营养的血管以及支配子宫的神经等受到机械性的牵拉。子宫周围的脏器，如膀胱和直肠，也会因子宫增大受到挤压而出现下腹部疼痛。

疼痛部位多在下腹部子宫一侧或双侧，呈钝痛、隐痛或牵拉痛，大多发生在体位改变或远距离行走时，而卧床休息后则能缓解。随着妊娠月份的增加，孕妇对此逐渐适应，疼痛会有所减轻或完全消失。

 ## 腹部开始发痒怎么办

进入怀孕中期后，胸部或腹部常会出现严重的发痒症状，而且会长出一些粗糙、凹凸不平的小疙瘩。虽然还没有找到导致这些皮肤发痒症状的确切原因，但是通常认为这是受到胎盘中分泌的激素影响所造成。平时要经常淋浴，注意保持皮肤清洁，还要穿令皮肤感觉很舒适的棉质内衣或衣服。如果痒痛无法忍受，应该及时看医生并接受适当的治疗。

 ## 什么是高危妊娠

妊娠期存在一些对母、儿不利的因素，包括特殊体质因素、妊娠期并发症或内、外科合并症等，给妊娠及分娩带来一定风险，这种妊娠称为高危妊娠。

高危妊娠通常包括年龄小于18岁或大于40岁，以及身材矮小，骨盆狭窄及子宫畸形等的孕妈妈。

高危妊娠的孕妈妈必须在医院中分娩，这样才能保障母、儿的安全。属于高危的孕妈妈也不要过于紧张，应与医生密切配合，通过严密监测及适当的处理，往往可以安全地度过妊娠及分娩期。

高危妊娠增加了围产期母、儿死亡率，应予以高度重视。一般医院均设立产前高危门诊，由有经验的医生通过多项指标测定，如胎儿生长指标、胎心监测、B超、胎盘功能测定及必要的妇科及内科各项检查，对孕妈妈及胎儿进行定期监测，发现高危因素及时进行纠正和指导。对胎儿已近成熟或高危状态又无法纠正的孕妈妈，还可以选择适当时机终止妊娠。

到了孕中期肚子还小是怎么回事

孕妈妈肚子小可能是胎宝宝发育迟缓的缘故。衡量肚子大小的标准是子宫底高度，即产前检查中必须测量的宫高和腹围。

以宫高为例，正常情况下，妊娠24周末，宫高平均24厘米，28周末为26厘米，36周末为32厘米，40周末达到33厘米。孕妈妈可根据所测得的宫底高度，计算胎儿的发育指数。公式如下：

胎儿发育指数：宫底高度（厘米）－3／（月份+1）

出现腹泻该怎么办

引起孕期腹泻的原因有多种，最常见的病原体有沙门氏菌、志贺氏痢疾杆菌、弯曲杆菌与病毒等，当然，食物中毒也可能引发腹泻。所以，孕妈妈一旦发生腹泻，要先检查出病因，然后有针对性地治疗。通常的处理方式是给孕妈妈适当补液，补足孕妇体内因腹泻丢失的水分和电解质，尤其是钾离子，同时要密切观察胎宝宝的情况是否良好，有无早产或流产的征兆，并遵医生嘱咐进行适当的药物治疗。

在日常饮食防治上，孕妈妈要注意不要吃生的食物，不要吃腐败变质的食物，避免发生腹泻。

怎样判断自己是否得了牙龈炎

患牙龈炎后，牙龈会变得发红、肿胀、松软，龈缘变厚，牙间乳头变为钝圆，与牙面不紧贴，龈沟加深，严重时龈缘会发生糜烂或肉芽增生，龈袋

Part2 非常完美的十月孕期

溢脓或出血。

如果你在刷牙或咬硬物时发现有牙龈出血或牙齿触痛的情况,就要怀疑是否患上了牙龈炎。

牙龈炎该怎样防治

不要吃过冷或过热的食物,以免对牙龈及牙齿造成刺激。

少吃硬的食物,尽量挑选质软、不需要用牙齿用力咀嚼的食物,以减少对牙龈的损伤。

多吃富含维生素C的蔬菜水果或口服维生素C制剂,以降低毛细血管的通透性,防止牙龈出血。

每日三餐后要刷牙,并认真清理牙缝,不要让食物残渣嵌留;刷牙时要顺着牙缝刷,尽量不要碰伤牙龈。

刷牙时不要忘记刷舌头,因为口腔中的细菌大部分是沉积在舌头上的,所以清洁舌头是口腔清洁的关键。

到口腔医院进行洗牙治疗,去除牙齿表面的细菌、牙石、色素等牙垢,能够减轻牙龈炎的症状。

什么情况下容易诱发痔疮

怀孕女性特别容易患痔疮。这是因为妊娠可引起腹压增高,随着子宫体逐渐增大,下腔静脉受压日益加重,特别是胎位不正时,压迫更为明显,直接影响直肠下端、肛管的静脉回流,致使痔静脉充血、扩张,更加重了痔静脉的回流障碍,从而诱发痔疮。

怎样做好痔疮的预防

(1) 合理饮食 孕妇的饮食除需富有营养外,还要注意多饮水,多吃新鲜的蔬菜、水果,尤其是含纤维素多的青菜、韭菜、芹菜、萝卜、菠菜等,以促进肠蠕动,保证大便通畅。此外,要忌食辣椒、大蒜、生姜、大葱等辛辣刺激性食物。

(2) 避免久坐 尤其是沙发,长期久坐沙发,更容易增加患痔疮的概率。

养成定时排便的良好习惯，每次排便时间不宜过长。倘若出现便秘，可适量服些润肠通便的中成药，而不可乱用泻药，以免子宫收缩造成流产或早产。

(3) **适当运动**　由于直肠和肛门位于人体下部，若久坐不动，该处静脉血液在回流时易受阻。所以，孕妇不宜久坐不动，而应适当活动，或做些轻体力的家务劳动。

(4) **提肛运动**　提肛运动可加速肛门周围组织的血液循环，增强骨盆底部肌肉的力量，起到预防痔疮的作用。具体做法是：全身放松，端坐，将大腿夹紧，吸气时腹部隆起，呼气时腹部凹陷。呼吸5次后舌舔上腭，同时肛门上提，屏气，然后全身放松。如此反复，每天做2次，每次重复20遍。

孕期打鼾需要治疗吗

睡眠中上气道堵塞会影响胎宝宝的发育，即睡眠窒息和胎宝宝发育迟缓有关，因此，孕妈妈打鼾应及时治疗。

打鼾可分为良性和恶性两大类。良性打鼾的特征是，入睡后鼾声较轻且均匀，或偶尔出现的打鼾（如疲劳、饮酒后的打鼾）。这类打鼾对身体并没有太大危害，称为良性打鼾。恶性打鼾的特征是，入睡时不仅鼾声很大（一般超过60分贝），而且不均匀，总是打着打着就停止了呼吸，或呼吸停止达10多秒钟后被憋醒，急速地喘气。一夜反复多次发作，早晨起来感觉头昏脑涨，好像整夜没睡一样。这类打鼾往往会带来严重的后果，故称为恶性打鼾。

大约有10%的孕妈妈会在孕期发生恶性打鼾。对于孕妈妈而言，恶性打鼾的危害较为严重，容易导致机体缺氧以及二氧化碳排除不及时，严重威胁母子健康。一旦孕妈妈发生恶性打鼾，万万不可小视，最好及时去医院进行检查，并警惕妊娠高血压的发生。

Part2 非常完美的十月孕期

孕 5 月

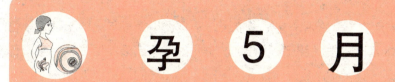

发现身体微妙变化

腹部疼痛正常吗

现在胎宝宝在妈妈肚子里已经是个相当活泼可爱的小人了，他的动作越来越多，生长速度也越来越快。子宫需要随着胎儿慢慢增大，而子宫两边的韧带和骨盆也在生长变化以适应胎宝宝的成长，这就使孕妈妈偶尔会感觉到腹部的某一侧有轻微的疼痛感。其实，孕妈妈大可不必为了这件事情担心，这是完全正常的。不过，如果疼痛是连续的而不是偶尔的，且已持续两三天时间，那孕妈妈最好去医院进行检查。

乳房为什么越来越大

雌激素、孕激素、胎盘泌乳素、缩宫素、泌乳素等这些激素的协同作用使孕妈妈的身体为喂养婴儿做好准备，并使孕妈妈的乳房变大、柔软、有疼痛感。然而，整个妊娠期不会都有疼痛感。佩戴一个合适的乳罩支撑孕妈妈的胸部非常重要。

由于乳腺组织血流增加，新的乳腺导管增生导致蓝黑色，静脉明显出现。围绕乳头的黑晕变得更大，颜色更深。围绕乳头的结节（称为蒙氏结节）增大，分泌液体润滑乳头。孕妈妈的乳房有时会漏出清亮液体称为初乳，是最早形成的乳汁，不必担心。孕激素是引起孕期乳房改变的主要原因，而雌激素与乳腺导管发育形成有关。

子宫有多大了

怀孕5个月了，孕妈妈子宫渐渐变大，子宫大小像成年人的头部，子宫高度为15～18厘米左右（脐下一横指）。孕妈妈下腹部隆起明显，会感腹部沉重。

心脏负荷增加，身体有什么感觉

胎儿的生长发育需要充足的氧气和营养，随着子宫的增大，对血液需求量不断增加，同时孕妈妈各个内脏器官因怀孕而负担加重，也需要增加血液供应，因而孕妈妈心脏要增加供血量，导致心脏负担加重。孕妈妈的皮肤和黏膜也因为有比平时更多的血液供应而血管扩张，致使很多孕妈妈感觉身体发热、鼻塞和容易流汗。

发质怎么也开始改变了

怀孕后，由于激素的变化，孕妈妈头发的生长速度一般会加快，显得比以前多且有光泽。但另一种可能是油性的发质变得更油，干性的发质变得更干、更脆，而且头发也掉得很多。

有没有感觉到胎宝宝在运动

每天孕妈妈都能清楚地感到胎儿在不停地运动，甚至晚上因为胎宝宝的折腾而使孕妈妈无法入睡。当孕妈妈对胎儿高度注意时，可以想像胎儿的各种体态，胎儿也会回应孕妈妈的感受，这样会增进母子之间的感情交流。

为什么分泌物增多了

阴道里流出白色或浅黄色的分泌物明显增多，这是由于妊娠中期全身各器官的血液需求量增加,特别是流向阴道周围的血液量增加的缘故,属于正常现象。但如果发现分泌物气味较重,颜色呈黄色并且黏稠,有可能是阴道受到了感染,应该注意观察,并及时到妇产科进行诊治。

特别图示——胎宝宝每周变化

胎宝宝每周变化		
	妊娠第17周	(1)身长大约有13厘米,体重150~200克。 (2)骨骼都还是软骨,可以保护骨骼的"卵磷脂"开始慢慢地覆盖在骨髓上。 (3)开始长出头发,嘴开始张合,眼睛会眨动。全身长出细毛,眉毛、指甲等也出现。 (4)已出现的器官不断增大,日趋成熟,但是不会再有新的器官出现。女胎的卵巢里已经存在着最初的卵子了。
	妊娠第18周	(1)身长大约有14厘米,体重约200克。 (2)心脏的活动活跃,胃部出现制造黏液的细胞,大脑出现折痕。骨髓中血细胞生长增快,肝内造血功能下降。胰腺开始分泌胰岛素。 (3)指尖和脚趾上发育成各具特色的指纹。眼睛开始向前看,而不是朝左右看。已经有了轮廓分明的脖子。 (4)皮肤颜色加红并增厚了,有了一定的防御能力。
	妊娠第19周	(1)身长大约有15厘米,体重200~250克。 (2)头发在迅速的生长。味觉、嗅觉、触觉、视觉、听觉从现在开始在大脑中专门的区域里发育。 (3)开始能吞咽羊水。 (4)内脏已是最后完成阶段。肾脏已经能制造尿液。
	妊娠第20周	(1)身长为18~27厘米,体重为250~300克。 (2)大脑皮质结构形成,沟回增多。运动能力增强,已经能和新生儿一样。女胎的子宫在此期就已完全形成。 (3)味觉、嗅觉、视觉和触觉等感觉器官发育的关键时期。视网膜也形成了,开始对光线有感应。 (4)眉毛形成,头上开始长出细细的头发,不是胎毛。

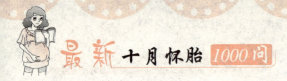

找到最佳胎教方案

抚摸胎教中的触压拍打法怎么做

抚摸胎教是指有意识、有规律、有计划地抚摸腹部，以刺激胎儿的感官。研究证明，进行抚摸胎教时，胎宝宝可以通过触觉神经感受体外的刺激，提高皮肤触觉，促进大脑细胞的发育，加速智力的发展；抚摸胎教能够促进胎宝宝运动神经的发育，激发胎宝宝的活动积极性。经常受到抚摸的胎宝宝，对外界环境的刺激反应机敏，出生后翻身、抓握、爬行、坐立、行走等运动发育都明显提前；抚摸胎教还能使你身心放松、精神愉快，对稳定情绪很有好处。

抚摸胎教要有规律，每天2~3次，并在固定的时间进行，这样胎宝宝才能心领神会地配合你；最好在安静舒适的环境中进行抚摸胎教，保持室内空气新鲜，温度适宜；抚摸胎宝宝时，孕妈妈应保持轻松愉快的心态，情绪不佳时不要进行抚摸胎教；进行抚摸胎教前还要换上宽松舒适的衣服，并排空小便，还要记住不要饿着肚子哦。

(1) 抚摸胎教之触压拍打法

实施时间：孕4月以后。

具体方法：平卧，放松腹部，先用手在腹部从上到下、从左到右来回抚摸，然后轻轻地按压和拍打。

注意事项：开始时每次5分钟，等胎宝宝有反应时可延长至10分钟。随时注意胎宝宝的反应，如果感觉他用力挣扎或蹬腿，则表明他不舒服，应立即停止。

(2) 不宜抚摸胎教的情况

孕早期和孕晚期临近预产期时不宜进行抚摸胎教。

有流产、早产、产前出血等不良产史不宜进行抚摸胎教。

不规则宫缩、先兆流产、先兆早产的孕妈也不适合经常抚摸腹部。

Part2 非常完美的十月孕期

抚摸胎教中的踢肚游戏法怎么做

踢肚游戏具体步骤：

轻轻抚摸腹部，与胎儿沟通一下信息。

当胎儿用小手或小脚给以"回敬"时，则轻轻拍打被踢或被推的部位，等待胎儿再一次踢打母亲的腹部。

一般等1~2分钟后胎儿会再踢，这时再轻拍几下，接着停下来，如果你拍的位置变了，胎儿会向你改变的位置再踢，要注意改拍位置离原胎动的位置不要太远，游戏时间也不宜过长，一般每次5分钟即可。

注意事项：这种游戏最好在晚上临睡前进行，此时宝宝的活动最多，但时间不宜过长，一般每次不要超过10分钟，以免引起宝宝过于兴奋，导致孕妈妈久久都不能安然入睡。准爸爸的参与尤其重要。

孕妈妈唱歌是最好的胎教吗

孕妇能亲自给胎儿唱歌，会收到更令人满意的胎教效果。一方面，孕妇在自己的歌声中陶冶了情操，获得了良好的胎教心境；另一方面，孕妇唱歌时产生的物理振动，和谐而又愉快，使胎儿从中得到感情和感觉上的双重满足，这一点，是任何音乐都无法取代的。

进行语言胎教时应注意些什么

孕妇或家人用文明、礼貌、富有哲理的语言，有目的地对子宫中的胎儿讲话，给胎儿期的大脑新皮质输入最初的语言印记，为后天的学习打下基础，称为语言胎教。语言胎教一般什么时间做比较合适呢？又如何把握时间长短呢？

语言胎教要求在胎儿醒着的时候进行，一般最好和抚摸胎教同时进行，可以边抚摸边对宝宝说话。一般早上醒来，或者午睡醒来，以及晚上临睡前都可以进行语言胎教。

语言胎教一般控制在5~10分钟内。孕妈妈及准爸爸要养成富有感情、充满爱意地跟胎儿对话的好习惯。父母经常与胎儿对话，能促进其出生以后在语言及智力方面的良好发育。

最新 十月怀胎 1000问

怎样利用图片进行胎教

一幅美丽的图片，足以让人展开丰富的联想。为了培养孩子丰富的想象力、独创性以及进取精神，最好的教材莫过于幼儿画册。孕妈妈可以将画册中每一页所展示的内容，运用想象力放大并传递给胎儿，从而促使胎儿的心灵健康成长。

可选那些色彩丰富、富于幻想的内容，提倡勇敢、理想、幸福、爱情的主题。

利用图片做教材进行胎教时，一定要注意把感情倾注到故事的情节中去，通过语气、声调的变化使胎儿了解故事是怎样展开的。单调和毫无生气的声音是不能唤起胎儿的感受的。一切喜怒哀乐都将通过富有感情的声调传递给胎儿。

为什么要播放节奏明快的乐曲

胎儿对节奏特别敏感，很早就熟悉母体的心跳节律。有些乐曲只要能与母亲的心跳节律相似，胎儿听了也会随之活动。实践证明，胎儿出生后，对于这种具有明快节奏适合胎教的音乐特别喜欢，往往会停止哭闹，很快地安静下来。因此，孕妇可以经常听一些节奏明快、流畅、抒情的音乐（有条件的家庭，在谈话或播音乐时，可将小型扩音器放在母体腹部的下方，便于胎儿清晰地感受到）。

怎样对胎宝宝进行嗅觉胎教训练

胎儿闻到不好的气味也会皱眉头。胎儿会感受到鲜花店及面包房中飘出的香味。此时可对胎儿说："宝宝闻一下，多香啊。"孕妈妈吃美味食品时，享受美味的感觉也会传达给胎儿。胎儿能通过情绪和大脑来感受孕妈妈所感受到的香气。

怎样培养胎宝宝的联想潜能

本月正是胎宝宝大脑发育较快的时期，孕妈妈应该从现在起就培养胎宝宝的联想潜能，对未来的学习具有很大帮助。

孕妈妈准备一些纸张或卡片，然后找一些图片贴在卡片上，做成索引卡，索引卡的内容要属于同一类，如1个苹果与1根香蕉，1辆轿车与1架飞机，1只鹦鹉与1只巨嘴鸟……其次，将所有的卡片放在一起，洗牌，并让有图的正面朝下，翻开2张卡片，如不属于同一类，则仍然正面朝下放回原处，然后再翻开2张，并判断卡片上的物体是否属于同一类。如果属于同一类，说明配对成功，可以将这2张卡片拿走，另放一边。

随着游戏的进行，卡片被一个一个地翻开，你对每一张卡片的位置记得越清楚，成功配对的几率越大。有时你选的一张卡片可以用不同的配对方式。例如，有4样东西：轿车、火车、飞机及云。设计前的原意是用飞机与云配对，因为它们都属于天空，而翻开"飞机"与"火车"时把它们配成一对作为交通工具也是可以的。

为什么说意念是胎教的一种重要手段

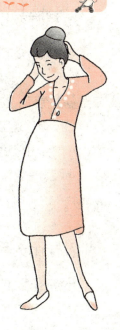

意念是胎教的一种重要手段，从某种意义上来说就是想象力。几乎所有的准妈妈都希望自己的宝宝是非凡的天才，那就尝试运用想象的力量，将美好的愿望、祝愿传递给胎宝宝。想象能增加准妈妈与胎宝宝的联系，这也是意念对胎宝宝身心发育所起的促进作用。准妈妈可以根据天才宝宝的特征来尽情想象。

(1) **讲话早** 宝宝会迅速掌握大量词汇、发音清晰、喜欢刨根问底并具备非凡的理解力，显示出聪明的潜力。

(2) **阅读早** 宝宝识字和识图很快，会捡起书本自己阅读。

(3) **喜欢数字** 宝宝喜欢数日常生活中的一切东西，如楼梯、来往的车辆，能记住电话号码；并且认识书本上的数字，很早就开始数数，甚至能解简单的数学题。

如何教胎宝宝识数字

教数字和图形成功的诀窍是以立体形象传递而不要以平面形象进行。例如，"1"这个数字，即使视觉化了，对胎宝宝来说，也是一个极为枯燥的形象。为了使胎宝宝学起来饶有兴趣，孕妈妈可加上由"1"联想起来的各种事物。

"1"像什么？食指伸出来的样子、门口的旗杆、吃饭的筷子……把你所有想到的都逐个在脑中重现。

以此类推，以后可以每天教胎宝宝认识一个数字。

"2"像什么？天鹅柔软的脖颈、飘动的丝带……把你所有想到的都逐个在脑中重现。

"3"像什么？耳朵的形状、半只蝴蝶的翅膀……把你所有想到的都逐个在脑中重现。

光照胎教的依据是什么

用胎儿镜观察可发现，怀孕4个月时胎儿对光就有反应。当胎儿入睡或有体位改变时，胎儿的眼睛也在活动。怀孕后期，如果将光射进子宫内或用强光多次在母亲腹部照射，可发现胎儿眼球活动次数增加，胎儿会安静下来。用B超检查仪还可观察发现，用手电筒一闪一灭地照射准妈妈的腹部，胎儿的心率就会出现剧烈变化。

准妈妈每天可定时在胎儿觉醒时用手电筒（弱光）作为光源，照在自己腹部胎头的方向，每次5分钟左右。

怎样用光照为胎宝宝训练昼夜节律

光照胎教不仅可以促进胎儿对光线的灵敏反应及视觉功能的健康发育，还有益于孩子出生后动作行为的发育成长，训练其昼夜规律。准妈妈可定时于每日用手电筒的微光一闪一灭地照射自己腹部3次，注意时间不宜过长，同时告诉胎宝宝，现在是早晨或者是中午了。当然也可以在晒太阳的时候抚摸腹部跟胎宝宝聊天。

Part2 非常完美的十月孕期

掌握科学的饮食原则

 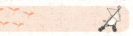
为什么说海带要少吃，还要常吃

海带含有丰富的碳水化合物、粗纤维和少量的蛋白质和脂肪，以及碘、钙、铁、钠、镁、钾、磷、甘露醇、维生素B_1、维生素B_2、维生素B_3、维生素C等多种物质。其中钙含量是牛奶的10倍，含磷量比所有的蔬菜都高。具有美发、防治肥胖症、高血压、水肿、动脉硬化等功效，故有"海上之蔬""长寿菜"等之称。

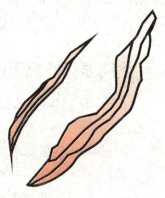

我们知道，如果孕妈妈缺碘使体内甲状腺素合成受影响，胎儿不能获得必需的甲状腺素，会导致脑发育不良、智商低下。但如果摄入过多的碘，就会引起胎儿甲状腺发育障碍，婴儿出生后可能出现甲状腺减少症。

因此，孕妈妈吃海带要常吃、少吃，最适合孕妇的海带吃法是与肉骨或贝类等清煮做汤，或者清炒海带肉丝、海带虾仁，或与绿豆、大米熬粥，还有凉拌海带也是不错的选择。

怎样判断自己的饮食是否相对营养过剩

相对营养过剩，是指人体摄入了过多的营养比如碳水化合物、蛋白质和脂肪等，但实际上许多微量元素却比之前获取的更少。这主要是由于饮食结构不合理造成的，最明显的表现就是偏好吃肉。

适当地食用肉类对孕妈妈的身体健康和胎宝宝的生长发育都是必需的。不过，如果每天摄入的食物中肉类的比例超标，久而久之就会对身体造成一些负面的影响。一般而言，健康的孕妈妈每天肉类的摄取量在150~200克为宜，每周所摄入的肉类中最好能包括200~300克的鱼肉。

营养过剩有哪些隐患

营养过量会加大肠胃的负担,容易引起各种肠胃不适。

营养摄入过多容易使吸收和消耗的不均衡,过剩的营养物质在体内堆积,导致超重。超重会使你患上糖尿病、高血压等妊娠疾病的概率增加,还有可能使胎宝宝变成"巨大儿",增加分娩的难度。

营养过剩的一个重要表现是什么

营养过剩的一个重要表现就是体重快速增长。所以,孕妈妈不妨把体重的增加状况当成衡量自己营养状况的标准之一。整个孕中期合理的体重增幅应为5~6千克,进入孕晚期之后,每周的体重增幅不宜大于0.5千克。如果出现超重或体重增加过多,应请医生检查、诊断,并在医生指导下根据情况调节治疗方案,适当减少动物脂肪与糖类的摄入量。

孕期怎样煮粥更好喝

由于怀着宝宝的缘故,孕妈妈肠胃功能比较弱,而粥要熬煮的时间长,粥里的营养物质析出充分,所以粥不仅营养丰富,而且容易吸收。但如何煮得一手好粥呢?这里面是有需要窍门的。

(1) **浸泡** 煮粥前先将米用冷水浸泡半小时,让米粒膨胀开。这样做熬起粥来节省时间,而且熬出的粥酥、口感好。

(2) **开水下锅** 我们一般都是冷水煮粥,而真正的煮粥行家却是用沸水煮粥,因为沸水下锅不会糊底,而且它比冷水熬粥更省时间。

(3) **搅拌** 现在没了冷水煮粥糊底的担忧,搅拌是为了"出稠",也就是让米粒颗颗饱满、粒粒酥稠。搅拌的技巧是:沸水下锅时搅几下,盖上锅盖至文火熬20分钟时,开始不停地搅动,搅动时顺着一个方向转,一直持续约10分钟,到粥呈酥稠状出锅为止。

(4) **底、料分煮** 大多数人煮粥时习惯将所有的东西一股脑全倒进锅里,煮粥的老店可不这样做。粥底是粥底、料是料,分头煮的煮、焯的焯,最后再搁一块熬煮片刻,且绝不超过10分钟。这样熬出的粥品清爽不浑浊,每样东西的味道都熬出来了,但又不串味。特别是辅料为肉类及海鲜时,更应使粥底和辅料分开。

（5）火候 煮粥一定要把握好火候。先用武火煮沸，再转文火即小火熬煮约30分钟。别小看火的大小转换，粥的香味由此而出。

（6）点点油 煮粥时加点油会更好。粥改文火后约10分钟时点入少许沙拉油，你会发现不光成品粥色泽鲜亮，而且入口别样鲜滑。

睡前吃少量葵花子能促进睡眠吗

睡前吃少量葵花子。葵花子含多种氨基酸和维生素，可调节脑细胞的新陈代谢，改善脑细胞的抑制机能。睡前吃些葵花子，可促进消化液分泌，有利于消食化滞、镇静安神、促进睡眠。

睡前多吃含铜的食物能促进睡眠吗

多吃含铜食物。矿物质铜和人体神经系统的正常活动有密切关系。当人体缺少铜时，会使神经系统的抑制过程失调，致使内分泌系统处于兴奋状态，从而导致失眠。含铜较多的食物有乌贼、鱿鱼、蛤蜊、蚶子、虾、动物肝肾、蚕豆、豌豆和玉米等。

孕期一点"垃圾食品"都不能吃吗

加餐是好事，但应尽量吃健康食品。而一些方便食品，如炸薯条和膨化食品，含有较高的热量、脂肪、糖和盐，虽然短时间内能补充较多能量，但缺乏帮助胎儿发育的营养素，并且这些食品可能含有人工色素和添加剂，甚至有铅、铝等金属元素，对胎儿的生长发育不利。当然，偶尔食之不会有什么害处，但不要让这类食物在食谱中占有较大比重。

孕期喝浓茶真的会造成宝宝畸形吗

茶叶中含有2%～5%的咖啡因，每1000毫升浓红茶中约含咖啡因0.12毫克，其含量高达12%。咖啡因具有兴奋作用，孕妈妈饮茶过浓、过多，不仅会增加孕妈妈的心率和排尿量，加重孕妈妈心、肾的负担，从而诱发妊娠期高血压，不利于孕妈妈和胎儿的健康。咖啡因还会刺激胎动，影响胎儿的生长发育，并且有可能造成宝宝手指及脚趾畸形、腭裂和其他畸形的可能。同时，孕妈妈喝浓茶，易患缺铁性贫血，影响胎儿的营养供给。哺乳期喝浓茶，浓茶中的鞣酸被吸收入血液后会抑制乳腺的分泌功能，造成乳汁分泌不足，从而影响新生儿发育。

可以服用补充剂吗

不是所有孕妈妈都要服用补充剂。如果日常食物丰富量足，并不需要补充维生素、矿物质等补充剂，除非孕妈妈是个素食者。但在孕前和孕期前3个月补充叶酸很有必要。

孕期营养需要通过营养监测、膳食调查后进行合理的调整，在医生和营养专业人员的指导下，科学有效地进行营养补充。

孕中期有必要减少脂肪和甜食的摄入量吗

这一时期，孕妈妈应严格控制体重，要想控制体重的增加，主要是控制脂肪和甜食的摄入量。

如果摄取脂肪过多，这些脂肪会变成皮下脂肪导致孕妈妈发胖。甜食里包含着许多的热量，热量多了必定会造成肥胖。

好吃又不会胖的营养食品有哪些

（1）酸奶 酸奶富含钙和蛋白质，即便是患有乳糖不耐症的孕妈妈，对于酸奶也还是易于吸收的，而且有助于胃肠健康。

（2）绿叶蔬菜 绿叶蔬菜是很好的叶酸和锌的来源，圆白菜是很好的钙的来源。喜欢吃沙拉的孕妈妈，把原料改革一下，多加入一些深颜色的蔬菜，如莴苣、紫甘蓝等，一定会提高这道菜的营养价值。因为颜色越深的蔬菜往往意味着它的维生素含量越高。孕妈妈也可以随时在汤里或是饺子馅里加入一些新鲜的蔬菜。

（3）瘦肉 铁在人体血液转运氧气和红细胞合成的过程中起着不可替代的作用。孕期孕妈妈的血液总量会增加，以保证能够通过血液供给胎宝宝足够的营养，因此孕期对于铁的需要就会成倍地增加。如果体内储存的铁不足，你会感到极易疲劳。通过饮食补充足够的铁就变得尤为重要。瘦肉中的铁是供给这一需求的主要来源之一，也是最易于被人体吸收的。

（4）豆制品 对于那些坚持素食的孕妈妈，豆制品是一种再好不过的健康食品了。它可以为孕妈妈提供很多孕期所需的营养，例如优质的蛋白质。

孕期吃蜂王浆能促进胎宝宝大脑发育吗

蜂王浆中含有大量特殊的组成神经胶质细胞的蛋白质和氨基酸，人食用了蜂王浆，自然能给大脑组织提供神经胶质细胞合成的重要原料，同时，还能给神经胶质细胞提供营养，增加神经胶质细胞的数量，随之也提高了人的智力。

妇女妊娠后需要从食物中摄取足够数量的优质蛋白质，供胎儿生长发育之用。特别是3~4个月的胎儿，正是脑神经细胞开始形成和增殖的时期，非常需要营养；孕6个月至出生后的一段时期内，又是脑神经细胞的激增期，且脑神经细胞发育具有一次完成的特点，所以，准妈妈少量摄取蜂王浆，使该营养素通过胎盘进入胎儿体内，就可促进胎儿脑组织细胞的生长发育。

准妈妈切不可认为蜂王浆是滋补性饮料而经常或大量服用，因为蜂王浆中的激素会刺激子宫，引起宫缩，干扰胎儿在宫内的生长发育，或使胎儿过大，不利于分娩而难产，还会使胎儿体内激素增加，产后假性早熟。

孕期饮食能影响到出生后宝宝的视力吗

妇女怀孕时多吃油脂鱼类，如沙丁鱼和鲭鱼，她们的孩子可以比较快达到成年人程度的视觉深度。这是由于油脂鱼类富有一种构成神经膜的要素，被称为Omega-3脂肪酸，在Omega-3脂肪酸中含有二十二碳六烯酸（DHA）与大脑内视神经的发育有密切的关系，其能帮助胎儿视力健全发展。怀孕7~9个月至出生前后的胎儿如果缺乏DHA，会出现视神经炎、视力模糊，甚至失明。但不建议孕妈妈吃鱼类罐头食品，最好购买鲜鱼自己烹饪。孕妈妈每个星期至少吃一次鱼。

除了油脂类鱼外，孕妈妈还应多吃含胡萝卜素的食品以及绿叶蔬菜，防止维生素A、B族维生素、维生素E缺乏。尤其是妊娠反应剧烈，持续时间比较长，影响进食的孕妈妈，一定要注意维生素和微量元素的补充。孕早期妊娠反应严重者，不要迁就自己，要勇敢面对，尽可能多地进食。为了腹中的宝宝有一双明亮健康的眼睛，孕妈妈要鼓励自己，多吃对胎宝宝有益的食品。

孕妈妈还要注意补充钙质，调查表明，缺钙的孕妈妈生的孩子在少年时患近视眼者是不缺钙孕妈妈所生孩子的3倍。因此，怀孕期间补充足够的钙是非常必要的。

促进视力发育的食物有哪些

下面介绍的这几种物质就能促进胎宝宝的眼睛发育，孕妈妈不妨多吃含有这类营养素的食物。

(1) α-亚麻酸 α-亚麻酸是组成大脑细胞和视网膜细胞的重要物质，它能促进胎儿和新生儿大脑细胞发育，促进视网膜中视紫红质的生成，提高胎儿和新生儿的智力和视力，降低胎儿和新生儿神经管畸形和各种出生缺陷的发生率。

在怀孕期间，孕妈妈应常吃坚果、核桃等，因为这些食物中含有一些α-亚麻酸。此外，目前市场上也有一些α-亚麻酸胶囊，孕妈妈如果怕从食物中摄取的量不充足，可以在医生指导下吃些α-亚麻酸胶囊。

(2) 牛磺酸 牛磺酸能提高视觉机能，促进视网膜的发育，可以保护视网膜，利于视觉感受器发育，改善视功能，还能促进中枢神经系统发育，对脑细胞的增殖、移行和分化起促进作用。胎儿必须通过外源供应牛磺酸才能保证生长发育的需要。

因此，在怀孕期间，孕妈妈就应多多补充牛磺酸，牡蛎、海带等食物中含有丰富的牛磺酸，孕妈妈应适量多补充一些。

为什么说吃熟西红柿更营养

营养专家指出，每人每天食用50～100克鲜西红柿，即可满足人体对几种维生素和矿物质的需要。西红柿含的"番茄素"，有抑制细菌的作用；含的苹果酸、柠檬酸和糖类，有助消化的功能。西红柿含有丰富的营养，又有多种功能被称为神奇的菜中之果。对孕妈妈来说，西红柿中富含的维生素A原，在人体内转化为维生素 A，能促进胎宝宝骨骼生长，防治佝偻病的效果颇佳。现代医学研究表明，人体获得维生素 C 的量，是控制和提高肌体抗癌能力的决定因素。西红柿内的苹果酸和柠檬酸等有机酸，还有增加胃液酸度，帮助消化，调整胃肠功能的作用。

在吃法上，熟吃西红柿比生吃更具营养价值。因为西红柿中的番茄红素和其他抗氧化剂的含量会随着温度的升高而显著增加，也就是说，温度越高，番茄红素和其他抗氧化剂的增幅越大。番茄红素作为一种抗氧化剂，其对有害游离基的抑制作用是维生素 E 的 10 倍左右，有一定抗癌功效。

吃猪腰时有哪些讲究

猪的肾脏被称为"猪腰"。它有滋肾利水的作用，适宜孕妇间隔食用。

在清洗猪的肾脏时，可以看到白色纤维膜内有一个浅褐色腺体，那就是肾上腺。它富含皮质激素和髓质激素。如果孕妇误食了肾上腺，可能诱发妊娠水肿、妊娠高血压或高血糖等，同时还会出现恶心、呕吐、手足麻木、肌肉无力等中毒症状。因此，吃猪腰时，一定要将肾上腺割除干净。

芒果不宜多吃的原因是什么

芒果营养价值很高，每 100 克鲜果含维生素 C 56 毫克，含糖量占 11%，还含有丰富的维生素 A、维生素 B_1、维生素 B_2 和适量矿物质、蛋白质、胡萝卜素、叶酸等。

孕妇可以吃芒果，但由于芒果带湿毒，而且含糖量高，所以虽然芒果很开胃，但孕妇不宜多吃芒果。

孕期服用大量鱼肝油有哪些危害

通常，人们都认为鱼肝油和钙片是一种"滋补品"，有增强体质的功效，于是，怀孕以后，有些孕妇便盲目地大量服用浓鱼肝油。实际上，这种做法的结果适得其反。因为长期服大剂量的鱼肝油，会引起毛发脱落、皮肤发痒、食欲减退、感觉过敏、眼球突出、血中凝血酶原不足和维生素 C 代谢障碍等。所以，怀孕期间不宜服过多的鱼肝油。

为什么孕期不能喝纯净水

纯净水是经过多次过滤基本除去饮水中的不该含有的杂质的水，但这种水同时失去了天然水中含有的各种微量元素。当纯净水进入人体后，会冲淡血液中的离子浓度，这时神经系统和激素会做出反应，肾脏在接到来自体内激素的信号后，会迅速地调整它的排泄与重吸收功能，排出多余的水，以维持血液中离子浓度的相对稳定。但由于过多水的排出，使人体又处于缺水状态，出现口渴，这样就容易出现排尿量多又口渴的不良循环。因此，孕妈妈尽量不要喝纯净水。

孕5月推荐的食谱都有哪些

香芹炒木耳

▶原料 黑木耳（泡发好的）100克，香芹150克，洋葱1个，蒜、油、白糖、醋、红尖椒、精盐各适量。

▶做法 ①蒜去皮，切粒备用；红尖椒去蒂、子，切丝备用；香芹洗净，取脆嫩部分，切小段备用。②锅中放油，文火加热，放入蒜粒炒出香味，再放入红椒丝和香芹段，加入白糖、醋适量，武火翻炒几分钟。③最后加入待用的黑木耳，翻炒几分钟，撒少许精盐炒均匀，出锅即可。

水煮鱼虾

▶原料 草鱼1条，虾500克，香菇、红椒、干红椒、葱、姜、蒜、花椒、香叶、八角、火腿肠、精盐、油、胡椒粉、鸡蛋清、料酒各适量。

▶做法 ①把鱼头一刹两半，鱼用刀贴着中间脊背处剖成2份，再切成片。将切好的鱼片里放入精盐、鸡蛋清、料酒抓匀腌制15分钟；香菇、火腿切成片；红椒剁碎。②锅中入油用小火，放入香叶、八角炸香，然后放入葱、姜、干红椒、花椒爆香。③锅中加入开水，放入鱼头、料酒、香菇片、火腿片、鱼肉片和虾，汤煮好后，放胡椒粉出锅。④另一锅中入油，加入花椒炸到小冒烟关火。⑤在鱼汤中撒上剁碎的红椒，再淋入花椒油即可食用。

绿豆百合汤

▶原料 绿豆200克，鲜百合

100克，葱花、精盐各适量。

做法 ①将鲜百合瓣开，去掉外面老皮，洗净；绿豆洗净。②锅置火上，加清水煮沸，放入绿豆煮沸，撇去浮沫，改用文火煮至绿豆开花，加入百合，再煮至百合瓣熟烂时，加入精盐、葱花即可。

关注日常生活细节

饱后立即洗澡有哪些危害

饱餐后立即洗澡，会影响消化功能。皮肤血管扩张、血流旺盛，消化道的血流量就相对减少，消化液分泌便减少，使消化功能低下。因此，饱餐后不宜立即洗澡。饭后要先休息1小时再洗澡比较好。但空腹时也不宜洗澡，易引起低血糖，发生休克。

饭后也不宜马上看书。饭后读书看报或思考问题，会使血液集中于大脑，从而导致消化系统血流量相对减少，影响胃液分泌，时间一长，就会发生消化不良，出现胃胀、胃痛等症状。

开灯睡眠为什么不利妊娠

灯光对人体产生一种光压，长时间照射会引起神经功能失调，令人烦躁不安。

日光灯缺少红光波，且以每秒钟50次的速度振动，当室内门窗紧闭时，与污浊的空气产生含有臭氧的光烟雾，对居室内的空气造成污染。

白炽灯光中只有自然光线中的红、黄、橙三色。缺乏阳光中的紫外线，不符合人体的生理需要。

荧光灯发出的光线带有看不见的紫外线，短距离强烈的光波能引起人体细胞发生遗传变异，容易诱发畸胎或皮肤病。

不仅不要开着灯睡觉，白天在各种灯光下工作的孕妈妈，还应该特别注意去室外晒太阳。

为什么到孕中期也要坚持运动

（1）**控制孕妈妈体重增长** 运动可帮助孕妈妈身体消耗过多的热量，同时促进水钠代谢，减轻身体水肿，使体重不致增长过快。

（2）**减轻孕妈妈身体不适感** 孕妈妈适当运动，如做孕妇体操，可促进新陈代谢和心肺功能，加快血液循环，防止便秘和静脉曲张，并可减轻日益增大的子宫压迫引起的腰痛、腰酸及腰部沉重感。

（3）**促进胎宝宝正常生长发育** 运动不仅能改善孕妈妈自身的健康，也可增加胎宝宝的血液供氧，加快新陈代谢，从而促进生长发育。

（4）**促进钙、磷的吸收利用** 孕妈妈去户外或公园里运动，可呼吸大量新鲜空气，阳光中的紫外线还使皮肤中脱氢胆固醇转变为维生素D，促进体内钙、磷的吸收利用。晒太阳既有利于胎宝宝骨骼发育，又可防止孕妈妈发生缺钙。

为什么不宜长时间使用电扇和空调

孕妈妈的新陈代谢非常旺盛，容易出汗，皮肤的散热量也有所增加，在天气炎热的夏季，更容易出很多汗。因此，寻找必要的降温方法是必要的。但是，如果吹电风扇的时间过长，或空调的温度过低，都会给孕妈妈的健康带来不利影响，会出现头晕头痛、浑身乏力等症状。

为了调节全身温度，达到均衡状态，全身的神经系统和各器官组织必须加紧工作，所以，吹太久的冷风或冷气，并不会缓解疲劳，相反会使人更加劳累。此外，孕妈妈的身体抵抗力低下，容易受到邪风的侵入，如果身体温度正高时就吹风扇或是空调，很容易引发感冒或是伤风，给母婴健康带来危害。

怎样锻炼腹背肌

准妈妈盘腿坐在床上，挺直背部，将两手轻轻地放在膝盖上，每呼吸1次，手就按压1次，反复进行。按压时，要用手腕向下按压膝盖，一点点地加力，让膝盖尽量接近床面。这个动作可增强背部力量，松弛腰关节，伸展骨盆肌肉，帮助两腿在分娩时能够很好地分开，使胎宝宝顺利娩出。

Part2　非常完美的十月孕期

怎样锻炼骨盆和腰肌

首先，准妈妈仰卧在床上，两手伸直放在身体两边，双腿屈膝，脚心平放在床上，并拢；慢慢有节奏地用膝盖画半圆形，带动大小腿左右摆动，双肩要紧靠在床上。每天早、晚各做1次，每次3分钟。这个动作能够增强骨盆关节和腰部肌肉的弹性。但是要注意运动的力度和节奏，保持缓和平稳。

怎样锻炼脚部肌肉

准妈妈身体靠在椅背上，挺直背部，腿与地面呈垂直状态，脚心着地；把脚背绷直，脚趾向下，使膝盖、踝部和脚背成一直线，双腿交替做这个动作。这个动作随时可以做，锻炼脚部肌肉，以承受日益增加的体重，避免脚踝扭伤。

戴腹带有什么好处

在孕早期不戴腹带并不会有问题，但随着腹部增大、身体发生变化，就会感觉腰痛。生育过的孕妈妈腹壁会发生松弛现象，此时腹带便可发挥效用。

腹带主要有以下好处：

可预防腹壁松弛和下垂（腹部、子宫向前方下垂）。

可改善生育后的产妇因腹肌松弛形成姿势不正所带来的腰痛。

可固定胀大的腹部，保持正确的姿势，使孕妈妈在妊娠中仍然动作轻快，并可预防腰痛及四肢疼痛。

此外，腹带可以保证胎儿有安定的感觉，也起到了保护胎儿、方便孕妈妈行动的效果。除了支撑突出的腹部，保护腹中的胎儿外，腹带还具有保温的作用。

怀孕5个月时，孕妈妈腹部愈来愈向前面凸出，并开始感觉到胎动，此时就可以开始使用腹带了。

腹带有哪几种

目前经常销售的种类有束腰式、紧腰式及橡皮松紧的缠腹式腹带等，穿戴简单、使用方便、适合各种体型，而且任何大小腹部都可以使用。

(1) 束腰、紧腰式腹带 最贴身的是束腰式腹带，而且不怕松脱，通常有2层布支撑，腹部部分还有较宽的辅助带，设计相当周密。

(2) 缠腹式腹带 此型的腹带没有裤裆部分，种类有布质缝上橡皮松紧带的，也有加强型。可贴身穿着，所以很方便，换洗时也不麻烦。

(3) 新型腹带 这是使用具有伸缩性布料制成的腹带，边缘缝有三角形的漂白棉布，可使缠腹后较为整齐。

新型腹带的缠法，通常是随着怀孕周数而加宽缠覆范围，以包住整个腹部为原则，如果缠得太紧则会妨碍血液循环。

在办公室怎样睡更舒适

(1) 充分利用座椅 如果孕妈妈的椅子靠背可以向后倾倒，那孕妈妈可以尽量向后靠，使身体放平，然后用纸箱或另外一张椅子将双腿垫高，这样就可以避免腿部水肿。如果孕妈妈的椅子是普通的硬质椅子，那也没关系，可以将几张椅子拼起来躺在上面。当然，如果孕妈妈的办公室里有沙发，那就再好不过了。

(2) 注意保暖 人在睡熟之后，全身基础代谢减慢，体温调节功能也随之下降，全身毛孔处于开放状态，如果不注意保暖，醒来后往往容易受凉，出现鼻塞、头晕等症状。因此，午睡时最好盖上大衣或者毯子，即使在夏天，也要这么做。

(3) 备齐道具，让午睡更舒服 自己带个褥子铺在椅子（沙发）上面，然后用靠垫当枕头，这样就舒服多了。最好再准备1个眼罩和耳塞，用来降低亮度和噪声，会使孕妈妈更快地入睡。

孕期哪个时间段可以出游

孕14～28周这段时间，是孕妈妈出游的最好时间。因为怀孕14周以前正是流产易发时期，这时出游，特别是长途旅行，极易发生流产的危险，此时早孕反应也会因出游而更为强烈。另外，旅途中饮食条件一般不太好，营养跟不上去，旅途劳累，休息不好等，直接影响孕妈妈的身体健康，因此，怀孕14周以前不适宜出游。怀孕28周以后，也就是7个月时，正是孕妈妈大腹便便之时，容易发生早产，此时体重及胎儿的负担已使孕妇劳累不堪，因此，怀孕28周以后，孕妈妈应尽量减少出游。

 ### 旅行前该如何准备

孕妈妈首先要仔细咨询医生，得到医生的认可后再出发。一般情况下，如果孕妈妈身体状态正常，即使出国旅行也不会有什么问题。

旅行前后所有事项应该由丈夫包办。要乘坐巴士或者汽车，就得预先订车票，接着还要备齐所有的旅行用品。此外，旅行当中去哪些地方以及具体的日程安排也必须事先计划好。所有这些准备工作中别忘记关注一下旅游地的医院和就医流程。

 ### 夏季孕妈妈怎样有效防蚊

蚊香、灭蚊剂、花露水都是不适合孕妈妈使用的产品，夏天孕妈妈可采用以下方法防蚊、灭蚊：

最好是用蚊帐。

选用专门适用于孕妇的蚊香片（一般超市有出售）。

可用驱蚊器代替蚊香，让蚊虫无机可乘。

在卧室摆放一些可驱蚊虫的植物，如盛开的茉莉花、米兰等。

 ### 孕妈妈开车时有哪些需要注意的

怀孕期间，孕妈妈的反应会变得比较迟钝，开车容易发生危险。所以，孕妈妈最好不要开车。如果必须开车，孕妈妈请遵守以下"安全平安开车守则"：

避免紧急刹车。

时速勿超过每小时60千米。

每天沿熟悉的路线行驶。

开车时请系好安全带。

连续驾车不要超过1.5小时。

不要在高速公路上开车。

怀孕32周以上的孕妇最好不要开车。

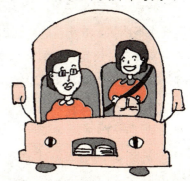

预防孕期胀气有哪些小窍门

胀气是许多孕妈妈们在孕期都会碰到的困扰，由于孕妇体内的孕激素逐渐增多，导致胃酸分泌减少，胃肠道的正常蠕动功能下降，气体增加，由此引起胃肠道胀气。

每天坚持进行适宜运动，如妊娠体操、散步、孕妇瑜伽等。

养成排便的习惯，良好的排便习惯可以避免形成便秘。

多吃富含纤维的蔬菜、水果及粗杂粮等，蔬菜类如茭白、笋、菠菜、芹菜、丝瓜、莲藕、萝卜等都有丰富的膳食纤维；水果中则以柿子、苹果、香蕉、猕猴桃等含纤维素多。纤维素能帮助肠道蠕动。同时，少吃容易胀气的食物，如豆浆、豆角、豆类及大量蔗糖等。

每顿饭避免吃得太饱，可以采取少食多餐的方法进食，特别是到了怀孕中晚期。

最后要提醒准妈妈的是，不要自行使用泻药，可请医师开一些润滑的塞剂，以免引发子宫收缩，造成流产或早产状况发生。

消除孕期症状困扰

孕期急性阑尾炎有哪些特点

特点一：容易误诊。怀孕后期发生阑尾炎，会由于腹部隆起，造成腹部压痛点不明显，腹肌紧张不典型，容易被误诊。

特点二：阑尾穿孔及坏死率较高。妊娠期间孕妇盆腔器官充血，阑尾炎症发展迅速，故阑尾穿孔及坏死率较高。

特点三：炎症容易扩散。孕妇患了阑尾炎后炎症容易扩散，从而致使胎儿缺氧，同时引起子宫收缩，造成早产或流产。

Part2 非常完美的十月孕期

怎样预防急性阑尾炎

据统计，妊娠期阑尾炎的发生率是0.1%～0.3%，其中20%～40%的孕妇有慢性阑尾炎病史。孕期孕妈妈注意休息，保持心情愉快，做好孕产期保健的同时，注意适当进食蔬菜、水果，并辅以适量的运动，有助于改善肠道运动，减少腹胀，改善血液循环，可预防孕期阑尾炎的发生。

膀胱感染有哪些危害

尿路感染也叫膀胱感染、膀胱炎。孕妈妈要尽量不憋尿，只要有尿意，就要排空膀胱。要多喝水。酸果汁有助于酸化尿液，避免感染。对有些女性来说，性交后排空膀胱是有好处的。孕期尿路感染也可能是引起早产和婴儿出生体重过低的一个原因。如果被诊断患有尿路感染，应进行治疗。如果不治疗，尿路感染会加重。它们甚至可引起肾盂肾炎，这是一种严重的肾脏的感染。

皮肤瘙痒是一种病吗

皮肤瘙痒是孕期的正常现象，伴随着腹部皮肤的拉长，瘙痒是很自然的结果。如果瘙痒影响到工作和生活，可以使用洗液来缓解瘙痒，局部可用炉甘石洗剂涂擦止痒。千万不要抓挠皮肤，那样只会使情况更糟。

如果诊断为孕期肝内胆汁瘀积症，孕妇应当引起重视，孕期肝内胆汁淤积症易造成胎儿宫内缺氧，特别是在临产时缺氧现象较明显，并易导致孕产妇发生早产及产后出血过多。

妊娠糖尿病的发病原因是什么

(1) 激素异常 妊娠时胎盘会产生多种供胎儿发育生长的激素，这些激素对胎儿的健康成长非常重要，但却可以阻断母亲体内的胰岛素作用；孕期肾血浆流量及肾小球滤过率均增加，但肾小管对糖的再吸收率不能相应增加，导致部分孕妇排糖量增加；雌激素和孕激素增加母体对葡萄糖的利用，因此引发糖尿病。妊娠第24～28周期间是这些激素增加的高峰时期，也是妊娠糖尿病的常发时期。

(2) **遗传因素** 妊娠糖尿病的患者将来出现Ⅱ型糖尿病的危险很大（但与Ⅰ型糖尿病无关）。有人据此推断引起妊娠糖尿病的基因与引起Ⅱ型糖尿病的基因可能彼此相关。

(3) **肥胖症** 肥胖症不仅容易引起Ⅱ型糖尿病，同样也可引起妊娠糖尿病。

第3次产检要检查些什么

第3次产检时，除了体重、血压、宫高与腹围、水肿情况、尿常规等每次产检都要检查的项目外，还有可能进行血常规检查。

另外，孕妈妈还要做产前筛查。通过产前筛查可以查出怀有患先天愚型、神经管畸形宝宝的可能性，但这不是1次检查就能确定的。如果发现怀有不健康的胎宝宝迹象，就需要进一步确诊。如B超检查或羊水细胞染色体核型分析确诊。如果经过医生仔细诊断，或经多位专家会诊，明确怀有先天愚型胎宝宝，应该考虑终止妊娠，从而避免生下残疾孩子，给家庭造成重大悲剧。

什么是脐带

脐带是连接胎儿和胎盘的生命之桥，是胎儿与妈妈血脉相连的明证。

脐带是连接母体与胎儿的营养通道，由胚胎的体蒂发育而来，胚胎通过脐带悬浮在子宫内的羊水中。脐带的一端连接着胎儿腹壁上的脐轮，另一端附着在胎盘中央或稍偏一些。表面被覆羊膜，中间有胶状结缔组织充填，保护着血管。

脐带的作用是什么

将胎儿排泄的代谢废物和二氧化碳等送到胎盘，由妈妈帮助处理。这是由脐动脉完成的，也就是说，脐动脉中流的是胎儿的静脉血。

从妈妈那里获取氧气和营养物质供给胎儿。这是由脐静脉完成输送的。也就是说，脐静脉中流的是胎儿的动脉血。

脐带是胎儿与妈妈之间的通道,如果脐带受压,致使血流受阻,胎儿的生命就受到了威胁,脐带是胎儿的生命线。

一般在足月妊娠时,脐带平均长度约有 30～70 厘米,大多数为 50 厘米,直径在 1～2.5 厘米。

产前一般脐带容易出现的问题是脐带发生扭转、打结甚至缠绕胎儿引起窒息。如果孕妈妈腹壁过松、子宫本身弹性不佳或羊水过多的情况发生,会使胎儿浮游在羊水中的转动过于频繁,则会造成脐带扭转、打结甚至缠绕到胎儿的颈部或部分肢体,因而导致脐带上的内血管中血液运行受阻甚至中断,威胁到胎儿的生命安全,情况严重的,则可能造成胎死宫内。

孕妈妈多汗怎么办

怀孕后孕妈妈多汗一般来说属正常现象,无须担忧,只要注意日常保健即可。

出汗较多的部位,多为手脚掌面、腋窝、肛门、外阴及头面部。到妊娠晚期可能还会发生多汗性湿疹。这种现象可一直延续到产后数天。为此,孕妈妈在保健上应注意以下问题:

多饮水,多吃水果,以补充水分和电解质。

避免过多的体力活动,以免增加出汗。

出汗影响身体卫生,孕妈妈要常换洗衣服,并宜穿宽松肥大、利于散热的衣服,内衣要穿棉织品以利吸汗。

孕妈妈不要长时间吹电风扇或空调。

哮喘对妊娠有没有影响

孕妇患有轻度哮喘一般不会对妊娠造成什么影响。如果孕妇最近曾因严重哮喘住院治疗并需要每天服药,那么孕妇在孕期哮喘发作频率可能会增加,腹内胎儿可能会严重缺氧。这种情况下,未经医生允许,请不要擅自停药。值得注意的是治疗哮喘的药物对胎儿生长发育有影响,因此,哮喘病人应在病情缓解期间怀孕。

孕妈妈容易流鼻涕怎么办

由于孕激素分泌量与体内血液量不断增加，孕妈妈的鼻黏膜不但容易充血，而且比平常更容易流鼻涕。对于过敏体质的孕妈妈来讲，更有可能会有哮喘发作、流鼻涕、流眼泪等状况。

此时在未经医生的许可下，千万不要自作主张到药房买抗过敏药自行服用。也不要随便使用鼻塞喷剂。这些药物对正在怀孕的孕妈妈来讲，很可能会对胎儿的健康造成危害。以下办法可以帮助孕妈妈缓解鼻塞：

可以使用脸部蒸汽机，利用热蒸气的原理来舒缓鼻腔的充血、堵塞；

到药房购买鼻子专用的清洗器，利用生理盐水清洗鼻子，借以消炎消肿，以达到疏通鼻子的目的；

如果流鼻血的话，多半量很少，而且在使用湿卫生纸塞住鼻子之后，一般在几分钟之内就可以控制住。

孕期经常出现头痛该怎么办

根据研究发现，虽然怀孕时激素的变化可能会导致头痛，然而怀孕时身心的变化和头痛的发生也密切相关。

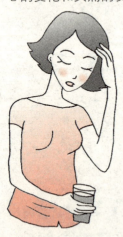

整天心烦气躁，忧心忡忡。"烦死了，看见他就觉得头痛……"这样的话挂在嘴边，可能真的就头痛起来。

另外，任何能改变脑部血流量的动作，都可能造成头痛。当我们从平躺到坐起来或是从坐到站，血压都会因为地心引力的改变而产生明显的变化，以供给脑部足够的血液。

怀孕期间由于胎儿所需的血液量大，因此在处处以胎儿为优先的本能下，脑部的血液可能会因为临时一个姿势的变化而产生短暂不足的情况，结果造成头痛。所以在改变体位姿势时，孕妈妈应尽量缓慢。

还有，血糖降低会导致饥饿性头痛的发生，这也是为什么孕妈妈要少量多餐，随时补充一些小点心的原因。

孕妈妈患癫痫，还能正常妊娠吗

女性患有癫痫，一般也能正常怀孕。因为癫痫不是遗传性疾病，不会遗传给下一代。但治疗癫痫的药物大部分会对胎儿有影响，因此，在孕前用药物控制缓解、停药后病情稳定1年以上未发作者才允许怀孕，在怀孕早期暂不用药，到孕中晚期时，医生可能会根据情况重新用药或更换药物或增加孕妇的用药来控制癫痫发作。癫痫在孕期可能会加重，所以必须注意，有必要时应服药来控制发作。如果孕妇癫痫发作时不慎跌倒或使腹内胎儿缺氧，胎儿的安全就会受到威胁。

什么是妊娠高血压

妊娠20周以后，孕妈妈出现水肿、血压升高、蛋白尿，严重者有头痛、头晕，甚至抽搐、昏迷，称为妊娠期高血压疾病。多年来，该病曾被称为妊娠高血压综合征（简称妊高征）。

它是妊娠期特有的并发症，发病原因尚不明了，分娩后上述症状随之消失，可见它与妊娠存在直接相关。其主要的病理生理变化是全身小动脉痉挛，从而导致各脏器血液灌注量减少。该病严重危害母、儿健康，是引起孕、产妇和围生儿死亡的主要原因之一。

怎样预防妊娠高血压

预防妊娠期高血压疾病，特别是重度子痫前期及子痫，是降低围生期母、儿死亡率的重要一环。首先，一定要按时进行产前检查，监测血压、尿蛋白及水肿情况。妊娠期高血压疾病初期并不一定都有自觉症状，只有定期检查才能及早发现。一旦发现血压升高或水肿等，则应密切与医生配合，注意休息，并采取左侧卧位使下肢及盆腔的血液能充分地回流到心脏，从而保证肾脏及胎盘的血液灌注量。注意多进食高蛋白食物，适当限制食盐的摄入；必要时遵医嘱服用解痉或镇静药物。及时控制轻度子痫前期，避免其向严重阶段发展。重度子痫前期或子痫必须住院治疗。

腰背酸痛难忍怎么办

在酸痛难忍的情况下，可对局部冰敷、热敷与按摩，使痉挛肌肉放松，有助于血液循环通畅。急性疼痛，冰敷较为有效；而慢性疼痛，可以使用热敷减缓症状。一般来说，热敷时间约为30分钟，冰敷则只需要10分钟左右。

能缓解肌骨疼痛的运动方法是什么

（1）**按摩肋骨**　把手放在肋骨下侧的位置，然后活动手指来刺激感到舒适的部位。

（2）**伸直侧腹**　两脚一前一后放松坐着。把前脚侧的手举高伸直，抬起肋骨。将身体向后脚侧面倾倒，伸直侧边，吐完气后把手放下。反侧也同样。

（3）**从侧腹活动腰**　准妈妈两脚张开，比肩幅稍宽，轻度弯曲膝盖。边吸气边让右手肘靠近骨盆，用力收缩右侧面。边吐气，边有节奏地将手肘往上抬高。同一手臂反复做到感到舒适的程度，然后换手臂做同样的动作。

如何预防孕期耳鸣现象

怀孕期间因激素变化，易出现许多恼人的问题，"耳鸣"这看似无关紧要的现象，却容易令孕妈妈焦虑紧张，甚至干扰孕妈妈的睡眠，影响孕妈妈的情绪。那么，孕妈妈如何预防孕期的耳鸣现象呢？

（1）**避免噪声**　长时间处于充满噪声的环境中，很容易导致听力下降和耳鸣产生。但是也不要让环境过于安静，因为这样会使有耳鸣的孕妈妈感受更强烈，更容易心烦气躁。因此，最好的环境应该播放一些柔和的音乐，既可以放松身心，又能防治耳鸣。但是，需要注意的是，听音乐时，千万不要长时间地佩戴随身听、MP3的耳机。

（2）**缓解精神紧张和疲劳**　长期处于精神高度紧张和身体极度疲劳的状态下，易使耳鸣加重。因此，适当调整工作节奏、放松放松情绪、转移对耳鸣的注意力都是非常有益的缓解耳鸣症状的措施。孕妈妈在空闲时，可以多和胎儿对对话、谈谈心，从而转移注意力，以缓解耳鸣。

偶尔出现胎动减少的原因是什么

当胎儿安静或睡眠时胎动较少。准妈妈最好在每天固定的时间里数胎动，以便保证计数的准确性。有时轻轻拍拍腹部或吃一些东西，胎儿就会醒来，这时再数胎动，才比较准；服用镇静药的孕妇胎动会有所减少，停药后就能恢复；当子宫胎盘血流量减少，胎儿有慢性缺氧时胎动会减少，缺氧严重时胎动消失，就像成人有病不愿活动一样。值得特别注意的是：如果胎动消失12个小时，则有胎死宫内的危险，也有胎儿畸形的可能。据统计，其中有78%的胎儿有可能发生宫内窘迫、胎儿宫内发育迟缓、新生儿窒息、围产儿死亡。如果胎动减少至1小时不足3次，应立即到医院挂急诊，以免失去抢救时机。

怎样预防坐骨神经痛

胎儿的重量会给背部增加压力，并且挤压坐骨神经，使腰部以下到腿的位置产生强烈的刺痛。睡觉时采用左侧位，并在两腿膝盖间夹放1个枕头，以增加流向子宫的血液。白天不要以同一种姿势站着或坐着超过半小时，尽量不要举重物过头顶。游泳可以帮助减轻坐骨神经痛。

孕中期可以接种流感疫苗吗

为了避免流感带来的危害，在决定怀孕之前，可接种流感疫苗。怀孕3个月之后，也能接种流感疫苗，因为这个阶段，孕妈妈接种流感疫苗对胎儿和孕妈妈一般不会造成不良影响。还有，经常同孕妈妈密切接触的家庭成员也最好接种流感疫苗；否则，家人出现发烧、咳嗽等流感样症状，要尽可能同孕妈妈隔离。

对于预防流感，许多孕妈妈都知道外出时尽量戴上口罩，回家后首先要洗手，经常擦洗家具和电器表面，因为引起感冒的病毒可以附着在物体表面，如果无意接触后，再用手触摸鼻、眼、嘴等部位，也有可能感染流感。还有，要注意室内空气流通，保持周围环境的清洁，定期对室内空气进行消毒。

孕 6 月

发现身体微妙变化

为什么会偶感下腹胀痛

引起下腹胀痛的原因可能是子宫向后倾斜或是怀孕后盆腔血管充血扩张所致。到了孕中期，子宫不断增大，子宫四周的韧带由原来的松弛状态变为紧张状态，有些孕妈妈因牵引而感到下腹部有隐隐的胀痛和下坠感。大多数孕妈妈的子宫向右侧旋转倾斜，引起左侧韧带的紧张度更大，所以左侧下腹部的牵引痛比右侧更为明显。

妊娠斑越来越明显，还能消退吗

随着孕期的推移，孕妈妈身上的妊娠斑和妊娠纹越来越多，而且越来越清晰了。乳房、腹部、大腿上都出现了妊娠纹，耳朵、额头、嘴巴周围也出现了浅褐色的小斑点，不过孕妈妈不必担心，妊娠斑只是怀孕期间的生理变化导致的，等过完孕期，生下宝宝，妊娠斑会慢慢消退的。

腿部发麻正常吗

这一时期，随着体重的增加，支撑身体的双腿负荷加重，产生疲劳，加之隆起的腹部压迫大腿的静脉，使孕妈妈腿部出现抽筋或麻木症状，翻身或伸腿时，腿部的肌肉会发生痉挛。有时这也是一种缺钙的表现，孕妈妈要根据具体情况适当补钙，还应注意不要让腿受凉。也可以让准爸爸帮助按摩腿部，以缓解腿部出现的麻木、抽筋等不适感。

 ## 腰酸背痛感加剧是怎么回事

增大的子宫使腰部负荷增加，加之腰部和腹部肌肉松弛，致使腰椎负担加重，孕妈妈在坐下或站起时常感到有些吃力，腰部和背部容易疲劳，时常觉得腰酸背疼、下半身很累。

休息时可将枕头、坐垫等柔软东西垫在膝窝下；睡眠时应躺在平坦结实的床上，最好双腿屈曲；避免做经常弯腰的活动或长久站立，穿柔软轻便的低跟鞋或平跟鞋。

注意摄取钙质也会减轻腰背痛，如果腰痛得厉害，可用热水袋热敷。

 ## 子宫长到多大了

孕妈妈身形最明显的变化就是腹部越来越大，下腹部隆起更为突出，腰部增粗开始明显，已接近典型孕妇的体形。

此时宫高接近20厘米，子宫底已高达脐部，孕妈妈自己用手就能明确地判断出子宫的位置。由于子宫增大、加重，孕妈妈的体态渐渐会发生变化：脊椎向后仰，身体重心向前移，别人一看样子就知道你是个孕妇了。

因为孕妈妈此时对身体的这种变化还不太习惯，可能会容易出现倾倒。此时一定要注意自己的重心，做任何动作都要更小心一些。

 ## 呼吸变得急促，容易疲劳了是怎么回事

这个阶段孕妈妈的体重迅速增加，变大凸出的腹部和增加的体重让孕妈妈非常容易感到疲倦。而且日益增大的子宫会压迫肺部，妨碍血液循环，孕妈妈的呼吸会变得粗重急促起来，特别是上楼梯的时候，走不了几级台阶就会气喘吁吁。在随后的几个月里，子宫会继续增大，这种状况也会更加明显。

最新十月怀胎1000问

指（趾）甲生长的速度快是什么原因

手指甲与脚趾甲也可看作是皮肤，像皮肤与头发一样，在怀孕的时候，也会或多或少地发生一些变化。这些变化可能是孕妈妈喜欢见到的，也可能是孕妈妈不乐意看到的。一般情况下，孕激素会刺激指（趾）甲生长的速度，然而新生的指（趾）甲会比较软，因此指（趾）甲断裂的概率要比平常高。不过，也有些孕妈妈表示，她们感觉指（趾）甲比平时还要硬一些。

特别图示——胎宝宝每周变化

胎宝宝每周变化	妊娠第21周	（1）胎宝宝身长大约18厘米，体重300~350克。 （2）胎宝宝外表面目清楚、骨骼健全、体瘦、皮肤红而皱。 （3）用听诊器可以听到宝宝的胎心音。 （4）脐带中的血液流动快速。
	妊娠第22周	（1）胎宝宝身长大约19厘米，体重350克左右。 （1）胎宝宝已经长出浓浓的头发、眉毛和睫毛等。 （3）骨骼已相当的结实，骨关节开始发育，身体逐渐匀称。 （4）皮肤上覆盖了1层白色的滑腻的物质，皮下脂肪少，皮肤呈黄色。 （5）牙齿开始发育。
	妊娠第23周	（1）胎宝宝身长大约19厘米，体重400克左右。 （2）开始出现呼吸样运动、能啼哭，此时出生可存活数小时。 （3）胎宝宝听力基本形成，还会不断的吞咽。 （4）大脑继续发育，大脑皮质已有6层结构，沟回明显增多。 （5）手足的活动逐渐增多，身体的位置常在羊水中变动，如果出现臀位也不必害怕，因为胎位没固定。
	妊娠第24周	（1）胎宝宝身长大约为25厘米，体重500克左右。 （2）身体逐渐匀称，皮下脂肪的沉着进展不大，因此还很瘦，脸蛋儿开始变得丰满，睫毛、眉毛等都已长成。 （3）骨骼已经相当结实，如果拍射X线照片，可清楚地看到头盖骨脊椎、肋骨及四肢的骨骼。

找到最佳胎教方案

欣赏书法也是一种胎教吗

"作书能养气,也能助气。"练书法时,人们要凝神,甚至全身用力,然后把力气运到笔端,注于纸上,所以能抒胸中气,散心中郁。这样,对人的心理和生理方面都有一定的调节和锻炼作用。久而久之,可使人灵心焕发,无疾而寿。

书法可陶冶情操。情操是感情和思维的综合。书法是一门学问、一种艺术,其美感来源于大自然、来源于生活、来源于社会实践,与其他事物有着密切的互为表里联系。书法的特点、技巧、理论、表达意境极其广泛,"胸中有书,下笔不俗。"学习书法,对文学、哲学、美学。天文、地理、历史等知识都将有所触及。

为什么说剪纸是艺术胎教之一

经常做剪纸运动,可以调整准妈妈的心态,使准妈妈很安静地专注于这项运动,同时由于剪纸属于精细动作,能锻炼准妈妈的大脑,以此而影响胎宝宝。

《叶氏竹林女科》中说"产静即胎教",充分说明了,在怀孕期间,准妈妈保持好的心情、平和的心态是多么重要。

如何进行剪纸胎教

材料准备:剪刀、铅笔、橡皮、方形纸或彩色方形纸。

制作步骤:将1张方形纸对折,裁成两半,成长条形;分别将长条形纸向前、向后连续翻折,对齐,像阶梯形状或屏风形状;将折好的纸压平,用铅笔在纸的一面勾画出小女孩的轮廓。这个轮廓应是小女孩的"一半",展开后才是全貌；其"手"为向下与"身体"成45度。剪去不要部分，注意不要把"手"剪断。剪好后展开即成。

剪纸是手工艺术，你不用计较自己剪得好不好，可以尝试剪个小娃娃，或是宝宝的属相，只要自己享受到剪纸的快乐，向胎宝宝传递深深的爱，传递美的信息就可以了。

如何把语言胎教视觉化

孕妈妈进行语言胎教时，不能简单对宝宝念文字，而要把每一页内容视觉化，再细细地讲给宝宝听。宝宝的领悟是用脑不是用身，虽然宝宝不能看到外界事物的形象，但通过妈妈把看到的东西用生动的语言描述出来，宝宝可以用脑"看"到，即感受到。所以，孕妈妈看东西时受到的视觉刺激，一定要通过语言视觉化，这样宝宝也就能感受到了。

做语言胎教时怎样做到形象清晰化

不管讲什么，孕妈妈吐字都要清楚，语句短小易于理解，以便给宝宝一个良好的刺激印记。

像看到影视的画面一样，孕妈妈先在头脑中把所讲的内容形象化，然后用动听的声音将头脑中的画面再讲给宝宝听。这样的话，就是"画的语言"。如此通过形象和声音，宝宝才能一起进入讲述的世界和要表现的中心内容，并在头脑中留下相应的信息。

做语言胎教时怎样做到情感化

孕妈妈无论阅读还是和宝宝进行交流时，一定要倾注情感，通过富有感情的声调把一切喜怒哀乐都传递给宝宝，干巴巴是收不到好效果的。孕妈妈要善于创造情境相生的意境，例如在大自然中散步，一边走一边看，心情轻松愉快，情绪安详、宁静，就把这样的感觉和心情，结合所见所闻讲给宝宝听：看红花和绿草多么美丽，宝宝快快长，妈妈期待着和你一起来这里。

什么是哼歌谐振法

哼歌谐振法是指妈妈用柔和的声调哼唱轻松的歌曲，同时想象胎儿正在静听，从而达到母子心音的谐振。

当孕妇在打扫房间，或在厨房里做饭，或在晾晒衣服时，只要有时间，就可以哼唱几首儿歌或轻松欢快的曲子，让胎儿不断地听到妈妈的歌声。这样既传递了爱的信息，又有意识地播下了艺术的种子。哼歌时，声音不宜太大，以小声说话的音量为标准，不要大声地高唱，以免影响胎儿。

为什么做音乐胎教要精神专注

音乐胎教的效果要通过母体才能作用于宝宝，所以孕妈妈在听音乐时要摒除杂念，入情入境，将自己完全沉浸于音乐所表达的意境和节奏中，然后随音乐充分发挥想象。想象带着爱意与宝宝一同徜徉在美丽的大自然中。若孕妈妈心不在焉，胡思乱想或是做一些与音乐胎教无关的事，都不能收到预期效果。

为什么森林浴可以让母儿都有好心情

在森林中享受一边呼吸新鲜空气一边休憩的森林浴，可以使胎儿和孕妇变得更加健康。走在葱郁的山林中，顿时就会感到神清气爽，这是因为人体内堆积的代谢废物被排出到体外，血液变得更清洁的缘故。此外，树木所释放的芬多精成分可以促进孕妇的新陈代谢，预防和治疗头痛、感冒、高血压。

森林浴胎教时切忌使身体疲惫，要进行充分的休息。只要空气清新，有茂密树林的地方，都可以获得良好的森林浴效果。孕妇可以一边想象着美好的事物，一边在林中踱步或坐在树荫下小憩。时间以1个小时为宜，但要选择晴朗的白天，避免太早或过晚。

另外，为了提高森林浴的效果，需要注意呼吸方法。对胎儿最好的呼吸是利用腹部肌肉进行的腹式呼吸。腹式呼吸时的肺通气量要比胸式呼吸时大得多，能够向胎儿提供更多的氧气。

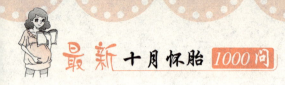

掌握科学的饮食原则

 如何选择营养补充剂

　　营养补充剂分为复合剂与单剂两类。复合营养素补充剂含有3种以上（含3种）维生素、矿物质，一般而言，适用于多种营养素不足或膳食不平衡的孕妈妈；单剂则适用于膳食比较平衡而个别营养素不足的孕妈妈，比如没有吃奶制品习惯的孕妈妈可考虑补充钙剂。

　　营养补充剂一定要选择权威部门认可、物有所值的产品，不要片面追求高价格，购买时认真阅读标签和说明书。

 营养素补充剂的参考值是多少

营养素	最低量	最高量
钙（Ca）	300毫克/天	1000毫克/天
维生素B_6	1毫克/天	10毫克/天
镁（Ug）	100毫克/天	300毫克/天
维生素B_{12}	2.6微克/天	10微克/天
钾（K）	1000毫克/天	3000毫克/天
维生素D	2.5微克/天	10微克/天
铁（Fe）	5毫克/天	20毫克/天
维生素E	10总α-生育酚当量/天	300总α-生育酚当量/天
锌（Zn）	5毫克/天	20毫克/天
维生素K	40微克/天	100微克/天
硒（Se）	20微克/天	100微克/天
维生素PP	5毫克/天	15毫克/天
铬（Cr^{3+}）	50微克/天	150微克/天

Part2 非常完美的十月孕期

续表

营养素	最低量	最高量
视黄醇当量	400 微克当量/天	800 微克当量/天
铜（Cu）	0.5 毫克/天	1.5 毫克/天
烟酰胺	5 毫克/天	50 毫克/天
维生素 B_1	1 毫克/天	20 毫克/天
叶酸	100 微克/天	400 微克/天
维生素 B_2	1 毫克/天	20 毫克/天
泛酸	2 毫克/天	20 毫克/天

 孕期为什么要注重补充维生素

孕期缺乏维生素 E，可导致婴儿先天性畸形，如露脑、无脑、脊柱侧突、脐疝、足趾畸形及唇裂等，并可导致出生时低体重。维生素 E 还与胎儿眼球晶状体的发育有关，孕妇维生素 E 缺乏可引起胎儿发生先天性白内障。

但是补充维生素 E 不能过量，应该在医生的指导下摄入维生素 E 补充剂。

 食用鱼类时为什么尽可能不吃大鱼

食用鱼类时要格外小心。按理讲，食用鱼无论对胎儿的发育，还是对孕妈妈的身体都有许多好处。但由于现在的鱼大都生活在被污染过的河水或海水里，所以许多鱼的体内含有高浓度的有毒化学物质。1 个比较折中的办法是，尽可能不要吃大鱼，因为小鱼体内的有毒物质积累相对来讲比较低。

 有益于肾脏健康的吃法是什么

肾脏功能差的准妈妈要多吃蛋白质和糖类。低胆固醇、低脂肪、高维生素的饮食都是保肾饮食。碱性食物有益于肾脏的健康，可以适当多吃些。日常生活中，对肾脏有保健作用的食物有冬瓜、西瓜、赤小豆、绿豆、鲤鱼等。高盐饮食因影响水液代谢，不宜多吃。同时，还要少吃脂肪。

甲鱼味美，但不能多吃的原因是什么

甲鱼又称鳖，其味鲜美，营养价值高，含丰富优质动物蛋白质，其壳为名贵中药材。甲鱼人人想吃，又非人人皆宜，孕妇就不宜多吃甲鱼。中医认为，鳖的主要功能是滋阴养血，还有软坚散结的作用，最适合于阴虚内热的人食用。而孕期及产后泄泻的人不宜吃，因吃后易引起胃肠不适等症状。还有人吃了甲鱼后产生变态反应，皮肤出现风疹块的瘙痒症状，并使胃肠道平滑肌痉挛而出现腹痛、腹泻等，特别是吃甲鱼时又喝酒，甲鱼中的蛋白质分解产生的蛋白胨，通过肠黏膜而引起全身性的变态反应。此外，妊娠合并慢性肾炎、肝硬化、肝炎的孕妇吃甲鱼，有可能诱发肝性脑病。

凡此种种，说明孕妇适量吃甲鱼是有益的，但不宜多吃，特别是不能一次吃得太多，也不能在有早孕反应时吃，以免损害消化功能。

孕妈妈多吃鳝鱼有哪些好处

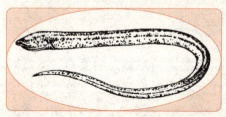

黄鳝肉质细嫩，味道鲜美，营养丰富，每百克黄鳝肉中含蛋白质 18.8 克，脂肪 0.9 克，钙质 38 毫克，磷 150 毫克，铁 1.6 毫克；此外还含有硫胺素（维生素 B_1）、核黄素（维生素 B_2）、烟酸（维生素 B_3）、抗坏血酸（维生素 C）等多种维生素，是一种高蛋白质、低脂肪的优良食品。吃鳝鱼的时候，最好能同食一些藕。因为藕含有维生素 B_{12}、维生素 C 和酪氨酸等优质氨基酸，还含有大量食物纤维，是碱性食品，而鳝鱼则属酸性食品，两者合吃，保持酸碱平衡，对滋养身体有较好的功效。

孕妈妈真的适合喝绿茶吗

近年来的研究表明，孕妇适量饮用绿茶，不仅可补水解渴，而且能够提供母胎双方都极需要的维生素与微量元素。

测量表明,每天饮用 20 克绿茶,便可获得 1 天维生素 C 生理需要量的 87%,饮用 5 杯绿茶,可摄取到 1 天叶酸生理需要量的 25%。此外,享有"生命的火花"之称号的锌元素,也以绿茶为高。常饮绿茶的孕妇及胎儿脐血的含锌量,比不饮者多 16 毫克。

饮用绿茶应安排在就餐 1 小时后,因为食物中的铁元素在进餐后 30～60 分钟,即已吸收完毕,这个时候饮茶可消除绿茶中的鞣酸干扰铁吸收之弊。

孕期应怎样改进饮食习惯

改变进餐顺序:先喝水→再喝汤→再吃青菜→最后吃饭和肉类。

养成每天 3 顿正餐一定要吃的习惯;

生菜、水果沙拉应刮掉沙拉酱后再吃;

肉类应去皮并且不吃肥肉,只吃瘦肉部分;

油炸食品先去油炸表皮后再吃;

浓汤类食物,只吃固体内容物质,不喝汤;

带汤汁的菜肴,把汤汁稍加沥干以后再吃;

用水果取代餐后甜点;

用茶、开水或不加糖的饮料及果汁,来取代含糖饮料和果汁;

注意食物的种类和吃下的总分量;

吃完东西立刻刷牙,刷过牙以后,就坚持不再进食;

临睡前 3 个小时不再进食,白开水除外。

孕期应怎样改进烹调方式

既要摄取足够营养,做到解馋,又希望不增加太多体重而发胖,需要适当改变习惯,尤其要注意烹调方式的改变。

炒菜少吃,尽量用水煮、蒸、炖、凉拌、红烧、烤、烫、烩、卤的烹调方式。

以上的烹调方式尽量不要再加油,可以加酱油。

善于用葱、蒜、姜、五香粉、花椒粒、八角及一些中药材来增加香味。

烹调时少加糖,少加勾芡用的淀粉。

烹调时少用酒和料酒。

做饭、买菜前,事先计算好吃饭人数及分量,避免余下过多剩菜,让自己吃过量。

青菜可以多吃,但最好以烫氽为主,或者把汤汁沥干,以减少油脂的摄食。或者用清汤、开水冲洗后再吃。

吃饭时,改变以前爱在饭上淋浇肉汤、菜汤汁吃的习惯。

孕妈妈喝奶茶有什么好处

现在很流行奶茶,奶茶本身具有去油腻、助消化、提高孕期孕妈妈的精神、帮助清理孕期思路、使孕妈妈的思维不致变得很慢的作用,还有通尿化除体内毒素、消除疲劳、治疗孕期肠胃炎等功效。自制的奶茶还可以放入草莓、香蕉等有利于孕妈妈身体营养的物质。

孕妈妈喝枣茶有什么好处

红枣是滋补佳品,除含有丰富的碳水化合物、蛋白质外,还含有丰富的维生素和矿物质,对孕妈妈和胎宝宝的健康都大有益处。尤其是维生素C,它可增强孕妈妈的免疫力,还可促进孕妈妈对铁质的吸收。如果孕妈妈有贫血的现象,可以在医生的建议下适量喝一些枣茶来缓解孕妈妈贫血的症状。

孕妈妈喝柚子茶有什么好处

我们知道,柚子中含有大量人体必需的微量元素,如钙、铁、镁等,其蛋白质的含量在水果中也是身居前位。柚子在药用方面能健胃消食,化解痰多咳嗽的疾病,能够梳理胸中因情绪抑制产生的气滞,使气滞畅通。但孕妈妈喝的柚子茶不宜加蜂蜜。孕妈妈饮用柚子茶,对于肠胃积食、腹中胀气、腹泻、痢疾、妊娠期口淡等病症有一定的疗效。

为什么孕妈妈不能擅自增加奶粉的饮用量

一般来说,孕妇奶粉的产品说明上都会建议孕妈妈每天喝1~2杯。孕妈妈不要擅自增加饮用量，否则容易造成某些营养元素摄入量超标，反而对健康有害。如果想通过喝孕妇奶粉多补充些水分，不妨每次将奶粉少放一些，多加些水，冲得淡一点、稀一点，这样每天就可以多喝几杯了。

需要注意的是，严格按照孕妇奶粉的说明饮用，基本上可以满足准妈妈对大多数营养元素的需求，如果再同时服用多种维生素，会造成一些营养成分摄入过量。而某些营养元素如果长期摄入过量，会对胎儿和孕妈妈的健康产生不良的影响。

所有孕妈妈都适合喝孕妇奶粉吗

患有妊娠期糖尿病的孕妈妈最好在选择孕妇奶粉之前征求一下医生的意见。体重超标、体重增长过快的孕妈妈在选择孕妇奶粉之前也应该慎重考虑，因为孕妇奶粉与鲜奶相比，脂肪含量及热量都相对较高。

什么时间喝汤最健康

俗话说"饭前喝汤，苗条又健康；饭后喝汤，越喝越胖"，这是有一定道理的。研究表明：在餐前喝1碗汤，可以让人少吸收100～190千卡的热能；相反，饭后喝汤容易导致营养过剩，造成肥胖，还会影响食物的消化吸收。

为什么熬汤时间不宜过久

需要注意的是，熬汤时间并不是越久越好，一般来说1～1.5个小时就足够了。长时间炖出的浓汤，或以猪骨、鸡脚、连皮家禽、肥肉类煮成的汤，含有大量的饱和脂肪，且口感肥腻，这类汤对胃肠道有一定刺激，孕妈妈不宜食用。

怎样通过饮食强化胃肠功能

在怀孕的第6个月，如果能够强化母体的肠胃功能，就可以促进胎儿的筋骨形成和提高骨髓造血功能。因此孕妈妈应多食用能够起到强化肠胃功能作用的食物，如生姜、糯米、黏谷米、牛百叶、羊肉、母鸡、鲫鱼、梭鱼、黄花鱼、橘子、大枣、韭菜等。

孕6月推荐的食谱都有哪些

洋葱炒鱿鱼

原料 鱿鱼500克，洋葱1个，豆瓣酱、白糖各适量。

做法 ①鱿鱼清洗干净；洋葱切片。②锅中油热后倒入鱿鱼煸炒1分钟，然后倒入豆瓣酱2匙就够了，不需要放太多，中火不停翻炒3~4分钟然后倒入洋葱，继续翻炒2到3分钟。③加入洋葱片，再翻炒3分钟，然后加一点白糖即可。

玉米发糕

原料 玉米面150克，小米面50克，面粉200克，干红枣20个，葡萄干20克，白糖40克，干酵母5克，油适量。

做法 ①干红枣洗净后用温水浸泡1个小时；葡萄干洗净。②将玉米面、小米面、面粉与白糖、干酵母混合；倒入水，调成稀稠适中的面糊。③模具内薄薄涂一层油（防沾），放上一些葡萄干，将面糊倒入模具内一半高，放在温暖处发酵，约40分钟。④等面糊发至模具九成满就可以了，表面再放上一些红枣和葡萄干，放入蒸锅蒸35~40分钟。

鲫鱼枸杞汤

原料 鲫鱼2条，枸杞子15克，香菜、葱、姜末、胡椒、料酒、醋、味精、精盐、香油、猪油、姜汁、清汤、奶汤各适量。

做法 ①鲫鱼去鳞、鳃和内脏，洗净，用沸水略烫，在鱼身上每隔1.5厘米斜刀切成十字花刀；香菜切段；葱切成细丝。②把铁锅置于火上加少许猪油烧热，依次投入胡椒、葱丝、姜末，随后放入清汤、奶汤、姜汁、料酒、味精、精盐，同时将切过花刀的鲫鱼放在沸水锅内烫约4分钟，取出放入汤内。④将枸杞子用温水洗净后，放入锅中，烧沸后，移文火上炖半个小时，加入葱丝、香菜段、醋，并淋上香油。

关注日常生活细节

孕期怎样挑选长裤

可以选择可调整腰围的长裤,这样,可以从孕中期一直穿到宝宝出生。另外,也有一种孕妇裤,在小腹处是一种特殊的弹性设计,其他部位仅比一般的裤子略微宽松一些。上班族孕妈妈可以选择这个款型,因为它穿起来不会显得很臃肿。不过,有可能到孕晚期,孕妈妈还需要更换裤子的型号。

职场孕妈妈如何挑选服饰

可选择较正式的洋装或套装,或是以长裤搭配俏丽的上衣。可先准备一些不可少的基本款,例如:容易搭配的单件上衣,衬衫,黑、白裤装,以及不可或缺的背心裙、变化多端的一件式短洋装或长洋装。再搭配购买合适的服装,以少量衣服,变出多种穿法。

哪些孕妈妈不宜做家务

体态臃肿,灵活度不够的孕妈妈。

有活动性出血的孕妈妈。

医生告知有流产或早产的危险,建议卧床休息的孕妈妈。

做家务时出现呼吸急促(每分钟超过30次)或心跳加快(每分钟超过100次)的孕妈妈。

有子宫肌瘤的孕妈妈。

孕妈妈做家务时要注意些什么

做家务时最好不要弯腰,打扫时要避免蹲下或跪在地上,到孕晚期更不可弯腰干活。还要防止滑倒。

不要勉强踮着脚或登高从高处拿取物件，晾衣时也不可勉强伸长胳膊，最好使用可以升降的晾衣架，或者请准爸爸代劳。

洗衣服时不要压迫腹部，不要把手直接浸入冷水中，尤其是在冬春季节更应注意。孕妈妈着凉、受寒有诱发流产的危险。

将放在地上的东西拿起或放下时，要屈膝落腰，完全下蹲，单腿跪下，然后侧身拿住东西，伸直双膝站起。

为什么孕妈妈夜间爱出汗

在夜间，孕妈妈会觉得热和出汗。由于代谢、激素水平和体重的变化，觉得热是很正常的。解决办法：保持卧室凉爽，脱掉衣服，仅留下那些必需的——包括孕妇胸罩和托腹带，来支撑你的乳房和腹部。如果孕妈妈觉得脚冷，可以穿上短袜。另外，别忘了在床边准备好拖鞋和浴袍，或者方便穿脱的衣服，以便晚上去卫生间寸可以随时穿上。

孕妈妈如何安全出行

通常孕妈妈会选择地铁、公交车、出租车、自驾车等几种方式出行。孕期出行要秉承"安全第一，预防为主"的原则，要选择适宜的出行方式，并注意身边的情况，避免危险的发生。

(1) 人多拥挤 存在的问题：在上下班的高峰时间，地铁和公交车是非常拥挤的，对于孕妈妈们来说，不注意的话，很容易发生危险。

尽量避免上下班的高峰时间出行；另外，出行最好选择穿舒适的鞋，帮助减轻脚的负担。

(2) 空气污染 存在的问题：封闭、拥挤的地铁和公交车厢内，空气不流通，容易感到胸闷、气喘、头晕外，也容易传播病菌。

尽量站在靠近车门的地方，在到站车门打开的时候能够偶尔换换气。不要待在人多、拥挤的地方，看到有咳嗽、打喷嚏的人一定要离得远一点。烟味很大，或油漆味过重的车尽量不要乘坐，因为车内环境不好不仅会影响自己的心情，还会对宝宝不利。

(3) 没有座位 存在的问题：地铁和公交车里没有座位是普遍现象，在没人愿意主动让座的情况下，长久站立是无法避免的事情。长时间的站立不仅会造成疲劳，也容易引起下肢水肿。

肚子尚不明显的孕妈妈可以穿上孕妇装，或是在包上挂一个表明自己是孕妈妈的特制吊牌。如果这样还是没人主动让座，孕妈妈最好尝试走到看上去比较面善亲切的人面前，直接请他让个座，一般这种请求是不会被拒绝的。

孕妈妈在行走时要注意些什么

行走姿势得当，会使人不感觉累，而且还显得精神抖擞，也有利于安全。

抬头，伸直脖子，挺直后背，绷紧臀部，使身体重心稍有前移，并能使较大的腹部抬起来，保持全身平衡地向前行走，眼睛既能眺望前方又能平视脚前。这样一步一步踩实了再往前走，既可防止摔跤，又能轻松不累。

孕妈妈在上楼梯时，应按照先脚尖、后脚跟的顺序，将一只脚置于台阶上，同时挺直腰部，将重心前移，用后脚向前推进。

很多人用猫腰或过分挺胸的姿势行走，这不但不好看，而且会感到劳累。尤其是孕妈妈这样走，会压迫腹部或使重心后移，不但劳累，而且很不安全。

孕妈妈怎样站立会更轻松

合理的站姿会让孕妈妈站得更轻松，减少大腹便便带来的疲劳感。

平时有些人在站立时不讲究姿势，或两脚并立，直挺身子，或歪腰斜脖，站不正，立不稳，这当然不利于身体休息，但因无孕妇般的额外身体负担，也倒不甚重要。但孕妇就一定要注意正确的站姿，因为孕妈妈身体负担较重，必须有一个正确的站立姿势，既有利于稳定安全，更显得人精神有力。

站立时放松肩部，将两腿平行，两脚稍微分开，距离略小于肩宽，双脚平直。这样站立，身体重心落在两脚之中，不易疲劳。如长时间站立时，则将两脚一前一后站立，并每隔几分钟变换前后位置，使体重落在伸出的前腿上，这也可以减少疲劳。

什么样的坐姿才是安全的

孕妈妈坐的时间较多，坐时有个轻松与否和安全与否的问题，尤其对于孕妈妈，坐姿不当会发累，稍不注意还可能坐空或坐歪椅子而摔倒，着实不是小事，有引起流产的危险。

要深深正正地坐在椅子上，后背笔直地靠着椅背。两腿股关节和膝关节要呈直角，大腿呈水平状态。坐在椅子边缘上容易滑倒，如果椅子放不稳还有跌倒的危险。

坐椅子一定要先检查椅子稳不稳，然后把屁股放在椅面上，再一点一点向后移动，靠上椅背。孕妈妈最好坐有椅背的椅子，不要坐无背的方凳，方凳无依靠，危险性大，容易摔倒。坐椅子时间长时，可在脚下放一木台阶搁脚，有利于放松双腿，减轻腿部水肿。

怀孕期间可以去美容院吗

怀孕期间最好不要到美容院美容，因为怀孕后皮肤很敏感，稍有不慎就容易引起皮肤问题；而且，做美容不可能改变内分泌的变化，因此对防止面部出现妊娠斑不会有太大的作用。最主要的是，美容产品的成分对胎儿是否安全很难有定论，所以，为胎儿着想，妊娠期间最好不要做美容。平时自己护肤、洁肤也应选择纯天然的护肤品。

孕期去美容院要注意些什么

孕期去美容院做美容并非完全不可以，但为了保证孕妈妈和胎儿的健康，一定要注意以下几点：

做美容时不可长时间保持平卧的固定姿势，必须根据自身的情况与美容师协调好，随时活动一下身体。

专业的美容漂白可能会影响胎儿的内分泌，一定要杜绝使用。

不要进行使用电流的护理，因为即使电流很小也会流遍全身，可能对胎儿造成影响。

不要接受足部反射疗法和压点式按摩，可以采用舒缓按摩的方式，轻柔的手法同样可以达到良好的效果，而且不会产生不良反应。

不要进行桑拿，超过53℃的高温会增加流产的机会。

怀孕期间毛发会受激素影响而暂时加快生长速度和增加数量，但是用电疗的方法清除体毛会令孕妈妈更加烦躁，对胎儿有不利影响。

怀孕1~3个月的孕妈妈不要进行香熏护理，怀孕3个月后使用香熏油也应小心选择。柠檬、天竺薄荷、柑橘、檀香木等香熏油可于怀孕 12 周后使用，玫瑰、茉莉、薰衣草适合怀孕 16 周以上者使用。

为什么说卧室要慎用消毒剂

对于孕妈妈而言，卧室是待得比较多的地方，所以，保持清洁至关重要。但清洁剂的安全问题却容易被忽略。大量的消毒剂虽然能使房间的病原菌被消灭，但消毒剂本身的有毒物质却会有导致胎儿畸形的副作用。

想让卧室清洁，正确的做法是保持房间的空气流通，而不是使用大量的消毒剂，这才是杀灭病原体的最好方法。

为什么说补充铁质可以改善手脚冰凉

血液量不足是造成手脚冰冷的重要原因，准妈妈要注意适量补充铁质，甚至到怀孕后期，每日需增加铁约 40 毫克。均衡的饮食习惯是促进体内造血的重要条件。因此准妈妈在补充铁质时，千万不能只注重单一营养的摄取，如此才能确实达到补血的效果。

为什么说促进血液循环可改善手脚冰凉

随着胎儿渐渐成长，子宫开始压迫到骨盆腔的静脉，容易造成血液回流受阻，间接影响四肢末梢的循环状况，引发手脚冰冷。可穿着弹性袜；晚上睡觉或休息时在腿部放个小枕头，将腿部垫高；适时按摩或热敷下肢等都有助于促进血液循环。

孕期居室内不宜摆放的花草有哪些

孕妈妈的居室中不宜摆放花草。有些花草，如万年青、五彩球、洋绣球、仙人掌、报春花等能够引起接触过敏等不良反应，如果孕妇的皮肤触及它们或其汁液不小心弄到皮肤上，会发生急性皮肤过敏反应，出现疼痒、皮肤黏膜水肿等症状。一些具有浓郁香气的花草如茉莉花、水仙、木兰、丁香等会引起孕妇嗅觉不敏、食欲不振，甚至出现头痛、恶心、呕吐等症状。另外，许多花草晚间释放出二氧化碳，不利于胎儿的健康发育。因此，孕妇卧室应避免摆放花草，特别是芳香浓郁的盆花。

消除孕期症状困扰

出现"漏尿"时该怎么办

妊娠期"漏尿"是常见的现象，常常会发生在大笑、咳嗽或用力提起东西时，骨盆肌肉动作不力、不能防止小便失禁和渗漏。因此，要时常保持排空膀胱，不可以憋尿，只要有尿意就及时去洗手间，还可以使用卫生垫来防止漏尿。

出现尿道痛时该怎么办

怀孕后由于体内性激素水平过高，输尿管平滑肌蠕动减缓，加上增大的子宫压迫输尿管、膀胱，由此引起尿潴留，导致尿路感染，出现尿痛、尿频、尿急等症状须看医生。孕妇除了加强会阴部卫生、多饮水外，睡眠时应尽量采取左侧卧位，减少子宫对输尿管的压迫。

什么是妊娠瘙痒症

妊娠瘙痒症又叫"妊娠期肝内胆汁瘀积症"、"妊娠特发性黄疸"，多发生于孕中、晚期。是由于体内雌激素水平升高，使肝细胞内酶出现异常，导致胆盐代谢能力的改变，造成胆汁瘀积而引起的。发生此病时，胆汁不能正常地排出体外，而是瘀积在身体某些部位。瘀积的胆汁刺激神经末梢，引起皮肤瘙痒。

妊娠瘙痒症不仅引起皮肤发痒，它对胎宝宝有严重的潜在危险。胆汁瘀积在胎盘，使胎盘的绒毛间隙变窄，胎盘血流量减少，孕妈妈与胎宝宝之间的物质交换和氧的供应受到影响，引发早产、胎宝宝宫内发育迟缓、宫内窘迫甚至死亡。

Part2 非常完美的十月孕期

 怎样防治妊娠瘙痒症

妊娠瘙痒症具有家族遗传的特点，虽不能严格控制它的发生，但可以采取一些措施来积极预防。

注意卫生，保持皮肤清洁，不要穿着不透气的化纤内衣，避免进入湿热的环境。

皮肤出现瘙痒时可用毛巾热敷后涂抹一些炉甘石洗剂，并认真记录胎动，密切监测胎宝宝的情况，一旦出现异常，要及时采取相应的救治措施。

 如何应对尿频造成的失眠

怀孕后期，有将近80%的孕妈妈被尿频困扰，晚上会起床跑厕所，就严重影响了睡眠质量。生殖泌尿道的感染常常表现身体抵抗力不足，因此孕妈妈必须注意是否有其他感染同时存在，比如感冒、念珠菌阴道炎等。

抵抗力不足可能源于免疫系统的过度负担，情绪不稳定、压力过大就是其中的原因之一。除了调适心理上的压力外，孕妈妈最好要注意避免刺激性饮食、过多使用化学药物、发炎、过敏等情况，这都会增加心理的不适，加重尿频。

 什么是圆韧带牵拉痛

怀孕中期以后，随着子宫逐月迅速增大，子宫四周的韧带由原来松弛状态变为紧张状态，尤其是位于子宫前侧的一对圆韧带，由于过度牵拉，可能造成牵引胀痛。但是疼痛不会太重，仅是轻微抽痛。一般情况下不需要特别治疗，孕妈妈只要注意休息就可以了。

 孕期眼睛干涩是怎么回事

眼睛干涩时，说明孕妈妈用眼过度，需要让它得到充分休息，还可以适当帮助眼肌运动，缓解疲劳感。怀孕期间，孕妈妈的泪液分泌会减少，同时泪液中的黏液成分增多，这些变化会让孕妈妈经常性地感觉到眼睛干干的，不舒服。尤其是孕妈妈在孕期如果还佩戴隐形眼镜的话，更会觉得干涩不适。

缓解孕期眼睛干涩的方法有哪些

按压眼球法：闭着眼睛，用食指、中指、无名指的指端轻轻地按压眼球，也可以旋转轻揉。不可持续太久或用力揉压，20秒钟左右就停止。

按压额头法：双手的各3个手指从额头中央，向左右太阳穴的方向转动搓揉，再用力按压太阳穴，可用指尖施力。如此眼底部会有舒服的感觉。重复做3~5次。

按压眉间法：拇指腹部贴在眉毛根部下方凹处，轻轻按压或转动。重复做3次。眼睛看远处，眼球朝右—上—左—下的方向转动，头部不可晃动。

什么是假宫缩

如果孕妈妈开始感觉到子宫的肌肉每隔一段时间会收紧，不必担心，你不是快要生了。这些不规则、通常无痛的"布拉克斯顿·希克斯"收缩，也称为"假宫缩"。假宫缩在孕中期出现是非常普遍的现象。真真切切地感觉到宫缩和宝宝的运动，可能会让孕妈妈的怀孕感觉更加真实些。

为什么说孕期拔牙要谨慎

在孕期前8周内拔牙，可能会流产；而32周后拔牙可能会早产。

孕期内，准妈妈拔牙一定要谨慎。因为此时，准妈妈的身体出现了异常生理变化，使得口腔中有个别牙龈充血、水肿以及牙龈乳头明显增生。此时，如果疼痛难忍，以至于想去拔掉它们，就应该多考虑一下后果。因为现在去拔牙，很容易发生出血，孕期身体对各种刺激非常敏感，甚至严重到轻微不良刺激都有可能导致流产、早产的程度，尤其是有习惯性流产、早产历史的准妈妈，更是严禁拔牙。

孕期应如何预防肾结石

妊娠期肾结石发病率很高，这是因为妊娠期女性内分泌发生很大变化，代谢加快，造成肾盂、输尿管的正常排尿功能异常，使尿流瘀滞、变缓，诱发肾结石。另外，增大的子宫压迫输尿管，使输尿管发生一定程度的扩张和积水，也很易于诱发结石。

妊娠期女性应注意以下事项预防肾结石：

（1）**怀孕以后每天要有一定量的活动**　要多散步、做操，这样可以促进肾盂及输尿管的蠕动，防止子宫长时间压迫输尿管。

（2）**多喝水，特别是晚间**　夜间输尿管的蠕动会减慢，再加上尿液分泌少，尿液中的结晶物质很容易沉淀变为结石。

（3）**不要偏食**　特别注意某些容易诱发肾结石的食物，例如菠菜、白薯、豆类等。

（4）**妊娠期发生肾结石，尽量采用非手术治疗**　如果没有反复发作，可以等到分娩后再进行排石治疗。

胎位经常变化是正常的吗

有些孕妈妈在产前查体时发现，胎儿一会儿是头位，一会儿又是臀位，然后又是头位，胎位老是改变，令人担心。

胎位经常变化，是因为在妊娠28周前，羊水较多，子宫腔容积较大，而胎儿相对较小，胎儿在羊膜囊内的活动比较自由，因此胎位可能发生改变。不必担心，此时也不必纠正异常胎位。

随着妊娠的进展，胎儿逐渐长大，特别是胎头增大，重量增加，靠重力作用，胎儿大多能转为头位，特别是32周后，羊水逐渐减少，胎儿活动受限，胎位不再会有较大的改变。

当然，也有少数孕妈妈和经产妇，腹壁及子宫壁较松弛，羊水较多或胎儿偏小等，可能到预产期或接近分娩时，胎位还会变化，但不必担心，医生会矫正胎位的。

如何正确分辨胎心音

胎心音就是胎宝宝心跳的声音，多在孕妈妈妊娠第6个月，胎心音可以听见。胎宝宝的心跳声多表现为"嘀嗒、嘀嗒"声，与钟表走动时发出的声音相似。但是听准胎心音并没有那么容易被掌握，孕妈妈和准爸爸要认真学习听胎心音的门道哦！

胎心音与子宫动脉的跳动声是不同的，孕妈妈一定要注意准确地区分。

正常情况下,子宫动脉的跳动声与脉搏的跳动频率是一样的。如果每分钟跳动的次数刚好一致,则可以明确表明该次跳动为明显的子宫动脉的跳动声,而不是胎心音。

如何判断胎心音是否正常

胎心音的速度比较快,基本维持在每分钟 120～160 次。胎动通常会加快每分钟心跳的次数,但是胎动一结束胎心音又会马上恢复正常。在没有胎动的情况下,如果胎宝宝的心跳次数每分钟在 160 次以上或者在 120 次以下,且跳动很不规律,均属于异常胎心音,通常是胎宝宝在孕妈妈子宫内严重缺氧的体现,孕妈妈应立即上医院。

什么是高危妊娠

可能导致难产或危及母婴者,称高危妊娠。具有高危妊娠因素的孕妈妈,称为高危孕妇。孕妈妈患有各种急慢性疾病和妊娠并发症,以及不良的环境、社会因素等,均可导致胎儿死亡、胎儿宫内生长迟缓、先天畸形、早产、新生儿疾病等,构成较高的危险性,从而增加了围产期的发病率和死亡率。凡列入高危妊娠范围内的孕妈妈,就应接受重点监护,尽量降低围产期发病率及死亡率。

如何防治高危妊娠

先要了解哪些人容易成为高危孕妇。一些疾病患者,如合并心、肝、肾等慢性病和内分泌疾患的孕妈妈在孕早期都应请专科医师帮助确定病情是否适宜继续妊娠下去;有家属遗传病史或曾有习惯性流产、死胎、死产或畸形儿史的孕妈妈亦应在孕早期就诊,以及时筛查出有遗传影响的子代或畸形儿而得以及时做人工流产;若查出有母婴血型不合、巨细胞病毒、风疹病毒、单纯疱疹病毒、支原体、衣原体或弓形虫感染,则应及时治疗,有助于避免流产、早产、死产或胎儿畸形等后果。另外,年龄小于 16 岁或大于 35 岁的孕妇,或体重小于 40 千克或高于 85 千克的孕妈妈,或身高不足 140 厘米的孕妈妈,分娩的危险因素都会增加;患过骨结核病、佝偻病和小儿麻痹症等孕妈妈可能骨盆不对称，有难产史或产科异常史者、本次妊娠中子宫相对孕期过大或过小者、过去或现在有生殖系统疾病或其他异常者，都要想到可能是高危妊娠。防治高危妊娠从以下几方面做起：

（1）**产前检查** 是高危妊娠防治的主要环节，一定要认真及时进行产前检查以避免或尽量减少胎儿不良结局，同时也保障母亲的安全健康。

（2）**增加营养** 对胎儿生长发育极为重要。高蛋白、高能量的饮食、新鲜蔬菜、补充足量维生素和铁、钙、锌等微量元素对高危妊娠者是必不可少的。

（3）**卧床休息** 以左侧卧位为好，对改善胎盘功能、增加胎儿血液供应、避免和减轻母亲高血压、增加母亲尿量都大有好处。

（4）**自测胎动** 每天早、中、晚固定时间各测1小时胎动数，相加乘以4少于15次提示可能是胎儿缺氧，应即到医院进一步检查。

（5）**其他异常** 妊娠后半期遇其他异常情况出现（如阴道流血、头痛眼花、胸闷腹胀）等，要及时到医院就诊。

第4次产检要检查什么

这次产检与前几次的内容差不多，测宫高、量腹围。糖尿病筛查、血常规、尿常规都不能少，除此之外，还应该增加检查胎位。

医生一般会采用听胎心或者用手按压孕妈妈腹部找胎头的方法确定宝宝的胎位。胎头呈球状，相对较硬，是胎宝宝全身最容易摸清的地方。处于正常胎位时，胎头应该在下腹部中央即耻骨联合上方，摸到圆圆的、较硬、有浮球感的东西就是。

如果上述方法都无法确定准确的胎位，医生会给孕妈妈做B超或者彩超。

孕 7 月

发现身体微妙变化

为什么痔疮更易发生了

由于胎盘的增大、羊水的增多，孕妈妈的体重每周可增加500克。增大的子宫对盆腔压迫加重，使下半身静脉回流受阻程度加重，可能会出现痔疮。便秘、腿肚子抽筋、头晕、眼花症状在此期时有发生。

腿部开始出现浮肿是怎么回事

孕妈妈的子宫越来越大，变大的子宫影响血液循环，压迫下半身的静脉，还容易引起腿部浮肿。而由于怀孕后内分泌的改变，身体内会留存更多的液体，因而身体的其他部位如手指也会有些水肿，这些属于正常的妊娠反应，孕妈妈不必紧张。孕妈妈少吃高盐食物，注意身体姿势，可以缓解浮肿现象。但是如果发现脸、手指和腿的水肿一两天都不消退，而且皮肤也没有弹性，就需要马上去医院检查，因为这有可能是先兆子痫的症状。

为什么会频繁出现子宫收缩

本月宝宝胎动明显，根据胎动情况可以感知宝宝是否健康。一般有规律而频繁的胎动说明宝宝很健康;如果有规律的胎动突然变化或者是胎动减少,则需要到医院检查确认宝宝的情况。

随着宝宝的逐渐增大,子宫内羊水量增多,胎膜张力逐渐增加,容易引起子宫收缩,使腹部胀满或变硬。所以,子宫收缩是这个阶段的正常现象,孕妈妈要注意休息,不要走太远的路或长时间站立。但是如果出现长久频繁的宫缩,则应该到医院去就诊。因为频繁的宫缩会使胎盘血液供应不足,导致胎盘缺血缺氧从而影响胎儿的生长发育。

为什么肋骨和腰部会疼痛

怀孕第7个月时,孕妈妈子宫的大小约为35厘米,把肋骨推挤上升了5厘米,使肋骨产生了弯曲现象,导致疼痛。有时孕妈妈的腹部感到针扎一样的刺痛,这也是由于腹部肌肉受到扩张,使子宫牵扯的缘故。由于腹部又大又重,孕妈妈身体的重心向前倾,而为了支撑体重,保持身体的平衡,孕妈妈又会本能地将身体向后倾斜。这样一来,往往会使孕妈妈腰部的负担加重,从而导致腰部疼痛。为了能够缓解腰痛,要经常散步,活动活动身体,也可做一些防止腰痛的体操,锻炼腰部肌肉。

胎动加强了吗

妊娠晚期胎动逐渐加强,胎儿会频繁而有力地伸腿舞胳膊,孕妈妈的肚子此起彼伏,有时甚至觉得胎儿马上会蹦出来似的。具体何种程度的胎动为正常,因人而异。

子宫长到多大了

孕妈妈的腹部变得更大,下腹部与上腹部变得更加膨胀。子宫底上升到脐上三横指处,子宫底的高度为21~24厘米。胎宝宝越来越成熟了,体重和身长分别将增加3倍和2倍。

为什么开始心神不安了

此阶段对孕妈妈来说,安心舒服的睡眠是一种奢侈,去卫生间、吃零食以及宝宝的运动都使孕妈妈的睡眠支离破碎。

此外睡眠不好的孕妈妈可能会心神不安，经常做一些记忆清晰的噩梦，试着向丈夫或亲友诉说自己的内心感受，他们也许能够帮助孕妈妈放松下来。孕妈妈会发现自己脸上和腹部的妊娠斑更加明显并且增大。有时孕妈妈还会感觉眼睛发干、畏光，这些都是正常的现象，不必担心。

特别图示——胎宝宝每周变化

胎宝宝每周变化	妊娠第25周	（1）妊娠第25周的胎宝宝身长约3厘米，体重约600克。 （2）舌头上的味蕾正在形成。 （3）大脑的发育也已经进入了一个高峰期，大脑细胞迅速增殖分化，体积增大。 （4）胎宝宝的传音系统完成，神经系统发育到相当程度，声音、光线及母亲的触摸都能引起胎宝宝的反应，这时胎宝宝已有疼痛感、刺痒感，喜欢被摇动。
	妊娠第26周	（1）妊娠第26周的胎宝宝身长约32厘米，体重约800克。 （2）胎宝宝开始有了呼吸，但呼出吸入的不是真正的空气，而是羊水。 （3）味觉神经、乳头在孕期第26周形成。 （4）听觉有了反应的能力，记忆意识萌芽开始出现。 （5）胎动更加协调，而且多样，胎动越来越频繁。
	妊娠第27周	（1）妊娠第27周的胎宝宝，身长大约3厘米，体重约900克。 （2）胎宝宝这时候眼睛已经能睁开和闭合了，同时有了睡眠周期。 （3）胎宝宝大脑活动在27周时非常活跃。 （4）胎宝宝在这时已经长出了头发。 （5）胎宝宝在6～7小时，开始能细微地辨别母亲的态度和情感，并对其做出反应。
	妊娠第28周	（1）妊娠第28周时，胎宝宝坐高约26厘米，体重约1200克，几乎占满了整个子宫。 （2）胎宝宝重要的神经中枢，如呼吸、吞咽、体温调节等中枢已发育完备。 （3）皮下脂肪增多，皮肤皱纹消失，皮脂形成。

找到最佳胎教方案

朗读诗词是一种胎教吗

在音乐伴奏与歌曲伴唱的同时，朗读诗或词以抒发感情，也是一种很好的胎教形式。现代的胎教音乐也正是朝着这个方向发展的。在一套胎教音乐当中，器乐、歌曲与朗读三者前后呼应，优美流畅、娓娓动听，达到有条不紊的和谐统一，具有很好的抒发感情作用，能给孕妈妈及腹中宝宝带来美的享受。

音乐胎教不当有损胎儿的听力吗

许多孕妈妈进行胎教时，直接把录音机、收音机等放在肚皮上，让胎宝宝自己听音乐。这是不正确的。因为此时胎宝宝的耳蜗虽说发育趋于成熟，但还是很稚嫩，尤其是内耳基底膜上面的短纤维极为娇嫩，如果受到高频声音的刺激，很容易遭到不可逆性损伤。

不合格的胎教音乐磁带，也将会给母腹中的小宝宝造成一生无法挽回的听力损害，应引起孕妈妈们的警醒。

怎样和胎宝宝玩抚摸肚皮游戏

在抚摸的基础上，孕妈妈可以用手轻轻推动胎宝宝。胎宝宝很可能会出现踢妈妈腹壁的动作。这时用手轻轻拍打胎宝宝踢的部位，胎宝宝第2次踢腹壁。然后再用手轻轻拍打胎宝宝踢的部位，出现第3次踢腹壁，渐渐形成条件反射。当你用手轻轻拍胎宝宝时，胎宝宝会向你拍的部位踢去。注意轻拍的位置不要距原来的位置太远。

每天1~2次，每次5~10分钟。

经过抚摸、拍打锻炼的胎宝宝出生后，动作敏捷灵活，如翻身、坐、爬、站、走以及动手能力都比未经过锻炼的小孩发展得早一些，而且体格健壮、手脚灵敏、动作协调。

 怎样让胎宝宝感受到深深的父爱

我们常说，父爱如山，高大威严，其实父爱更像一双手，抚摸着我们走过春夏秋冬，更像一滴泪，一滴饱含温度的泪水。天下的父亲都不善表达自己对子女的爱意，然而它却是无处不在。准爸爸可以通过对自己父亲表达敬意，来熏陶胎宝宝的情感，让他体会人世间伟大的父爱。准爸爸可以朗诵下面的诗句：

发白如雪	时间的河流趟过血管
那是岁月沧桑洒下的鲜花	穿越雪白血红
弯躯是弓	我们在成长
那是时间老人积蓄的能量	而白雪纷飞
手如槁木	您是风雪中最后一片
那是神农赐予不断收获的硕果	斑驳的红叶
睛若黄珠	而生命将尽
那是上苍赐予五彩缤纷的颜色	您是星空中最后一颗
岁月的触角爬满额头	流星的眼泪

 抚摸胎教怎样与语言胎教同时进行

比如在晒太阳前，可以轻拍一下肚皮，告诉他："宝宝，我们去晒太阳喽。"在晒太阳的过程中，孕妈妈可以一边走，一边轻轻抚摸胎宝宝。这样可以激发胎宝宝运动的积极性，孕妈妈可能会明显感到胎宝宝发回的信号，缓慢而有节奏，轻轻地蠕动起来。

 孕妈妈绣十字绣有什么好处

绣十字绣可以使孕妈妈的心情很快得以平静，对集中注意力也有一定的作用。

Part2　非常完美的十月孕期

在一幅十字绣作品里往往要用到数10种颜色的丝线，所以在一针一线的编织过程中，孕妈妈的色彩感和调和颜色的能力也不知不觉得到了提高。孕妈妈若能在怀孕时多接触一些美丽的颜色和图案，将来生出的宝宝也会拥有较高的审美能力。

孕妈妈还可以在刺绣的同时与胎儿聊天。可以说一说手里正在制作的作品是什么图案，什么颜色，比如枕头、围兜和儿童被等，也可以说说对各种颜色的喜好，尽量能在刺绣的同时达到胎谈的效果。

怎样结合音乐、对话进行光照胎教

光照胎教时准妈妈要选择胎儿觉醒、活跃的时候，一边播放胎教音乐一边进行，在照射的同时准妈妈可以和胎儿对话。如，准妈妈一边用手电筒的微光照射腹部，一边告诉胎儿："宝贝，这是手电筒发出的光，你感觉到了吗？它好玩儿吗？"

另外，每次在做胎教时，准妈妈可以把胎儿的反应详细记录下来：胎动的变化是怎么样的？增加还是减少了？胎儿是怎么动的？经过一段时间的记录和持之以恒的胎教训练，孕妈妈就可以知道胎教是否对胎儿有效，胎儿对固定的胎教内容是否建立起固定的、有规律的反应。

怎样做家庭插花

插花可以协调和舒缓孕妈妈的情绪、感觉和心境，借此来愉悦孕妈妈的身心，促进胎宝宝健康成长。这里来介绍一种十分好看的插花：当玫瑰遇上海芋。

准备花材：

海芋5枝，玫瑰5朵，白色小菊花数枝，海芋叶3片。

插法：

取黑色方形花瓶1个。

按从长到短的顺序依次取海芋，最高的1枝海芋插在左后方，第2枝较短的插在附近较前位置。

第3枝插在中央部位，第4枝插在最左边的角落，第5枝插在最前方，向前倾。

取1朵玫瑰花蕾插在右方，左方也插上1枝。

将最大的1朵玫瑰插在前方，右后方插1朵半开的玫瑰，最后1朵插在中间部位。

将白色的小菊花插在空着的空间里。

插上3片海芋叶作为点缀。

为什么说孕期社交生活有助好心情

准妈妈一个人要"驮"着两个人的身体行动，出行就是一个大问题。平时除了必须要做的事，比如上下班，其他的外出活动能少则少。可是这样每天局限在家里，面对的只是几个家人，缺少了平日的社交活动，准妈妈难免会觉得生活乏味。

准爸爸可以时不时带上准妈妈去参加一些朋友的聚会，但不宜去太吵闹的聚会；也可以在家里举办一个小型的家庭聚会，请来三五知己在家里聊聊天；周末有空，带上准妈妈去拜访一些长辈，尤其是去有宝宝的亲戚家做客，实地感受一下家有"小天使"的氛围，会让准妈妈更憧憬自己的宝贝早日到来。

孕妈妈拍大肚照前需做好哪些准备工作

为了让拍照过程顺利愉快，拍照之前要做好一些准备工作：

和照相馆预约一个人少的日子。提前20天，可以在网上了解一些更详细的内容。

考虑到拍照时间比较长，照相馆旁边最好有卫生条件好的餐馆，或者自己带上食物和水，中途及时补充能量，并休息一下。

最好选择专门给孕妇拍照的影楼，这样不仅有很多孕妇服装可以选择，而且衣服都是经过消毒的。也可以带上自己的孕妇装。

带上自己的安全化妆品，跟化妆师沟通好自己想要的妆容。最好不要用影楼的化妆品。

拍摄的时候，千万别害羞，遮遮掩掩的，既然是拍大肚照，一定至少要有一组露出肚子的照片。顺便还可以涂些亮亮的橄榄油，大胆地秀出自己的肚子。

孕妈妈要和摄影师充分沟通，由他带自己进入角色。孕妇照和婚纱照及个人写真是不一样的,表现的是快要做人母的姿态,应该拍出幸福感、美好感、母爱感,当然,有些个性的准妈妈拍些耍酷的或者性感的孕妇照也会别有韵味。

外出取景要带上墨镜,既能做道具还能保护眼睛。

孕妇照只要拍20张左右就好,主要是留个纪念。多拍的话,孕妈妈的体力难以支持。

掌握科学的饮食原则

孕妈妈可以吃海苔吗

海苔浓缩了紫菜当中的各种B族维生素,特别是核黄素和尼克酸的含量十分丰富。它含有各种微量元素与大量的矿物质,有助于维持人体内的酸碱平衡,而且热量很低,纤维含量很高,对孕妈妈来说是不错的零食。但我们在选择海苔时一定要选择低钠盐类的,尤其在怀孕期间有高血压或水肿的孕妈妈,更应该严格限制钠的摄入。

孕妈妈可以吃奶酪吗

这可是牛奶"浓缩"成的精华,1千克奶酪制品是由10千克牛奶浓缩而成的,具有丰富的蛋白质、B族维生素、钙和多种有利于孕妈妈吸收的微量营养成分。天然奶酪中的乳酸菌有助于孕妈妈的肠胃对营养的吸收。还有一点很重要,怕胖的孕妈妈一点都不用担心吃多了奶酪会发胖。

孕妈妈可以吃板栗吗

板栗含有丰富的蛋白质、脂肪、糖类、钙、磷、铁、锌、多种维生素等营养成分,有健脾养胃、补肾强筋、活血止血的功效。孕妈妈常吃板栗,不仅健身壮骨,还有利于骨盆的发育成熟,并消除孕期的疲劳。

吃牛肉对孕妈妈有什么益处

牛肉味甘性平，有补中益气、滋养脾胃、强健筋骨、化痰息风、止渴止涎的功效，适合孕妇食用。牛肉作为寒冬补益佳品，寒冬食用牛肉还有暖胃的作用。牛肉含有蛋白质、脂肪、碳水化合物、膳食纤维、维生素B、维生素B_2、维生素C、维生素E、烟酸、磷、钙、铁、钾、镁、硒、碘、胆甾醇等。牛肉含有丰富的蛋白质，氨基酸组成比猪肉更接近人体需要，能提高机体抗病能力，而牛肉中富含铁元素，非常适合孕妈妈补铁食用。孕妇1个星期吃3~4次瘦牛肉，每次60~100克，可以预防缺铁性贫血，并能增强免疫力。牛肉不易熟，烹饪时放1个山楂或1块橘皮可以使其易烂。

为什么说正确饮食可以防腹胀

大多数孕妈妈可能会在妊娠期出现腹胀现象，即腹部有明显的肚皮硬起来但不疼痛的感觉，该症状从孕早期一直持续到妊娠结束。孕妈妈出现腹胀，多半是子宫在进行不规则的收缩运动，其持续的时间有长有短，基本与妊娠时间有关。孕妈妈最好改变自己的饮食习惯，采用少吃多餐的进食方式，及时地缓解腹胀症状。

肾功能差该如何进行饮食调理

低胆固醇、低脂肪、高维生素的饮食都是保肾饮食。肾脏功能差的准妈妈要多吃蛋白质和糖类，同时，还要少吃脂肪。碱性食物有益于肾脏的健康，可以适当多吃些。日常生活中，对肾脏有保健作用的食物有冬瓜、西瓜、赤小豆、绿豆、鲤鱼等。高盐饮食因为会影响水的代谢，不宜多吃。

为什么说多吃鸡蛋易致营养失衡

人们的日常膳食是由多种食物构成的，合理平衡的膳食，要求含有人体所需要的各种营养素，并要求各种营养素都应有适当的比例。准妈妈不能吃太多鸡蛋，而减少其他食物的摄入量。鸡蛋不含有碳水化合物，维生素C的

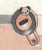

含量也是少之又少，过多吃鸡蛋，必然会使其他食物的摄入量相对减少，使摄入的各种营养素不平衡。天长日久，容易患由于其他营养素缺乏或过剩而引起的相关疾病。

为什么说多吃鸡蛋易致肾脏病

吃过多的鸡蛋，其蛋白质的分解代谢产物不但会增加肝脏的负担，而且在体内代谢后所产生的大量含氮废物都要通过肾脏排出体外，这就会加重肾脏的负担，引发肾脏疾病。此外，茶叶蛋要少吃，因为茶叶中含有鞣酸，与鸡蛋中的铁元素结合后，会对胃肠起刺激作用，影响胃肠功能。

DHA 和 EPA 是什么

二十二碳六烯酸（DHA）是构成细胞及细胞膜的主要成分之一，它能够增强大脑传递信息的能力，是大脑发育、成长的重要物质之一。孕期补充 DHA，能够优化胎宝宝大脑锥体细胞的磷脂的构成成分，刺激大脑皮层感觉中枢的神经元增长更多的突触，促进胎宝宝的大脑发育。另外，DHA 还有利于提高胎宝宝视网膜光感细胞的成熟度，促进视力发育，使宝宝的眼睛更明亮。

二十碳五烯酸（EPA）能够增进血液循环，促进体内饱和脂肪酸的代谢，降低血液黏稠度，预防心血管疾病。EPA 和 DHA 同时补充，能够促进胎宝宝智力发育，还可有效减少早产的发生。

怀孕 6 个月以后是胎宝宝大脑中枢的神经元分裂和成熟最快的时期，对 DHA 和 EPA 的需求量也最大，所以从这个时候开始孕妈妈就需要专门进行补充。DHA 的每日摄取量至少为 200 毫克，一般含 DHA 的食物都含 EPA，满足 DHA 摄入的同时，就能摄入充足的 EPA。

DHA 和 EPA 的来源是什么

（1）深海鱼类 深海鱼类和贝类的脂肪中含有大量的 DHA 和 EPA，且容易被身体吸收，孕妈妈平时可以适当吃一些金枪鱼、鲑鱼、三文鱼等深海鱼。如果担心海鱼受污染严重，可以选择其他补充方式。

(2) **海藻类** 藻类物质受污染小，DHA含量和纯度更高，且EPA含量极低，不用担心EPA摄入过量。

(3) **孕妇奶粉和营养补充剂** 市面上出售的孕妇奶粉、鱼油和海藻胶囊等都含有DHA和EPA，且配比更科学，服用更方便，在购买时要选择适用于孕妇的营养制剂。

(4) **坚果类** 核桃、榛子等坚果和橄榄油、亚麻油等植物油中所含的亚麻酸，能够在体内转化为DHA和EPA，也可以作为间接补充来源。

为什么不宜吃速冻食品

速食时代，越来越多的美味被"速冻"，越来越多这样的食品被习惯快节奏生活的人接受，殊不知，这些速冻食品虽然方便快捷，却存在不少卫生和安全方面的隐患，准妈妈最好少吃。

(1) **速冻食品营养易流失** 通过急速低温（-18℃以下）加工出来的速冻食品，速冻后，食物中的脂肪会缓慢氧化，维生素也在缓慢分解。所以，速冻食品的营养价值无法和新鲜的鱼、肉等相比。食用这样的速冻食品并没有进行营养的补充，如果过多地食用此类食品，会造成准妈妈和胎儿营养的缺乏。

(2) **速冻食品容易受污染** 如果购买散装的速冻食品，在销售人员拆除大包装散卖和顾客挑选过程中，都不可避免人与食品的接触，造成细菌污染。

(3) **超市冰柜温度难保证，导致维生素损失** 速冻食品一般要求保持在-18℃，但是超市的冰柜是敞开的，人们翻来翻去，温度不可能一直保持-18℃。买回家的路上，环境温度要比冰柜高，产品虽然没有完全融化，但温度也会随之升高，这就会导致维生素大量损失和微生物快速繁殖。

(4) **速冻食品高脂肪、高盐分** 不少人喜欢吃贡丸、鱼丸等速冻食品，因为感觉口感不错，但好口感是用高脂肪换来的。冷冻水饺、馄饨等的脂肪比例也很高，肉馅多的品种其含油量可达68%。

怎样吃宵夜更健康

自从肚子里多了一个小生命之后，孕妈妈的食量也跟着变大起来，除了正餐外，半夜肚子饿的时候，还会来份宵夜。而我们都知道吃宵夜对肠胃不好，且容易发胖，那么孕妈妈怎么吃夜宵才健康呢？

睡前2小时吃完宵夜。如果不饿最好不要吃夜宵，如果真是因为肚子饿了想吃宵夜，建议最好在睡前2小时吃完。

避免高油脂高热量的食物，如油炸物、垃圾食品等。因为油腻的食物会使消化变慢，加重肠胃负荷，甚至可能影响到次日的食欲。

一定要控制宵夜的量，量小为好，最好是点到为止，不要吃太甜、太咸的食物，还要减少进食红肉类和精致的谷类。

尽量选择清淡、易消化及低脂肪的食物作为宵夜。可以吃一些水果或者是粥、脱脂牛奶等，其中粥是很不错的选择。

其实依照人体的生理变化，夜晚是身体休息的时间，吃下宵夜之后容易增加肠胃道的负担，使肠胃道在夜间无法得到充分的休息。此外，夜间身体的代谢率会下降，热量消耗也减少，所以容易将多余的热量转化为脂肪堆积起来，造成体重过重的问题。有些孕妇到怀孕晚期容易产生睡眠的问题，如果再吃宵夜，也可能会影响孕妇的睡眠品质，所以，我们建议孕妈妈还是尽量不要吃宵夜。

卵磷脂是什么

卵磷脂的生物学名为磷脂酰胆碱，是人体组织中含量最高的磷脂，是构成神经组织的重要成分，属于高级神经营养素。

卵磷脂保障大脑细胞膜的健康及正常功能，确保脑细胞的营养输入和废物输出，保护脑细胞健康发育。对于处于大脑发育关键时期的胎儿，卵磷脂是非常重要的益智营养素。孕期缺乏卵磷脂，将影响胎儿大脑的正常发育。因此孕妈妈为了胎宝宝大脑的发育应重视补充卵磷脂。大豆、蛋黄、坚果、肉类及动物内脏中都富含卵磷脂。

补钙过量有何危害

有些准妈妈在怀孕5个月左右开始补钙，并一直补到宝宝出生，但是在生产时，却因为胎儿头骨钙化出现了难产，这是补钙补过了。其实，准妈妈是否需要额外补充钙制剂，以及补充多少，需要根据不同孕期所需的钙量以及准妈妈日常饮食所摄入的钙量来确定。

一般来说，准妈妈应该通过均衡饮食以及提高奶制品的摄入量来满足自身及胎儿对钙的需求。在饮食上无法满足需求时，才考虑补充钙制剂。

饮用孕产妇奶粉2杯，其中钙的含量可达1000毫克左右，如果再进食250克豆腐，从食物当中摄取的钙总量可达近1300毫克。

吃含色素的食物有哪些危害

一些含有食品添加剂和色素的加工食品，虽说经检验通过"基本不会"危害人体，但并不是"绝对不会"危害健康。要知道，妊娠期是特殊时期，腹中胎儿的体内解毒系统发育不完善，肝脏的排毒功能尚不足，有毒的物质可能会囤积在体内，等到贮存到一定量时，就会导致发病、危害健康。因此，快餐食品及有添加剂、色素的食物还是少吃为佳。

吃西瓜皮可以利水消肿吗

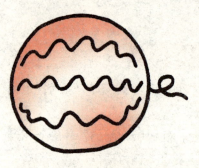

在水果中，适量地吃些西瓜有利于水分排出。西瓜皮性凉，味甘，有清热解毒、利尿消肿、止渴的作用。对于孕妈妈水肿、小便短少、暑热烦渴、口舌生疮都有一定效果。可以与肉类一同烹烧，例如西瓜皮炒肉丝或是西瓜皮炖小排汤；或是与其他利尿消肿的食物一同煎水饮，如西瓜皮、冬瓜皮、赤小豆、玉米须等同煮水饮。

水果制品和水果有同等的营养价值吗

水果制品包括果汁、罐头装水果和果脯等干果制品。这些食物易保存和便于携带，且口味独特，很受人们青睐。然而水果制品中的营养成分低于新鲜水果，不可代替新鲜水果在孕期的营养价值。比如果汁是经压榨后提取的，会造成食物纤维和维生素C的部分损失。果脯是新鲜水果用糖腌制而成的，含糖量高，维生素含量少。孕妇应选择新鲜水果补充维生素和食物纤维，而非水果制品。

Part2 非常完美的十月孕期

哪些食物可有效预防先兆子痫

孕妇除了注意严格控制体重、保持营养均衡外，还要注意在平常饮食中预防子痫前期，孕期应注意摄取富含维生素C的新鲜蔬菜和水果，在全面了解体重变化的前提下，吃一些降血压的食品，如芹菜、苋菜、茼蒿、胡萝卜、豌豆、蚕豆、绿豆、花生、海带、紫菜、木耳、苹果、西瓜、柠檬等。

用铁锅做饭能补铁吗

有很大一部分孕妈妈都会缺铁，补铁是不容忽视的。我们传统饮食中就有吃"铁锅饭"补铁这一补铁的方法。

铁锅大多是用生铁制成的，一般不含有其他化学物质。在炒菜、煮饭过程中，由于盐、醋对高温状态下铁的作用，再加锅与铲、勺的相互摩擦，会使锅内层表面的无机铁脱屑成直径很小的粉末。这些粉末被人体吸收后，会在胃酸的作用下转变成无机铁盐，对防治缺铁性贫血有很好的辅助作用。有数据显示，用铁锅做出的饭菜中含的铁元素比用不锈钢或其他材料制成的炊具做出的饭菜要高出5倍以上。

在自然条件基本相同的情况下，吃"铁锅饭"的儿童血液中的血红蛋白含量明显高于其他儿童，并且身体也长得壮。但是，关节炎患者不要用铁锅做饭，最好用不锈钢锅来做饭。否则，很容易引起关节炎发作，加重病情。

虽然吃"铁锅饭"能补铁，但不可依靠此方法来治疗缺铁性贫血。孕妈妈还是要注意吃含铁量高的食物，如猪血、鸭血、瘦肉、鸡蛋、豆类等。

怎样通过饮食强化肺功能

在怀孕的第7个月中，所选择的食物必须有强化孕妈妈的肺部功能的作用，并且能够对胎儿的皮肤、毛发和大脑的发育有所帮助。橘子、核桃、梅子和牛奶就是对孕妈妈的身体极其有益的食品。

可以适量食用青辣椒吗

青辣椒含有丰富的维生素C，维生素C又叫抗坏血酸素，是人体不可缺

221

少的重要维生素。它参与人体内氧化还原过程，分布于全身各组织，以及肾上腺皮质；脑垂体等组织内含量最高，其次是肝、肾组织，脂肪组织内含量较少。它能够增强对感染的抵抗力，促进骨骼正常发育及伤口愈合，特别能刺激造血机能，对红细胞的成熟起一定的作用。如果人体内缺乏维生素C，会患坏血病，出现皮肤、牙龈等部位出血及便血等症。

据测定，每500克青辣椒含维生素C 525毫克，比西红柿高9倍，比大白菜高3倍，比茄子高35倍，比白萝卜高2倍。当然了，除了维生素C外，青辣椒中还含有蛋白质、脂肪、糖、矿物质、辣椒素等多种营养元素。其中，辣椒素能够刺激唾液及胃液分泌，使胃肠蠕动加快，增进食欲及帮助消化。孕妈妈可以适量食用，譬如在一些菜肴中添加适量的青辣椒以借味儿。但食用过多的青辣椒会刺激肠胃，所以，孕妈妈应当适量食用。

晚餐后为什么要控制水分的摄入

孕妈妈尿频现象具有普遍性，尤其在妊娠7个月以后，尿频症状会更严重和明显。这多半是因为孕妈妈在妊娠期，子宫变得越来越大，以致膀胱被子宫不断地压迫。

摄入过量的水分，并不是孕妈妈尿频现象出现的原因，但是孕妈妈如果晚上因为喝水多而多次醒来上厕所，则会极大地影响睡眠质量、缩短睡眠时间，因此孕妈妈最好在晚餐过后，控制过多水分的摄入。这虽然起不到实质性作用，但多少能够减轻一点症状，孕妈妈一定要高度重视。很多时候，孕妈妈因为怕麻烦而过度忍耐尿意，这是错误的做法。忍耐尿意，很容易使细菌在膀胱中滋生，并破坏尿道自身清洁功能，进而引发炎症，损害身体健康。

孕7月推荐的食谱都有哪些

玉米腰果

▶**原料** 腰果80克，西芹100克，玉米粒100克，油、味精、精盐各适量。

▶**做法** ①将芹菜择洗干净，切成小段。②将玉米粒和芹菜段分别放入沸水中焯烫，芹菜焯烫完要立即过凉。③炒锅倒入适量油，先放入腰果，文火慢慢炒熟，然后放入玉米粒和芹菜段,加入精盐、味精,快速翻炒几下就可以出锅了。

肉末菜蛋

原料 鸡蛋1个,瘦肉末50克,香葱、猪油、食用油、蚝油、熟白芝麻各适量。

做法 ①锅置火上放猪油烧至六成热,倒入瘦肉末,加适量精盐炒熟,再放入蚝油和葱末炒出香味起锅装小碗里待用。②锅里放入蒸隔架,加水烧沸,蛋汁里加约50℃的热纯净水和食用油搅匀,放在蒸架上加盖,用中大火蒸,直到碗中心底部的蛋凝固到跟蛋面上差不多。③将碗取出,把瘦肉末铺在蛋面上,再撒上熟白芝麻即可。

蘑菇肉丝汤

原料 蘑菇80克,肉丝100克,葱、姜、精盐、酱油、油、淀粉、香菜各适量。

做法 ①先将蘑菇洗干净,切丝。②丝和蘑菇用淀粉拌匀。③起锅放油,油烧热后,倒入肉丝和蘑菇,炒变色后,倒入葱、姜、精盐等调味料。④加入适量的水烧沸后加入香菜,即可出锅。

关注日常生活细节

为什么清洗乳房时不能用香皂

现代医学认为,乳房上有皮脂腺及大汗腺,乳房皮肤表面的油脂就是乳晕下的皮脂腺分泌的。妇女在怀孕期间,皮脂腺的分泌增加,乳晕上的汗腺也随之肥大,乳头变得柔软,而汗腺与皮脂腺分泌物的增加也使皮肤表面酸化,导致角质层被软化。此时,如果总是用香皂类的清洁物品,从乳头上及乳晕上洗去这些分泌物,对妇女的乳房保健是不利的。因此,要想充分保持乳房局部的卫生,最好还是选择温开水清洗。

如何进行乳房护理与清洁

孕期最好每天洗澡,要是天冷,可以做局部的清洁。在清洁完之后要做乳房按摩，坚持到宝宝出生的时候，就能顺利地进行母乳喂养了。

乳房护理与清洁程序如下：

先将乳痂清除掉，然后用温热的毛巾将表面的皮肤清洁干净。

热敷，用热毛巾对清洁好的乳房进行热敷。

按摩，用手做按摩，将拇指同其他四指分开然后握住乳房，从根部向顶部轻推，将乳房的各个方向都做一遍，最后挤压乳晕和乳头就能挤出初乳，每天这样做就能保证乳腺管畅通。

进行表面皮肤养护，用温和的润肤乳液将清洗干净并按摩完毕的乳房再进行1次按摩，这次按摩的重点是乳头，要给她一定的压力，用两三个手指捏住乳头然后轻捻，手指要沾满乳液，使乳头的皮肤滋润，这样当宝宝咬住它并用力吸的时候就不会裂开，从而避免造成额外的伤痛。

冬季用热宝应注意些什么

具有强烈的御寒取暖的功效，且外层一般部有胶，撕或贴都很方便，很多孕妈妈就是因为它方便实用而乐于使用。

但是热宝的温度一般都比较高，平均温度在52℃左右，最高温度甚至可能达到62℃，且持续的时间较长。孕妈妈一旦贴上热宝，胎宝宝因为对温度比较敏感，会很不适应这一高温，这就会加大胎宝宝发生畸形、流产的危险。

另外，热宝几乎都是直接贴在皮肤上的。它的温度虽然很高，但是孕妈妈将其贴在身上的最初阶段，可能会因为一时感觉不到高温而不小心烫伤皮肤，引起大面积的红肿、起疱等皮肤外伤。

如果孕妈妈抵抗不住寒冷的侵袭，不妨少出门，在家的时候多穿点衣服或打开取暖设备，也可用其他取暖物予以代替，如热水袋等，但不可用电热毯。如果孕妈妈非得用热宝，最好将其贴在内衣外层，睡觉的时候一定要记得摘除，在有家人看护的情况下使用它会更安全。

冬季如何保证室内空气质量

要净化室内空气质量，开窗通风就是一个简单有效的办法，如在阳光比较好、白天温度相对较高的时候，最好开窗通风半个小时左右。此外还应注意：在烹调时应该打开抽油烟机或开窗换气，切勿将食用油过度加热；同时尽量不要在室内吸烟；被褥、毛毯和地毯应经常在阳光下晾晒；如果选购家具，应选择实木家具，尽量不选密度板和纤维板等材质的家具；还可以在室内培养一些绿色植物，这也能起到一定的净化空气的作用。

冬季室内空气污染有哪些危害

冬季气候寒冷，人们尽可能地减少户外活动，大部分时间是在有暖气或炉子的屋子里度过。如果门窗紧闭，不及时换气，再加上炉子里散发的一氧化碳气体，会使室内空气污浊。这不仅会使孕妈妈本人感到全身不适，还会对胎儿的生长发育，特别是对胎儿中枢神经系统的发育产生不良的影响。所以，孕妈妈在冬季既要预防一氧化碳中毒，还要在中午天气暖和时到户外做一些适宜的活动，多呼吸一些新鲜空气，以利于胎儿的发育。

孕妈妈如何避免日常劳累

当孕妈妈日常劳累过度时，会有发生早产的危险，因此，在日常生活中，孕妈妈要从以下几方面避免劳累：

保证充分的休息和睡眠。

保持乐观心态，放松心情，要从积极的方面对待怀孕期身体所出现的不适。出现忧郁情绪时，及时向医生咨询。

对于那些在孕前喜爱的剧烈运动要毫不犹豫地放弃，因为孕期从事剧烈运动会导致子宫收缩，引发早产。不过孕妈妈操等轻微的运动，既可以使心情舒畅又可以增强体力，应该坚持。

当身体状态不佳时，应适当地休息，情况严重时要及时到医院检查。

不要从事压迫腹部的劳动，比如洗衣服、弯腰取东西、系鞋带等。注意不要提重物。

孕期怎样化解工作压力

人在职场，压力如影随形，这些压力如果得不到化解，长期郁积在心里，会对心理健康造成影响，孕妈妈更是要学会化解工作中的压力，为胎宝宝创造一个健康的心理环境。

（1）自我宣泄 压力就如同洪水，只能疏导，不能围堵，如果孕妈妈被工作压力压得喘不过气来，那么赶紧放下手头上的工作休息一会儿吧，选择一种方式宣泄一下自己的压力，等心里平定下来后再继续投入工作中。大声地唱歌，自我表扬和激励，甚至挥挥手，无形中也能把压力赶跑。

（2）借物移情 当孕妈妈为工作的事情感到烦闷时，不妨暂时离开工作状态，为自己倒杯水，一边喝一边看看窗外的景色，想想若是身处森林，新鲜的青草味儿袭来时，该是多么心旷神怡。或者挑个明媚的日子郊游，在大自然的怀抱中欣赏美景，呼吸新鲜空气；又或者练练书法、陪家人吃饭、看电视、聊天……这些活动都能让脑袋换个环境，让压力减缓。

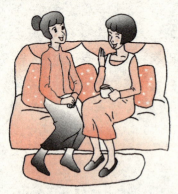

（3）向人倾诉 孕妈妈实在是遇到无法解决的难题时，不如去找一个睿智的朋友，向他和盘托出问题的来龙去脉，从另外一个角度、用另一种思路来看看这个问题，也许就豁然开朗了。

怎样合理利用枕头提高睡眠质量

每晚临睡前，应先用枕头垫高双脚 10~15 分钟，让血液流回心脏；也可配合运动，将脚掌向后屈向膝盖，约 5 秒后放松。

在腹侧垫个枕头，能帮助减去下坠的重量，缓解整晚有酸软的感觉。

准妈妈仰睡时，可于膝盖下垫上枕头，以帮助血液循环。

怀孕后期，准妈妈会采用侧睡姿势，这时可在大腿中间夹 1 个软枕头，使腰椎能够松弛，有助减少背痛。

腹式呼吸怎样做

因为这个时期准妈妈的耗氧量明显增加，如果准妈妈练习腹式呼吸，不仅能给胎宝宝输送新鲜的空气，而且可以起到镇静作用，消除紧张与不适，在分娩或阵痛时，还能缓解紧张心理。

腹式呼吸的具体做法是：首先平静心情并轻声告诉胎儿："宝宝，妈妈给你输送新鲜空气来啦。"然后背部紧靠椅背挺直，全身尽量放松，双手轻轻放在腹部，脑海里想象胎宝宝此时正舒服地居住在一间宽敞的大房间里，然后鼻子慢慢地长吸一口气直到腹部鼓起；吐气时，把嘴缩小，慢慢地将身体内的空气全部排出。注意吐气的时候要比吸气的时候用力，慢慢地吐出。每天不少于3次。

孕妈妈在开车时有哪些注意事项

因为孕妈妈身材特殊，只有系安全带才能真正保护胎宝宝。安全带的系法也要恰当，肩带应置于肩胛骨部位，而不是紧贴脖子，中部要从胸部中央穿过，腰带应置于腹部下方，固定髋部，不要压迫到隆起的肚子。身体姿势要尽量坐正，以免安全带滑落压到胎宝宝。

(1) **避免长时间开车** 开车时长时间处于单一姿势，坐的时间过久，会使得孕妈妈腰部承受太大压力，导致腹压过大，可能引发流产。同时，长时间处于震动和摇晃之中，对孕妈妈来说过于疲劳，可能会引起胎动异常和腹痛。因此，每开一段时间车就要下车适当活动一下，以保持良好的血液循环。

(2) **不开"斗气车"** 路上的交通状况复杂，有时难免会受到其他车辆的"欺负"，这时孕妈妈要控制自己的情绪，千万不要与他人赌气，否则会气伤身体，而且开"斗气车"也容易发生交通事故。

怎样布置舒适的车内空间

驾驶位的座椅椅面要调成前高后低的状态，靠背也要向后略微倾斜，这样在制动时孕妈妈就不会滑落。开车时要穿舒适的平跟鞋，并在脚下铺1块柔软的脚垫，同时准备一些舒适的靠垫放在后背。另外，还要带好手机并保持电量充足，在遇到危险情况时可以及时求助。

拉梅兹呼吸法如何练习更有效

(1) **做好练习准备** 孕妈妈穿着宽松舒适的衣服，盘腿坐（躺着也可以）在床上或地板上，保持身体完全放松，眼睛注视着同一个点，可以在面前放1幅画或自己喜欢的布娃娃，这样比较容易使眼睛集中焦点。

(2) **善用廓清式呼吸** 在每个步骤开始和结束时，都做1次廓清式呼吸，方法是先用鼻子慢慢吸气到腹部，然后再用嘴像吹蜡烛一样慢慢呼气。

（3）**配合手部动作** 将手轻轻放在下腹部，吸气时用手指轻轻从腹部外围往上做环形按抚；呼气时再用手指轻轻从腹部中心往下做环形按抚，每分钟做11~13次。配合这样的手部动作可以放松身体，并转移注意力，缓解生产时的疼痛及紧张情绪。

（4）**模拟子宫收缩期练习** 子宫收缩初期：先规律地用4个"嘻嘻轻浅呼吸法"、1个"呼"的呼吸方式。

子宫收缩渐渐达到高峰时：大约1秒做1个"呼"的呼吸方式。

子宫收缩逐渐减弱时：恢复使用4个"嘻嘻轻浅呼吸法"、1个"呼"的呼吸方式。

子宫收缩结束时：做1次胸部呼吸，由鼻子吸气，再由嘴巴吐气。

（5）**合理把握时间** 练习时不要急于求成，先慢慢地来，等到熟练时再加长每次呼吸的时间。如进行嘻嘻轻浅呼吸法练习时，可以先做20秒，然后再慢慢加长，直至每次呼吸能达到60秒。

如何适当进行健走运动

健走运动只是比平常步行的步伐稍快的一种有氧运动，准妈妈每周可以进行3次健走运动，每次平均15分钟左右，能够增强心肺功能，松弛肌肉紧张，对于减轻准妈妈脚部水肿、抽筋的情况有很大帮助。

进行健走运动时应注意些什么

准妈妈如果在运动中有腰痛、大腿两侧疼痛的情况，就要留心；若痛感在运动后有加剧的情况，便应减少运动时间或停止。如孕期有任何不稳定情况，包括胎位不正等应暂停运动。在运动时，准妈妈应该选择一些草地、专业跑道等地面比较柔软的地方进行，避免湿滑或凹凸不平的地面。

孕妈妈该如何挑选内裤

选择时最好要挑选纯棉质的内裤，以下几种常见的孕妈妈内裤，皆适合孕期使用：

（1）包腹式内裤 顾名思义，就是能够包覆肚子，保护孕妇的腹部，裤腰可覆盖肚脐以上部分，具有保暖效果。腰部松紧带可自行调整，随怀孕不同阶段的体型自由伸缩变化，前腹部分多采用弹性材质，可包容逐渐变大的腹部，穿着更舒适。背后包臀设计，不让怀孕破坏臀部线条。当然，也有中腰及平口裤款式，方便搭配服装。

（2）产妇专用生理裤 采用具有弹性的柔性棉，肤触良好不紧绷，分固定式和下方可开口的活动式2种。裤底采用开口设计，方便于产前检查及产褥期或生理期等特殊时期穿着。

（3）免洗棉裤 免洗棉裤主要是在坐月子期间使用，用完即丢，是很方便的选择。若恶露变少，则可换穿一般内裤。

患高血压的孕妈妈在生活中应注意些什么

（1）加强产前检查 按规律，产前检查一般从怀孕后3个月开始进行，在怀孕7个月以前，每月检查1次，怀孕8～9个月期间，每两周检查1次，在怀孕最后1个月时，每周都得检查1次。有高血压的孕妈妈，应该增加产前检查的次数，最好在怀孕7个月以前至少每月检查1次，怀孕7个月以后，每周检查1次，接近预产期时，还得提早住院。

（2）积极降压治疗 孕妈妈治疗高血压不能单凭降压药物，因为过多地服用降压力量较强的降压药物，对孕妈妈或胎儿的健康不利，也不宜过多应用镇静药。同时孕妈妈应保持心情愉快，避免精神刺激与情绪激动，保证充分睡眠和注意休息，饮食不宜太咸，每天食盐量不得多于小半匙。

（3）要积极治疗引起孕妈妈高血压的各种疾病，例如妊娠高血压综合征等 现代医学认为，孕妈妈在怀孕开始不久就出现严重而又顽固的高血压，经治疗不能解决问题时，就应该采取人工流产等方式终止妊娠。同样道理，如果有高血压的女性，在高血压没有控制以前，也不适合怀孕。如果孕妇到妊娠中期或后期因为妊娠高血压综合征造成严重高血压者，有时也需要中止妊娠或采取手术等方式提早分娩，以免发生危险。

孕期要为母乳喂养做哪些准备

怀孕期间不要束胸，衣物不要压迫乳房，应选用能够牢固地承托乳房，而又不压迫乳房、乳头的文胸。乳房按摩可改善血液循环，促进发育，使产后泌乳增多。

孕妇常用的按摩手法为：一手按在乳房壁上露出乳头，做均匀地旋转按摩，每日1次，每次3～5分钟。应当注意的是必须由孕妇自己来按摩，不能由他人代替。

乳头条件是哺乳的基本条件之一，乳头形态异常会影响哺乳，如凹陷乳头、平坦乳头、大乳头与小乳头等。乳头的保护十分重要，孕中期就应开始。怀孕6个月后，乳头正常的孕妇每日1次，用小毛巾或软布蘸清水，轻柔地擦洗乳头，注意不要使用肥皂、酒精等，可增强其皮肤韧性，防止产后乳头破裂。对于乳头平坦或凹陷的孕妇，必须在产前尽量纠正，可每日2次进行手法纠正，具体的做法是，剪短指甲清洁双手后，将两手大拇指平行地放在乳头的左右侧慢慢地向两侧方向拉开，牵拉乳晕的皮肤和皮下脂肪组织，使乳头向外突出、重复多次，随后在乳头的上下两侧向上向下拉开，重复多次，然后，一手托往乳房，一手拇指和食、中指抓住乳头向外牵拉，每次重复10～20次。如果乳头纠正仍有回缩现象，可在孕7个月起，用乳头罩固定，可防止回缩，有利于哺乳。

最后，孕期还要多吃含丰富蛋白质、维生素和矿物质类的食物，为产后泌乳做准备。另外，还要了解有关母乳喂养的知识，取得家人特别是丈夫的共识和支持，树立信心，下定决心，这样母乳喂养才容易成功。

如何区分胎动和妊娠期腹痛

通常情况下，孕妇在怀孕16～20周时即可感觉到胎动。胎动有一定的规律性。一般8：00～12：00，胎动比较均匀。12：00以后胎动减少。下午15：00，胎动最少。晚上20：00～23：00胎动最多。正常情况下孕妇每小时的胎动在3～5次。妊娠期腹痛也是孕妇常有的一种症状。孕妇的胎动极易和妊娠期腹痛相混淆。

孕妇应从以下2个方面来鉴别胎动和妊娠期腹痛：

怀孕早期的鉴别 孕妇若在怀孕4个月之内出现腹痛，则不是胎动。因为胎动一般在怀孕16～20周才出现。此期间，若有下腹部坠痛、肛门坠胀、阴道流血等现象，则应考虑到宫外孕、葡萄胎、流产等情况的发生。

胎动在怀孕28～37周时较活跃，但不会引起孕妇明显的不适。胎动后的腹部局部不适，几秒钟或数十秒钟就可缓解。如果孕妇在怀孕的中晚期出现全腹下坠、肛门坠胀，阵发性腹痛并伴有阴道流血时，则应考虑早产、胎盘早剥等情况的发生。若腹痛位于右下方或偏上，无规律性，且孕妇有高热、恶心、呕吐等症状时，则应考虑急性阑尾炎的发生。若孕妇在临产后，出现全腹强直如板状，且疼痛难忍等现象时，则应警惕子宫破裂的发生。

如何预测胎儿体重

如何准确地预测胎儿体重一直是困扰产科的重大问题。迄今为止，分娩前对胎儿体重的测量，尚停留在依据多方面资料进行综合估计的水平。以下是几种临床常用的估算方法：

（1）根据宫底高度和腹围推算

胎儿体重（克）＝ 89.62 × 子宫底高度（厘米）＋ 4.74 × 腹围（厘米）－ 129.7

或胎儿体重（克）＝子宫底高度（厘米）× 腹围（厘米）× 1.076

（2）根据超声探测的胎头双顶径进行推算

即双顶径达 8.5 厘米以上时，90% 的胎儿体重超过 2.5 千克；双顶径在 9～10 厘米，胎儿体重在 3.3～4 千克；大于 10 厘米时，胎儿体重往往超过 4 千克。胎儿体重（克）＝双顶径（厘米）× 900 － 5200。产科医生通常还要依靠临床经验，对公式计算结果进行修正，以求尽量使估算值接近实际体重。

消除孕期症状困扰

如何治疗孕期焦虑症

下面是专家给出解决焦虑症的方案：

（1）耐心等待 对那些可能影响胎儿发育的环境因素，我们不太可能完全回避。既然那么多人都在这样的环境里生出了健康宝宝，我们也不例外。宝宝和妈妈隔着肚皮，孕妈妈看不见他，能做的只有耐心等待。相信孕妈妈的心愿宝宝一定能感受到，孕妈妈放松，就是帮宝宝放松，宝宝放松了，就会快快乐乐地在肚子里成长。

（2）**树立信心** 几乎每一位初次当妈妈的女性都会害怕分娩。事实上，分娩的疼痛和其他许多疾病的疼痛相比，并不是那么难以忍受的。想想自己有生以来第一次承担如此光荣的使命，把一个新生命带到世界上来，是多么有意义的事情。无数女人都做到了，你也能做到。还有那么专业的医疗条件为孕妈妈和宝宝的健康做保障，比从前缺医少药的时代让人放心多了。

（3）**多补充孕产知识** 担忧和恐惧往往来自于无知，无知便会被误导。电视、报刊上难免会报道一些关于畸形婴儿的事情，但那是出于吸引眼球的需要。想想我们身边发生过这样的事情吗？现在了解孕产知识的途径很丰富，报纸、杂志、互联网、亲友、医生……有什么困惑、担心，随时都能够得到答案。

如何治疗孕期敏感症

（1）**可以和过来妈妈以及其他孕妈妈聊聊** 几乎每个妈妈都经历过这样一个过程，与她们聊聊，孕妈妈会发现怀孕和生宝宝是多么有趣的一段人生经历，其实没什么大不了的。

（2）**找些事情做** 全部时间用来在家待产的孕妈妈更容易发生"孕期敏感症"，因为人的精力必须要寻找一个出口，没有别的事情可做，只有放大自己的症状来解闷了。建议孕妈妈既不要工作压力太大，也不要无所事事，把怀孕的时间充分利用起来，做一些以前想做又没有时间做的事情，过一个收获多多的孕期。

（3）**保持和外面的接触** 有的孕妈妈为了保胎或是减少传染机会而几乎与世隔绝，很少出门去人多的场所，结果越来越闷得慌。建议孕妈妈每天出去散散步、买买菜、逛逛公园，也可以偶尔乘坐一下公共交通工具。相信孕妈妈身体的免疫力能够应对这样的环境。再说，身体的健康很大程度上取决于良好的情绪和积极的自我暗示，得大于失啊。

（4）**和老公谈谈** 不要一味发无名火，可以把心情告诉莫名其妙的老公，让他理解你。他的宽容能让孕妈妈慢慢恢复平静。

如何预防尿频与尿失禁

有利尿作用的食物会增加排尿次数，准妈妈应尽量避免食用或禁止食用有利尿作用的食物。咖啡、红茶里因为含有咖啡因而具有利尿作用；含酒精类的饮料或食物具有利尿作用，为了身体健康和缓解尿频，都应该及早戒掉。

(1) 晚餐后控制水分的摄入　摄入过量的水分，并不是准妈妈尿频现象出现的原因，但是准妈妈如果晚上因为喝水多而多次醒来上厕所，则会极大地影响睡眠质量、缩短睡眠时间，因此准妈妈最好在晚餐过后，控制过多水分的摄入。这虽然起不到实质性的作用，但多少能够减轻一点症状。

(2) 其他方法　有了尿意应及时排尿，切不可憋尿，因为有的人会因为憋尿时间太长，而影响膀胱的功能，以至于最后不能自行排尿，造成尿潴留。

加强肌肉力量的锻炼，多做会阴肌肉收缩运动。不仅可收缩骨盆肌肉，以控制排尿，亦可减少生产时产道的撕裂伤。

保持外阴部的清洁，睡觉时采取侧卧位。

每日要换洗内裤，用温开水清洗外阴部，至少1~2次。

节制性生活。

加强营养，增强体质。

什么是尿失禁

尿失禁，就是排尿失去自我控制，通常也被称作"腹压性失禁"。大多数尿失禁患者会在一些诸如打喷嚏、咳嗽、打嗝等小冲击的刺激下出现自己难以克制的排尿现象。

准妈妈在怀孕以后，子宫会渐渐变大，不断地压迫膀胱，以致支撑膀胱的骨盆底肌变得松弛，从而造成膀胱的位置下移、尿道的收缩力减弱等，最终导致准妈妈完全不能应对腹压而引发尿失禁。准妈妈的这种尿失禁症状会随着子宫的逐渐变大而越来越严重，到了妊娠6个月，症状会变得非常明显。但是，等到分娩过后，该症状自然就会消失。

尿失禁的应对方法是什么

备好纸尿裤：在妊娠期要时刻准备好成人纸尿裤，尤其在外出或工作的时候。

骨盆底肌锻炼法：准妈妈首先选择坐位或仰卧位，然后慢慢地收紧肛门的肌肉，再慢慢地放松肛门的肌肉，各用时5秒钟即可，1天做10次为佳。

该方法可以有效地改善尿失禁症状，需长期坚持锻炼。

但是有先兆早产、先兆流产及出血、腹胀症状的准妈妈不能做该组练习，准妈妈感到疲劳时也要慎做。或事前应征求医生的意见，注意不要做过于激烈的运动。

有些准妈妈为避免压力性尿失禁所带来的尴尬而尽量少喝水，这是不对的。中断了水分的摄取，只会导致更大的麻烦——便秘。另外在怀孕期间，准妈妈体内的血流量增加了1倍，所以要摄取大量水分，以供给循环和消化的需要，并保持肌肤健康。

早产的常见诱因都有哪些

孕妈妈的年龄太小（小于20岁）或太大（大于35岁）。

有反复流产、人工流产、流产或引产后不足1年又再次怀孕的孕妈妈。

双胎或多胎妊娠、胎位不正、胎儿畸形、前置胎盘等。

孕妈妈子宫异常，如子宫畸形、子宫颈松弛、子宫肌瘤等。

妊娠合并急性传染病或某些内、外科疾病，如风疹、急性肝炎、心脏病、妊娠糖尿病、妊娠高血压等。

过度劳累、孕晚期频繁性生活、过度吸烟酗酒、严重营养不良等生活环境因素。

预防早产的措施都有哪些

及早进行产检，找出容易引发早产的危险因素，并积极进行调理。

避免剧烈活动及增加腹部压力的动作，如弯腰。

进行心理调节，避免紧张、焦虑、抑郁等不良的情绪。

休息时，取左侧卧位，以增加胎盘血流量，减少宫缩。

孕32周以后要避免性生活，以防子宫受到刺激而产生宫缩。

多吃含膳食纤维丰富的蔬菜、水果等，防止便秘，避免因排便过于用力而诱发早产。

少吃生冷食物、隔夜饭或外出就餐，以免肠道感染；保持阴部清洁，避免生殖系统感染。

Part2 非常完美的十月孕期

补硒能治疗妊娠糖尿病吗

硒作为人体必不可少的微量元素，对糖尿病有着极其重要的治疗作用。硒最重要的生物学功能是抗氧化、消除自由基，适当补充硒有助于改善胰岛素自由基防御系统和内分泌细胞的代谢功能，这为预防糖尿病并发症发生提供了新依据。另外，硒也可以通过改善糖尿病血液黏滞性增高状态，延缓糖尿病并发症发生，改善糖尿病预后。硒是构成谷胱甘肽过氧化物酶的活性成分，它能防止胰岛 B 细胞氧化破坏，使其功能正常，促进糖代谢、降低血糖和尿糖。此外，硒除了产生胰岛素样作用以外，还有与胰岛素协同的作用，这使得硒在糖尿病发病机制中的作用更为引人注目。

因此，糖尿病人日常补硒可以多吃一些富含硒的食物，如鱼、香菇、芝麻、大蒜、芥菜等。

怎样预防孕中期贫血

孕妈妈从第 5～6 个孕月开始，容易发生贫血。胎盘和胎宝宝的发育都需增加血液量，铁的需要量甚至达到孕前的 2 倍。孕妈妈本身胃酸减低也影响食物中铁的吸收，加之平时月经失血使体内铁贮存不多，如果不能通过饮食摄取足够的铁就会使孕妈妈发生贫血。

孕中期缺铁性贫血并不难预防，只要给予足够重视。应该注意如下几点：

摄取含铁丰富的食物，如小麦、黄豆、绿豆、蘑菇、木耳、动物肝脏、动物血、黑芝麻、绿叶蔬菜、紫菜等；

孕 20 周以后开始服用铁剂；

不食影响铁吸收的食物，如茶叶、咖啡等；

植物和蛋类中含铁量虽然不低，但不易吸收，而动物性食物铁易吸收；

维生素 C 有利于铁的吸收，孕妈妈可多吃含维生素 C 的食物。

宫颈内口松弛怎么办

子宫由孕育胎儿的本体，以及连接本体和阴道的宫颈组成。当子宫达到收缩极限的情况下，宫颈像分娩时一样张开的现象被称为宫颈内口松弛。宫颈内口松弛是导致妊娠中期流产的主要原因。需要及时发现和治疗，否则后果不堪设想。

一般来说，有妊娠中期流产或早产经历的孕妇在妊娠4个月时应接受宫颈缝合手术。手术需要20～30分钟时间，比较简单。到妊娠第37周能够正常分娩时，拆除手术时的缝线，就可以正常分娩。不过，也不能因为妊娠中期做了缝合手术就高枕无忧。分娩之前绝对不能让身体过分劳累，运动时也要加倍小心。

什么是妊娠期肝内胆汁瘀积症

有些孕妈妈在妊娠中后期出现的不明原因的皮肤瘙痒，有可能是一种病症，医学上将这种病症称为"妊娠期肝内胆汁瘀积症"（ICP），它可能引起胎宝宝死亡、孕妈妈早产、产后出血等。

这种病的主要症状是，孕妈妈怀孕五六个月或七八个月后身上开始发痒，从轻度瘙痒直至严重的全身瘙痒，通常最先发生在手掌和脚掌，渐渐延至四肢和胸腹背部，少数人累及面部，夜间比白天严重些，约有20%的孕妈妈，瘙痒发引；后2～3周，可出现尿黄和巩膜黄疸。但做皮肤检查却无任何异常。除痒感外，在少数孕妈妈身上，可检出肉眼难以发现的轻微黄疸。一旦孕妈妈分娩后，瘙痒和黄疸现象在一两天内就完全消失。若孕妈妈再次怀孕，还可出现同样症状。因此，孕妈妈对皮肤不明瘙痒应当重视，去妇产科作检查，特别是在临产期更不可大意，若发现孕妈妈有异常，应加强监护，确保孕妈妈和胎宝宝的平安。

大龄孕妈妈有哪些危险

（1）**难产大出血**　女性随着年龄的增长，产道和会阴、盆骨的关节会变硬，不易扩张，子宫的收缩力和阴道的伸张力也较差，以至于分娩时间延长，容易发生大出血和难产。

（2）**对产后恢复不利**　年龄大了，身体各项机能的恢复没有30岁以前的快；而女性很关注的身材、皮肤等，同样不如年轻产妇恢复快。

（3）**妊娠并发症**　大龄孕妈妈产生怀孕相关的妊娠高血压、妊娠糖尿病机会比年轻的孕妈妈还高。而在怀孕时，高血压、心脏病或是肾脏病、糖尿病的内科并发症机会也比较多一点。

Part2 非常完美的十月孕期

大龄孕妈妈该如何预防危险

（1）**别怕羊水穿刺** 超过35岁以上的孕妈妈，在怀孕4个月时要做羊水穿刺。高龄女性的卵子质量下降，受精卵易发生畸形变异，羊水穿刺就能及早发现病变的苗头。

（2）**小毛病也要看"双科"** 对于孕妈妈常见的小毛病，像感冒、拉肚子，大龄孕妈妈在看病时除了看相关科室，如呼吸科、消化科外，同时要看妇产科。

（3）**轻松锻炼** 大龄孕妈妈尤其要注意运动安全，切勿运动过犹不及。轻松简单的运动有助于生产。

（4）**放慢工作脚步** 不要把自己逼得太紧，按轻重顺序来做，因为此时胎宝宝和你本身的健康比工作更重要。

第5次产检检查什么

本月，孕妈妈应去产检医院接受第5次产前检查，产检的主要项目是：乙型肝炎抗原、梅毒血清试验、检查是否注射麻疹疫苗、产科检查、尿常规、胎心听诊等。

此阶段最重要的是抽血检查乙型肝炎，目的是检视孕妈妈本身是否带原或已感染到乙型肝炎。若孕妈妈的乙型肝炎2项检验皆呈阳性反应，一定要告知儿科医师，这样才能在孕妈妈生下宝宝24小时内，为新生儿注射疫苗，以免新生儿遭受感染。

此外，要再次确认孕妈妈前次所做的梅毒反应，是呈阳性还是阴性反应，这样才能在宝宝未出生前，为孕妈妈做彻底治疗。

孕中、晚期怎样应对身体不适

孕早期，相当一部分孕妈妈在白天工作的时候会出现不同程度的身体不适。建议这些孕妈妈在办公室里准备好毛巾、呕吐袋，同时尽量让自己的位子离洗手间近一些。如果持续感觉不舒服，孕妈妈最好在有人陪同的情况下，尽快到医院咨询医生，以免耽误某些隐藏的病情。

怀孕中后期，职场孕妈妈如果身体状况允许，坚持适度的锻炼是非常好的放松自己的办法。户外散步、做各类动作舒缓的体操（包括瑜伽、孕妇分娩体操等）、游泳、跳慢舞等都是适合孕妈妈的运动方式。

需要说明的是，如果孕妈妈白天上班的时候，需要经常站着工作，那晚间最好的运动是游泳或做垫上体操。如果孕妈妈白天需要经常坐着工作，晚间就可以安排散步或瑜伽。这样可以保证孕妈妈身体的每部分肌肉都得到舒展和放松。

笑、打喷嚏或咳嗽时为什么会有小便溢出

这种状况是压力性尿失禁。怀孕期间，子宫的重量压迫膀胱和盆底，若再遇到额外的压力时，少量尿液就会流出。因为膀胱的尿液容量较少，尿失禁的程度通常不会太严重，再加上主要是压力性尿失禁，产后经锻炼大多可以恢复。一般不考虑施行手术，而建议采取保守治疗的方式，如改变生活习惯、注意常用姿势、避免憋尿、进行盆底肌肉锻炼等方式，来改善尿失禁的现象。若这种状况持续存在，选用护垫可能会感到舒服些，但最好到医院就诊。

哪几种腹痛应该立即就诊

对于腹痛，孕妇要特别注意鉴别，发现异常及早上医院进行检查。

正常现象：下腹两侧经常会有抽痛的感觉，尤其在早晚上下床之际，总会感到一阵抽痛。当出现这种腹痛时孕妇不必紧张，这是因为子宫圆韧带拉扯而引起的抽痛感，并不会有危险。

危险状况：如果孕妇感觉到下腹出现有规则的收缩痛，就要怀疑是不是由于子宫收缩引起的，应该尽快到医院就诊，检查是否发生早产。另外，会发生一种持续性疼痛，可能伴有阴道出血，这是非常危险的信号，可能是胎盘早剥，特别是有妊娠期高血压疾病的孕妇更要注意，应立即去医院就诊。还有一种是腹痛伴有其他症状，如发热、恶心、呕吐等，可能是出现了合并症，如合并阑尾炎，也应去医院检查，以免延误病情。

Part2 非常完美的十月孕期

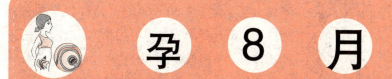

孕 8 月

发现身体微妙变化

胸口开始憋闷，呼吸更困难了是怎么回事

这时子宫底已上升到了横膈膜处，急剧膨大的子宫向上挤压内脏，心、肺受到压迫，孕妈妈会感到胸口憋闷、呼吸困难，喘不上气来。胃部也会受到挤压，吃下食物后也总是觉得胃里不舒服，因而容易食欲不振。

但是情况很快会有所缓解。怀孕34周左右，宝宝的头部开始下降，进入到孕妇骨盆，到达子宫颈，为即将到来的分娩做准备。那时孕妈妈就会觉得呼吸和进食舒畅多了。

子宫长到多大了

孕妇下腹部更加凸出，子宫的宫底上升到胸与脐之间，宫底高度为26～30厘米。宫高24～27厘米，于脐和剑突之间。

胎动加强了吗

妊娠晚期胎动逐渐加强，胎儿会频繁而有力地伸腿舞胳膊，孕妈妈的肚子此起彼伏，有时甚至觉得胎儿马上会蹦出来似的。具体何种程度的胎动为正常，因人而异。

假宫缩开始出现了吗

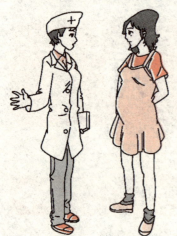

孕晚期孕妈妈的子宫肌肉会偶尔收紧，这是一种无节奏的、不规则的收缩，在这个阶段，它出现得不会很频繁，而且也不痛，每次会持续30~60秒。这种收缩在临近预产期的前几周内会变得更加频繁，有时甚至还伴有疼痛。有时候很难区分这种宫缩和分娩中的真正宫缩，这种收缩也被称为"假宫缩"。

如果收缩变得频繁起来，即使不感到痛，也可能是早产的信号。如果出现以下几种情况，就应该去医院检查：阴道分泌物增加或异常（特别是分泌物呈黏液状、水状，或粉色，或伴有淡淡的血色），出现腹痛或来月经一样的疼痛，每小时的宫缩超过4次，骨盆部位的压力增加或下背部疼痛加剧。若这些现象是以前从来没有出现过的，孕妈妈一定不要掉以轻心，要及时去医院确诊。

此时的胎位有哪些变化

有的孕妈妈因自己的胎儿现在还是头朝上而担心临产时胎位不正。其实，这时的胎宝宝可以自己在妈妈肚子里变换体位，有时头朝上，有时头朝下，还没有固定下来。大多数胎儿最后都会因头部较重，而自然头朝下就位的。如果需要纠正的话，在产前检查时医生会给予孕妈妈适当的指导。

胃部是否开始出现不适感

由于子宫底压迫胃部，孕妇开始像早孕反应一样重新感到恶心。当孕妇的胸部异常难受无法顺利进食时，不要一次吃过多的食物，可以分次食用。随着预产期临近，子宫底将自动下滑，胃部的压迫感会随之消失。

Part2 非常完美的十月孕期

特别图示——胎宝宝每周变化

胎宝宝每周变化	妊娠第29周	（1）胎宝宝现在坐高26~27厘米，体重约1300克。 （2）胎宝宝大脑发育迅速，头也在继续增大，对外界刺激反应，如光线、声音、味道和气味等更敏感。
	妊娠第30周	（1）胎宝宝身长约44厘米，体重约1500克。 （2）胎宝宝的头部在继续增大，大脑和神经系统已经发育到一定的程度。 （3）这周胎宝宝的眼睛可以自由开闭，还会出现规律性活动，同时伴随有口唇蠕动。 （4）胎宝宝在子宫中被羊水所包围，随着胎宝宝的生长，胎动逐渐减少。
	妊娠第31周	（1）胎宝宝身体和四肢继续长大，直到和头部的比例相当。 （2）胎宝宝现在看上去更像一个婴儿。各器官继续发育完善，肺和胃肠接近成熟，胎宝宝慢慢有了呼吸能力，且喝进羊水，经过膀胱排泄在羊水中，这是在为出生后的小便功能进行锻炼。 （3）此时，胎动越来越少了。因为胎宝宝越来越大了，活动的空间在减少，手脚不能自由地伸展了。
	妊娠第32周	（1）胎宝宝身长约45厘米，体重约2000克。 （2）如果是男性胎宝宝，睾丸可能已经从腹腔进入阴囊，但有的胎宝宝也可能在出生后当天才进入阴囊；如果是女性胎宝宝，大阴唇明显的隆起，左右紧贴，这说明胎宝宝的生殖器发育接近成熟。 （3）胎宝宝的其他各器官发育也趋于完善。

 找到最佳胎教方案

什么是无意胎教

实际上，只要我们进行追踪调查，能够发现那些聪明的儿童都曾经接受过不同程度的胎教，但其中大多数胎教是在他们的父母无意识中进行的。

例如他们虽然生活上比较清苦，但身体健康，感情深厚，母亲受孕时具有天时、地利、人和3大因素；受孕后父母热爱腹中孩子，对孩子充满希望；丈夫勤快，体贴妻子，家庭气氛温馨；母亲温顺，喜欢在宁静的环境中工作和休息；饮食不高档，但注意卫生，可口；整个怀孕期内母亲心情愉快，时时想着孩子等，都可以说在进行胎教，也就是无意胎教。

什么是有意胎教

无意胎教虽有一定作用，但其科学性和实际效果都有一定限制，为此，需要推广有意胎教。有意胎教，就是自觉地、有意识的实施胎教，追求胎教的质量。有意胎教对儿童心理发展的影响是很显著的，其主要方法和作用是：

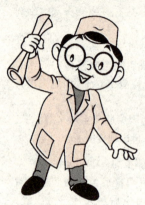

（1）**语言胎教** 通过父母对胎儿的谈话、讲故事，培养亲子感情，并在胎脑中储存语言信息，有利于开发胎儿潜能。

（2）**音乐胎教** 可以通过音乐声波的和谐振动，来培养胎儿敏感的听音能力，还能够促进胎儿的大脑发育，并使胎儿通过母亲的感受形成对外界环境的认知。

（3）**学习胎教** 通过"宫内学习"形成胎儿良好的条件反射能力，并在胎脑中积累一些知识信息，以便于出生后接受知识方面比其他孩子领先一步。

如何给胎宝宝朗诵诗歌

看季节

给胎宝宝朗诵诗歌，可以根据不同的季节，吟诵描绘相应季节的诗歌。比如春天来了，万物复苏，百花争艳，鸟语花香，就朗诵与春有关的诗歌。

《惠崇春江晚景》（宋·苏轼）
竹外桃花三两枝，春江水暖鸭先知。
蒌蒿满地芦芽短，正是河豚欲上时。

《春晓》（唐·孟浩然）
春眠不觉晓，处处闻啼鸟。
夜来风雨声，花落知多少。

Part2 非常完美的十月孕期

 随景物

外出散步，或出外旅游，触景生情，与胎宝宝一起吟咏。比如：

《静夜思》（唐·李白）
床前明月光，疑是地上霜。
举头望明月，低头思故乡。

《咏鹅》（唐·骆宾王）
鹅，鹅，鹅，曲项向天歌。
白毛浮绿水，红掌拨清波。

 依人事

在孕期生活中，当你看到的一些人物或事物，联想到一些诗歌的绝妙好辞，朗朗上口，与胎宝宝共享。比如：

《游子吟》（唐·孟郊）
慈母手中线，游子身上衣。
临行密密缝，意恐迟迟归。
谁言寸草心，报得三春晖。

《悯农》（唐·李绅）
锄禾日当午，汗滴禾下土。
谁知盘中餐，粒粒皆辛苦。

 编织物品的同时也是在进行胎教吗

运动医学研究证明，在进行编织时，会牵动肩膀、上臂、小臂、手腕、手指等部位的30多个关节和50多块肌肉。通过这些协作运动，既丰富了孕妈妈的情趣，又可以促进大脑皮层相应部位的功能发展，通过信息传递的方式，可以促进胎儿大脑发育和手指的精细动作。孕妈妈适合编织的物品包括：

设计图案，给宝宝织毛衣、毛裤、毛袜或线衣、线裤、线袜。
用钩针钩织宝宝生活用品等。
绣花，在家可以做点十字绣，给宝宝绣条方巾也可以。

如何做简单的宝宝装

（1）**手工材料** 一块与宝宝身长差不多的方形布料（最好大于50厘米，布料尽量选择全棉料的，一些旧棉衣、睡袍等都可以拿来使用），剪刀，尺子，针线（也可用缝纫机）。

(2) 手工步骤

①将布料的正面朝里对折，定出衣服的宽度，将两边折回成 M 形条形。

②将折成条形的布料折成 L 形，一边略短做袖子。

③沿折痕剪开，将剪口对齐成 L 形。

④在对齐的尖角处剪 1 个弧形的口，做领口，然后将 2 只袖子从中间剪开。

⑤缝合接口，装饰开口，安上系带，漂亮的宝宝装就做好了。

做宝宝装前有哪些是需要注意的

(1) 忌选化纤布料，棉质品最好　宝宝皮肤娇嫩，抵抗力低，化纤织物对皮肤有很大刺激。应选用吸水、通气性能好，质地柔软，无刺激，穿着舒适的棉织品。

(2) 以浅色布料为好　在颜色上以选用白色、浅色为宜，尤其是夏季，因为颜色深的布料对宝宝皮肤有刺激性，也易吸收阳光而产生闷热感。

(3) 衣服款式不可过窄过紧　处在生长旺盛阶段的宝宝，身体增高增重很快，因此衣服以宽松，不妨碍活动，穿、脱方便为宜。

如何为出生后的宝宝提前做个小布偶

憨憨的维尼熊、可爱乖巧的小狗、眯着小眼的流氓兔……这些小孩子喜爱的布艺玩具不仅只有在玩具店里才能买到，孕妈妈准爸爸们自己也可以试着做出来哦。赶快找找家里准备当作垃圾处理掉的碎布片、旧毛巾，这些东西在制作玩具时都可以用得上。从网上或书中找来教程开始学习吧，自己不仅可以体会到创造的乐趣，而且还能省下不少钱呢。等宝宝出生后，将这些自己亲手制作的小玩具送给他，是不是很特别呢？

今天听音乐了吗

今天给宝宝听音乐了吗？音乐是情感的表达，是心灵的语言。它能使人张开幻想的翅膀，随着优美的旋律翱翔于海阔天空，音乐可唤起胎儿的心灵，打开智慧的天窗。

Part2 非常完美的十月孕期

《欢乐颂》所表现的不是缠绵的情意，而是歌颂仁爱、欢乐、自由的伟大理想："欢乐女神圣洁美丽，万丈光芒照大地，我们心中充满热情，来到你的圣殿里。你的力量能使人们消除一切分歧，在你光辉照耀下面，人们团结成兄弟。"这表现的是一种崇高、圣洁的美，孕妇除可产生欢乐情绪外，还可增添信心和勇气。

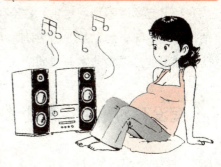

如何在家里享受自然浴

不过，到了本月，孕妈妈的腹部更大了，行动有些不便，如果不喜欢到大自然去呼吸自然的芳香，也可以在家呼吸自然的味道。

具体做法为：

拖地时，在最后的漂洗水中滴入几滴安全的精油，比如茶树油或柚子油，或在房间的喷雾器中滴入几滴。

在屋里喷洒适宜的有花香味的水，让室内充满优雅的气味，并清除令人不快的气味，如香烟味和宠物味。

选择有机蜡烛，即原材料为大豆油或蜂蜡、由工匠手工制作的蜡烛。它们的香味是自然的，来源于真正的植物精油，比如柑橘类植物。尽量购买使用棉线做的灯芯或有"无铅"标志的蜡烛。

在海绵上倒一点香子兰精油，放入冰箱、厨房或汽车中。

在少量水中加入1小把丁香和碎肉桂，然后煮开，让香味充满厨房。

在厨房里放1碗小苏打、白醋或半个柠檬，用来吸收厨房里难闻的气味。

怎样寻找和胎宝宝交流的话题

孕妈妈和胎宝宝交流的话题可以从平常聊天里寻找，也可以专门去做某些事情，来与宝宝沟通与交流思想感情。比如，可以整理一下相册，回想那些值得回忆的经历，并通过照片将故事说给腹中的胎宝宝听。在情感的传述中，让胎宝宝在潜意识里能感受到孕妈妈的爱。通过这些小故事与交流，孕妈妈和宝宝同时得到了欢乐。甚至可以把孕妈妈怀孕后的点点滴滴记录下来，留待以后回味，想必更是一件有意思的事。这种交流与愉悦，对宝宝的乐观向上性格的形成是非常有帮助的。

有没有为胎宝宝唱过《蜗牛与黄鹂鸟》

蜗牛与黄鹂鸟

阿树阿上两只黄鹂鸟

阿嘻阿嘻哈哈在笑它

葡萄成熟还早得很哪

现在上来干什么

阿黄阿黄你呀不要笑

等我爬上它就成熟了

怎样教胎宝宝认识颜色

孕妈妈在教胎宝宝认识颜色时，要充分认识到不同颜色对母体和胎宝宝可能产生的影响。孕妈妈可以这样教宝宝："宝宝你看，这是红色，红色是暖色调，能振奋人的精神，如果穿红色的衣服，看起来十分有活力对不对？宝宝喜欢这种颜色吗？"

孕妈妈尽量让胎宝宝多感受大自然天然的颜色，看小草和树的时候可以告诉胎宝宝，这是绿色，代表生命力的绿色；欣赏花儿的时候，也可以为胎宝宝指出那些绚丽的颜色，让他跟自己一起欣赏到美丽的景色。多教给胎宝宝几种颜色，让胎宝宝认识一个绚烂的世界，让颜色对他进行良好的刺激，促进他的大脑发育，使他更加聪明、机敏。

怎样让胎宝宝认识苹果

这个月的胎宝宝，脑细胞已十分敏锐，对认识外界事物已有接受能力。可以对宝宝进行绘画胎教，使宝宝更具体、深刻地认识外面事物的形象。

先取1张画纸，可以准备1个绘画本，如果一时没有，也可以用普通白纸代替。

准备几支彩色铅笔，便于画画的时候着上漂亮的颜色。

孕妈妈先在纸上画个圆形。

将圆形的顶部中央修成心形样。

画上苹果把儿。

用红色的彩笔将苹果涂色。

向胎宝宝做介绍：这个大苹果红红的，多漂亮，吃起来甜甜的、沙沙的，可好吃了。

掌握科学的饮食原则

应对浮肿的天然饮料有哪些

如果孕妈妈的面部和脸部有浮肿现象，就要提防先兆子痫。在饮食中，应注意吃高能量的饮食。其中，冷藏50分钟的桃或油桃，与草莓、酸奶、牛奶和脱脂奶粉、香蕉经过搅拌器的加工，可做成味道甜美的饮料。这种饮料中含有大量的热量、蛋白质、食物纤维、脂肪、维生素和钙，能够帮助孕妈妈改善浮肿状态。如果没有冷藏水果，也可在饮料中放入适当的冰块。

怎样通过饮食促进乳汁分泌

孕妈妈需要在这一时期为以后的喂奶做好准备，因而补充维生素显得非常重要。维生素有促进乳汁分泌的作用，广泛存在于各种食物当中。

此处，如果打算母乳喂养，从现在开始要比平时多补充40毫克的维生素C，因为新生儿的出生会使产妇缺乏维生素。

有打算母乳喂养的孕妈妈要避免吃含有大量脂肪的食物。摄取高脂肪食品容易使乳汁变得黏稠并对哺乳产生不良影响，因此孕妈妈在摄取肉类时需尽量只食用瘦肉部分，而且最好避免吃凉性的食物和过咸的菜肴。

孕妈妈在孕晚期一天睡多久合适

睡眠时间的多少因人而异，一般正常成人每天需要 8 小时的睡眠时间，孕妇因为身体各方面的变化，身体负担重，容易感到疲劳，睡眠时间最好比平时多 1～2 小时，最低不能少于 8 小时。孕妇最好每天睡个午觉，午睡有利于恢复上午的疲劳，保证下午精力充沛。但午睡最多不宜超过 2 小时，午睡太久，会影响晚上的睡眠。

 ## 孕晚期什么样的床更适合孕妈妈

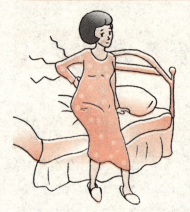

孕晚期孕妈妈大腹便便，一张宽大的床铺既可尽情舒展四肢，又可避免掉到地上，是非常必要的入睡条件。

相比过于柔软的床垫，具备一定硬度的加强型床垫更适合孕妈妈。因为怀孕后胎儿逐渐长大，腹内压力也随之增大，增大的压力作用于腰肌上，使腰肌更加紧张，并得不到稳妥的支撑，久而久之腰肌会发生疼痛和劳损。而一般家庭用的床垫多由各种弹簧制作，富有弹性，但在睡眠时会使承受人体主要重量的腰部下沉，加重腰部肌肉受压的紧张状态。另外，床铺得过软也不好翻身，所以孕妈妈最好不要睡过软的床。

洁净的床上用品也必不可少。如床单、被褥、枕头，还有靠垫、抱枕之类，要常常换洗，保持清洁、无味。

最后还要准备 1 套纯棉、宽松舒适的睡衣以利安眠。

 ## 猪血对孕晚期的孕妈妈有哪些好处

猪血的营养十分丰富，而且物美价廉，素有"液态肉""养血之玉"的美称。猪血一年四季都有售，挑选猪血，最好挑选色正新鲜、无夹杂猪毛和杂质、质地柔软、非病猪的猪血。

中医学认为，猪血味咸性平，具有理血祛瘀、解毒清肠、补血美容的功效。猪血含有蛋白质、脂肪、碳水化合物、维生素，并含有多种人体必需氨基酸。此外，在猪血中还含有多种无机盐及微量元素，如钠、钾、钙、磷、铁、锌、钴等。猪血含铁特别丰富，而且以血红素铁的形式存在，其每百克中含铁量45毫克，比猪肝几乎高2倍（猪肝每百克含铁25毫克），比鲤鱼高20倍，比牛肉高22倍。铁是造血所必需的重要物质，其有良好的补血功能。因此，孕妈妈膳食中要常有猪血，既防治缺铁性贫血，又增补营养，对身体大有裨益，每次吃60克即可。

既防辐射又养颜的蔬菜有哪些

含胡萝卜素食物：鱼肝油、西兰花、胡萝卜、菠菜

胡萝卜中含有丰富的天然胡萝卜素，天然胡萝卜素是一种强有力的抗氧化剂，能有效保护人体细胞免受损害，从而避免细胞发生癌变。

此外，天然胡萝卜素能提高人体免疫力、延缓细胞和机体衰老，减少疾病的发生。目前国外还将天然胡萝卜素用于化妆品中，发挥其防辐射，保护、滋润皮肤和抗衰老作用。

这一类食品的代表有海带、紫菜、海参及动物的皮肤、骨髓等。因为食物中的胶原物质有一种黏附作用，它可以把体内的辐射性物质黏附出来排出体外，而且其中动物皮肤所蕴含的弹性物质还具有修复受损肌肤的功能。

孕期吃什么食物可以去火

（1）**最佳去火食物** 最佳的苦味食物首推苦瓜。不管是凉拌、炒，还是煲汤，只要能把苦瓜做得熟且不失青色，都能达到去火的目的。

除了苦瓜，还有其他苦味食物也有不错的去火功效，如苦菜、芹菜、芥兰等。

（2）**不苦的去火食物**

大豆：在滋阴、去火的同时还能补充被大量消耗的蛋白质。

番茄：它同样可以下火宁神，平肝去火，补充维生素。

草莓：不但好吃，还有药用价值。中医认为它有去火功效，能解热、除烦。

牛奶：很多人认为喝牛奶会加重上火，引起烦躁，其实，牛奶不仅不会上火，还能解热毒、去肝火。中医认为牛奶性微寒，可以通过滋阴、解热毒来发挥去火功效，而且牛奶中含有多达70%左右的水分。

为什么说紫色食物营养高

紫色食物包括紫茄子、紫玉米、紫洋葱、紫扁豆、紫山药、紫甘蓝、紫辣椒、紫胡萝卜、紫秋葵、紫菊苣、紫芦笋等。

紫色蔬菜中含有最特别的一种物质花青素。花青素除了具备很强的抗氧化能力、预防高血压、减缓肝功能障碍等作用之外,其改善视力、预防眼部疲劳等功效也被很多人所认同。

对于女性来说,花青素是帮助防衰老的好帮手,其良好的抗氧化能力,能帮助调节自由基。长期使用电脑或者看书的孕妈妈更应多摄取。

为什么说孕晚期无须大量进补

在怀孕的最后3个月里,每天的主食需要增加到800克,牛奶也要增加到400~500毫升,荤菜每顿也可增加到150克。孕晚期无须大量进补,孕妇的过度肥胖和巨大儿的产生对母子双方健康都不利。孕妇在怀孕期的体重增加以12千克为宜,不要超过15千克,否则体重超标极易引起妊娠期糖尿病,临床显示,妊娠期糖尿病患者在分娩后,其中40%还会有糖尿病。新生婴儿的重量也非越重越好,3~3.5千克为最标准的体重。2.5千克是及格体重,从医学角度看,超过4千克属于巨大儿,巨大儿产后对营养的需求量大,但自身摄入能力有限,所以更容易生病,此外巨大儿母亲产道损伤、产后出血概率也比较高。

黄瓜真的可以防止孕期体重增长过多吗

黄瓜含有相当丰富的钾盐、胡萝卜素以及维生素、糖类、钙、磷和铁等矿物质。鲜黄瓜含有抑制糖转化为脂肪的丙氨酸、乙酸等成分,有抑制糖转化为脂肪的作用,故对防止孕期增重过多有益。黄瓜中还含有较多的水溶性维生素和纤维素,能促进胃肠蠕动,加速体内粪便的排泄,并有降低胆固醇的作用。黄瓜富含水分,可以当做水果食用,既补充维生素,防治便秘,又可以减少糖分的摄入,是适宜孕妇食用的果蔬。

Part2 非常完美的十月孕期

 孕妈妈吃粗粮为何不宜过多

粗粮虽好，但也不宜多吃。粗粮里含有丰富的纤维素，摄入过多的纤维素会影响身体对某些微量元素的吸收。如燕麦片和补铁剂或补钙剂一起吃，会影响身体对铁、钙的吸收；吃奶制品的同时吃含纤维素较高的粗粮，也会影响钙的吸收。大量纤维素的摄入还会影响蛋白质、脂肪、胆固醇等的吸收利用。另外，因为粗粮质地较粗，过多食用会影响胃肠道的消化吸收功能。

 该如何科学吃粗粮

吃完粗粮要多喝水，这样才能保证肠道正常工作。多吃1倍纤维素，就要多喝1倍的水。

如果孕妈妈平时以细粮和肉食为主，吃粗粮就要循序渐进，否则突然增加或减少粗粮的进食量会引起肠道反应。

每天的粗粮摄入量以30～60克为宜，粗粮和细粮的比例为6∶4。

粗粮不能和奶制品、补充铁或钙的食物或药物一起吃，最好间隔40分钟左右。

 适合孕妈妈的粗粮都有哪些

玉米：富含镁、胡萝卜素、不饱和脂肪酸、多种氨基酸等，有助血管扩张，肠壁运动，促进体内废物排泄及大脑细胞的新陈代谢。红玉米富含维生素B_2，常吃可预防及治疗口角炎、舌炎、口腔溃疡等核黄素缺乏症。

荞麦：荞麦所含的丰富赖氨酸，能促进胎宝宝发育，并增强孕妈妈的免疫功能。铁、锰、锌等微量元素和膳食纤维含量也比一般谷物丰富。

糙米：每100克糙米胚芽中含蛋白质3克，脂肪1.2克，叶酸250毫克，维生素A 50毫克，维生素C 50毫克，锌20毫克，铁20毫克，镁15毫克。这些微量元素都是孕妈妈所必需的。

 盛夏时节孕妈妈宜吃什么食物

应多吃新鲜蔬菜，如小白菜、黄瓜、黄豆、番茄、扁豆、冬瓜等。

多吃豆制品，如豆腐、豆腐干、豆腐皮及豆浆等。

可适量吃些鸡肉、鸭肉，多饮爽口的菜汤如紫菜汤、金针木耳蘑菇汤等。

准妈妈应适量吃些水果，多饮水果汁，及时补充因出汗过多而失去的水分。

为什么孕妈妈宜多吃鸭肉

研究表明，鸭肉中的脂肪不同于黄油或猪油，其化学成分近似橄榄油，有降低胆固醇的作用，对防治妊娠期高血压疾病有益。它富含蛋白质、脂肪、铁、钾、糖等多种营养素，有清热凉血、祛病健身之功效。

青头鸭肉：通利小便，补肾固本。常吃可利尿消肿。对于各种水肿，尤其是妊娠水肿有很好的治疗作用。有慢性肾炎病史的准妈妈常吃，可有效地保护肾脏。

乌骨鸭肉：食用乌嘴、黑腿、乌骨的鸭肉，可以预防及治疗结核病。它可以抑制毛细血管出血，减少潮热咳嗽、咯血等症状。

纯白鸭肉：可清热凉血，高血压者宜常食。

老母鸭肉：生津提神，补虚滋阴，大补元气。

常吃西兰花对孕妈妈有什么好处

西兰花是公认的健康食品之一。女性怀孕期间每周吃3次西兰花，每次200克，就能对胎儿心脏起到很好的保护作用。据专家介绍说，西兰花之所以具有这样的功效，是因为里面含有一种的物质，这种物质可以稳定孕妇的血压，缓解焦虑。

西兰花中还含有丰富的叶酸，这种物质可以保护胎儿免受脊髓分裂、脑积水、无脑等神经系统畸形之害，对胎儿的生长发育有着重要作用。这里需要提醒的是，叶酸性质不稳定，食物储存时间太长、储存温度太高、烹调时间过长等都会令叶酸受破坏。因此，西兰花以少油快炒为佳，或者用鲜鸡汤焯一下直接吃。

多吃猕猴桃对孕妈妈有什么好处

猕猴桃的质地柔软，味道有时被描述为草莓、香蕉、菠萝3者的混合。

猕猴桃果味独特鲜美而且富含蛋白质、多种维生素和矿物质，尤其维生素C的含量很高，每100克猕猴桃含维生素C 400～430毫克，是苹果和柑橘的50～60倍，是鸭梨的70～80倍，1个成年人1天所需的维生素C量为50～60毫克，每天吃1个猕猴桃就可以满足人体需要量。由于猕猴桃果实和汁液中含有大量的抗氧化物质，如超氧化物歧化酶（SOD），可有效降低胆固醇，因而是高血压、高脂血症孕妈妈的理想水果。猕猴桃还可以缓解情绪，调节神经系统，具有抑郁症倾向的孕妈妈应该多吃。高原地区的孕妈妈、患有维生素缺乏症的孕妈妈，应该多吃猕猴桃以补充营养。

孕妈妈可以吃香菇吗

香菇的营养价值高，在于它含有多种丰富的维生素。尤其是B族维生素、麦甾醇的含量，与其他食品相比高得多。香菇还含有维生素C、吡哆醇、生物素等多种维生素。由于香菇中富含谷氨酸以及一般食品中罕见的伞菌氨酸、口蘑酸等，故味道特别鲜美。

香菇的菌体中含有一种一般蔬菜缺乏的物质——麦甾醇，它可以在体内通过生物代谢转化为维生素D，促进体内钙的吸收，并可增强人体抵抗疾病的能力。因此，多吃香菇对于帮助孕妈妈补充钙质及预防感冒等疾病有一定帮助。中医认为，香菇性凉味甘，有补肝肾、健脾胃、益智安神、养容颜的功效。

孕8月推荐的食谱都有哪些

腊肉丁豌豆饭

原料 粳米300克，豌豆150克，腊肉丁50克，熟猪油25克，精盐适量。

做法 ①粳米淘洗干净，沥水2小时左右；豌豆冲洗干净。②锅置旺火上，放入猪油，油烧至七成热时，下腊肉丁翻炒几下，倒入豌豆煸炒，加入精盐和水，加盖煮沸后，倒入淘好的粳米，用锅铲沿锅边轻轻搅动。③当锅中的水被粳米吸收减少时，搅动的速度要加快，火力要适当减小，待米与水混合时将饭摊平，用竹筷在饭中扎几个孔，再盖上锅盖焖煮至锅中蒸汽急速外冒时，转用微火继续焖15分钟左右即成。

最新十月怀胎1000问

山药炖乳鸽

原料 乳鸽1只，怀山药50克，猪瘦肉100克，莲子（去心）30克，姜片、精盐、葱段各适量。

做法 ①怀山药洗净，去皮，切块；莲子洗净，浸泡；猪瘦肉洗净，切丁，备用。②将乳鸽煺毛，去内脏，洗净，放入沸水锅中，加入葱段、姜片同煮15分钟，取出。③砂锅置火上，放入适量清水煮沸，加入乳鸽、瘦肉丁、姜片、怀山药块、莲子，武火煮沸10分钟，改文火再煲1小时，加入精盐调味即可。

金针菇拌肥牛

原料 肥牛片400克，金针菇100克，葱、香菜、精盐、白糖、鲜贝露、香油、辣椒油、料酒各适量。

做法 ①葱、香菜切成碎末；金针菇去掉老根，洗净入沸水中焯烫，过凉备用；再放入肥牛焯烫，可加点料酒，待其变色捞出过凉备用。②食材放入1个大碗中，放入葱花末、香菜末，加入1勺鲜贝露，再加入少许精盐、糖、辣椒油、香油，然后将所有食材拌均匀即好。

◆◆关注日常生活细节◆◆

什么方法可以避免尿频、尿失禁的尴尬

怀孕晚期，准妈妈可能还有尴尬的事情会出现，如怀孕之前，可能不知道尿频尿失禁是怎么回事儿，但怀孕之后你会发现，你开始频繁地跑厕，还会出现"漏尿"。其实这些不难理解，尤其是怀孕后期，子宫逐渐变大就会压迫到膀胱，使准妈妈尿意频繁，当胎头下降时，子宫进一步压迫膀胱，尿频的症状就会更严重，甚至当准妈妈不经意地打个喷嚏，一股暖流就从下身汩汩而出——尿失禁了。

准妈妈可使用卫生巾或卫生护垫，来防止尴尬的尿失禁。女性在怀孕期间身体和感觉会改变很多，因此在怀孕之前应该充分利用时间运动，促进身

体健康,尤其是对骨盆底肌肉的锻炼,也有助于预防压力性尿失禁。骨盆放松练习,即四肢跪下呈爬行动作,背部伸直,收缩臀部肌肉,将骨盆推向腹部。并弓起背,持续几秒钟后放松,但如有早产的风险,事前应征求医生的意见,注意不要做过于激烈的运动。这项练习可以缩短产程。

孕晚期的普拉提是怎么做的

(1) 抬腿

①靠墙而坐,两腿向前伸直。在右腿下垫2个枕头,左脚紧贴地面并曲起左膝。

②慢慢地完全伸直右腿,并继续尽力拉伸。保持脚趾向上并对脚后跟用力。在这之后让腿放松下来,并舒适地放在枕头上面。重复10次后换另一条腿做。

(2) 靠墙抬腿

①用垫子垫住头部,尽量让自己的臀部贴在墙壁上。保证背部处于舒适状态后,在尽可能的范围内让双腿自然伸直。保持这一姿势5分钟。

②双腿向两侧分开,直至起到拉伸的效果为止,但注意不要太过吃力。保持这一姿势5分钟。

产假何时开始休最好

正常情况下,产假都是3个月,晚婚晚育的会增加1个月,即4个月产假。这也是不算短的一段时间了,所以一定要好好计划一下。

至于什么时候开始休产假,就要根据个人情况来定了。如果产检一切正常,那么你就可以工作到预产期前1周;如果身体不允许,那就提前1个月或者更早开始休产假,不过产后休息的时间就会相对短一些。另外也要看天气情况,如果是在夏天或冬天,天气太热、太冷,上下班不方便,那就可以早点休。总之,休假开始时间可以由你自己灵活掌握。

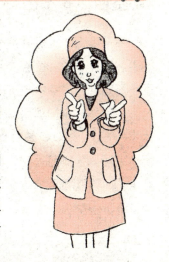

如何更好地交接工作

如果孕妈妈打算休产假了,那么至少要提前1个月开始准备交接工作。工作的交接大体可以分为以下3方面内容:

和上司谈话:这项工作很重要,它将关系到孕妈妈休产假时的待遇和休完产假后的工作安排等问题。建议孕妈妈选择在上司工作较不繁忙、心情较好时和他(她)谈。首先感谢他(她)对自己的栽培、照顾和理解,然后再谈具体安排,包括产假期间的工资、具体谁来接手自己的工作等问题。

交接工作:如果接手孕妈妈工作的人是专门安排给孕妈妈的,没有其他工作,那么孕妈妈就可以让他(她)全心地跟在自己身边学习。先将整个工作流程展示给他(她),然后再分步骤、内容一项一项地传授。如果孕妈妈要交接的对象还有其他工作,那孕妈妈就将自己的工作中的重点内容及需要注意的事项、遇到问题时找谁及如何解决等一一列在纸上,力求清晰简明、一目了然。

和同事告别:3个月时间不能和同事见面,也算是小别了,所以告别工作一定要重视。如果有精力,孕妈妈可以和同事小聚一餐或提前分发喜糖,为以后良好关系的继续做好铺垫,不至于因为休了一次产假就变得陌生和有距离感。

孕期近9个月时,准爸爸该如何照顾孕妈妈

怀孕接近9个月,这一时期腰部及关节会出现酸痛,水肿和静脉曲张也会更加明显。子宫已经变得像一个西瓜般大小了,肚子也更加地凸出,以至于孕妈妈低头时竟然连自己的脚都看不到了。

子宫、胎盘、羊水以及胎宝宝的重量加起来,几乎占到了孕妈妈增长的体重的1/3,使孕妈妈的身体变得异常笨拙,以至平时看起来不值一提的小事对你来说都变得困难了,比如穿鞋袜。准爸爸千万不要取笑孕妈妈,因为大肚子,她不能顺利地弯腰、侧身,穿鞋袜等小事自然也变得力不从心。这时准爸爸要自告奋勇、奉献爱心,肩负起每天为孕妈妈穿脱鞋袜的工作。注意袜口不要太紧束,否则会阻碍孕妈腿部的血液循环,加重水肿和静脉曲张。

剪脚趾甲对此时的你来说,更是一件不可能完成的事情了。准爸爸要主动

承担这一任务,并在修剪的过程中不时询问孕妈妈的感受,以免不小心剪到肉,弄疼孕妈妈。当然,剪完后还要将孕妈妈脚部的清洁和滋润工作也做到位。

如何应对色素沉淀

皮肤的色素沉淀,也常常让一些孕妈妈无端地生出些许烦恼。比如,肌肤原本很白净,突然变暗沉了,尤其是那些本来就有色素沉着的区域,如乳晕、痣及雀斑,外阴部、大腿内侧及腋窝的颜色会变得更深,肚子正中央还会出现一条黑线。这些问题很大程度上困扰着准妈妈,她们担心这些色素沉着在产后也无法消除。针对上述问题,医学专家建议如下:

那条黑线是腹肌为了容纳扩大的子宫而放松的结果,会在生产后自然消退,不必过分担心。黑线及乳晕在产后初期可能色泽还是很深,但经过一段时间之后会逐渐淡化至消失。几乎所有的孕妈妈都会如此,不会因年龄不同而有差异。

阳光会使原本已有色素沉淀的部位颜色加深,直接晒紫外线易患皮肤癌,最好避免日光直射。在炽热的阳光下,要将原本就有色素沉着的皮肤尽量保护好。

如何消除面部色斑

大多数准妈妈的斑痕会在产后3个月内自然减淡或消失,如果退不掉,可以请教医学专家,慢慢调理。

处理黄褐斑和蜘蛛斑的最好方法就是用妊娠纹霜加以掩饰,切勿试着去漂白,那样会破坏皮肤的分子结构,形成永久性的伤害。

可以使用一些祛斑产品,但一定要谨慎,由于妊娠是一个较易发生皮肤炎症的时期,所以,即使是以前靠得住的产品,此时也要慎重使用。

尽量避免皮肤刺激,不要化浓妆,散步时一定要涂上防晒油或带上遮阳伞、帽子,以有效防晒。

孕妈妈如何选择床上用品

孕妈妈适宜睡木板床,铺上较厚的棉絮,避免因床板过硬、缺乏对身体的缓冲力而带来的不适、转侧过频、多梦易醒。枕以9厘米(平肩)高为宜,枕头过高会迫使孕妈妈颈部前屈而压迫颈动脉。颈动脉是大脑供血的通路，受阻时会使大脑血流量降低而引起脑缺氧。理想的被褥是全棉布包裹的棉絮，不宜使用化纤混纺织物作被套及床单，因为化纤布容易刺激皮肤，引起瘙痒。蚊帐的作用不止于避蚊防风，还可吸附空间飘落的尘埃、过滤空气。孕妈妈使用蚊帐有利于安然入眠，并使睡眠加深。

参加孕妇学习班有什么好处

孕妇通过去孕妇学习班学习，既可以充分了解有关怀孕、生产和育儿的各种知识，消除孕妇许多顾虑，减轻怀孕期间的不安与恐惧，也有助于顺利分娩，同时还能与许多孕妇进行交流，吸取经验，互相勉励，建立信心和勇气。

准爸爸怎样照顾好妻子的睡眠

到了孕晚期，准妈妈可能会睡眠很少，一夜醒好几次。怀孕期间妻子比较容易多梦，这些梦总与怀孕、孩子性别有关。如果准妈妈睡不着或者被梦惊醒，准爸爸要陪她聊聊天或听会儿音乐，千万不要对她的诉说表现得心不在焉，哪怕再困，也要积极回应她的猜想。

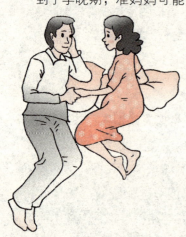

对于这个阶段的准妈妈来说，睡觉不是件舒服的事儿。翻身变得越发有难度，要么是身子先过去，再把肚子挪过去；要么是肚子先过去，身子再跟过去；甚至干脆翻不过去。如果这个时候，身边的准爸爸只顾自己呼呼大睡，那准妈妈的心情可想而知。这一时期的准爸爸就要牺牲自己的睡眠时间，警醒一些，多留意身边的妻子，适时帮她翻个身，多多体贴妻子，减轻她的焦虑不安。

为什么说孕妈妈不要走站太久

进入孕晚期后，孕妈妈要加倍的小心谨慎，尤其是在日常生活的一些细节上，更要多加注意。

进入孕8月，胎宝宝慢慢发育成熟，孕妈妈的子宫逐渐膨大。站立时，腹部向前突出，身体的重心随之前移，为保持身体平衡，孕妈妈会不自觉的后仰，使背部的肌肉紧张，如果长时间的站立，则会造成背部肌肉负担过重和腰肌疲劳，引发腰背疼痛，因此，孕妈妈不宜站立或走动太久。在站立时，可适当的活动腰部，增加脊柱的柔韧性可减轻腰背痛的症状。

据临床观察发现，孕妈妈因搭晒被褥、挑担、提水、攀高、举重、搬运重物或推重车而加重或引起下肢静脉曲张以外，还可能引发流产、胎膜早破或早产。这是因为负重或举重时，一方面可使腹压增高，另一方面可加重子宫前倾下垂的程度，从而刺激诱发子宫收缩，造成早产或流产等不幸。更有研究发现，在妊娠中晚期，孕妈妈提拿25千克物品时，子宫无变化或仅有轻微受压，提拿30千克物品时，子宫倾斜度会发生明显变化，而受压情况也会更加明显。由此可见，这一时期的孕妈妈，要忌长久站立、走动和负重、举重等。到公园散步时，也要走一段歇一会儿，切勿太累。

孕晚期性生活有哪些需注意的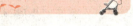

性生活的姿势。不能压迫孕妇的腹部尤为重要，故以背后插入为好。

必须防止病菌感染。平时阴道内有乳酸菌保持阴道的酸性，可防止侵入的细菌生长繁殖，而怀孕后期，阴道分泌大量的碱性分泌液，使阴道内乳酸菌活动减弱，有害细菌如大肠杆菌或其他化脓菌易侵入，引起炎症。男性的性器官，其尿液和精液从同一个管口排出，精液内很可能带有大肠杆菌，性交时易把病菌带入阴道。

必须注意动作轻缓。在妊娠晚期，阴道壁非常柔软，极易损伤，若性交时动作剧烈，就有可能损伤阴道壁，造成阴道破裂出血。

性生活该如何安排

孕8个月之后应逐渐减少性交次数，从第9个月开始禁止性生活，但若孕妇正常，也可以从第10个月再禁止性生活。总之，在妊娠晚期，一定要谨慎从事，最好是禁止性生活。有研究发现，产褥期发生感染的妇女中，有50%与妊娠末月进行过性生活有关。尤其在妊娠晚期，因性交引起胎膜早破率增加是肯定的。同时，还可引起羊膜炎，严重的还可发生胎儿宫内感染。所以在这一时期，尤其是在妊娠36周以后，要绝对禁止性生活。

如何防止性生活后腹痛

有一些女性在妊娠期进行性生活后，往往出现腹痛现象，对此现象千万不要忽视。

在男子的精液中含有多种的前列腺素，性交时，这些前列腺素会被女子阴道黏膜吸收，从而产生一系列反应。怀孕前，精液中使子宫肌肉松弛的前列腺素起主导作用，为精子向输卵管行进创造条件，使精子和卵子顺利结合。而当妻子受孕后，则是精液中可使准妈妈子宫强烈收缩的前列腺素发挥作用，性生活后准妈妈出现腹痛的原因就在于此。假如准妈妈在妊娠期性生活过于频繁，子宫经常处于收缩状态，不仅会发生腹痛，还有可能导致流产。

防止性生活后腹痛应注意以下方面：

合理安排妊娠期间的性生活，不要过于频繁。

性交时男方应使用避孕套，可避免精液与阴道黏膜接触，从而防止因子宫强烈收缩而发生腹痛或流产现象。

孕妈妈在公共场所如何防止被撞

应尽量避免周末或平时正巧人多时去购物，也不去人多的地方拥挤凑热闹。

最好穿轻便、防滑、减震的球鞋，以保护双脚；不穿长裙，以免绊倒自己。

别买太多东西，也不要提体积太大或太重的物品。

在本月，孕妈妈可以做哪些运动

孕晚期是整个妊娠期最疲劳的时期，因此孕妈妈应以休息为主。这时的运动应视孕妈妈的自身条件而定。除坚持散步外，还可以进行下面几种方式的运动。

（1）伸展运动 站立后，缓慢地蹲下，动作不宜过快，蹲的幅度是自己力所能及的。

Part2 非常完美的十月孕期

(2) 四肢运动 站立，双手两侧平伸，双臂与肩平，用整个上肢前后摇晃划圈，大小幅度交替进行；站立，用一条腿支撑全身，另一条腿尽量高抬，反复几次（注意手最好能扶一些支撑物，以免跌倒）。

(3) 骨盆运动 孕妈妈平卧在床，屈膝，抬起臀部，尽量抬高一些，然后徐徐下落。

(4) 腹肌活动 进行半仰卧起坐，方法是：孕妈妈平卧屈膝，身体缓慢地抬起，从平卧位到半坐位，然后再回复到平卧位。这节运动最好视本人的体力而定。

日常生活中，有哪些方面需特别注意

妊娠第8个月是一个特殊时期，稍不注意就容易引起早产，因此，孕妈妈要想顺利地度过这一时期，生活中的方方面面都要加以注意，具体要注意以下几方面：

保证充分的休息和睡眠。

预防感冒。

注意保持心情舒畅，不要过分担心分娩的问题。

注意饮食。

注意卫生。

减少外出。

尽量避免弯腰。

怎样矫正孕妈妈乳头扁平或内陷

乳头扁平或乳头内陷是孕妇的常见问题，乳头凹陷或乳头扁平的矫正可以从孕晚期开始，但最佳时机是在宝宝出生后的头1~2天。一般在分娩后，如果孕妈妈有乳头凹陷的情况，护理人员会协助做及时的矫正。之后孕妈妈还需要掌握一些按摩手法，坚持纠正，并注意让宝宝正确吸吮，就会发现凹陷或扁平的乳头在随着宝宝的吸吮而突出了。现在教一些简单易行的乳头内陷和乳头扁平矫正方法，当然，不管是哪种方法恐怕都不会起到立竿见影的效果，但只需要坚持一段时间，肯定会有效。纠正前先要擦洗乳头，用手轻柔地将乳头向外捏出来。如果内陷的乳头积存了污垢，孕妈妈可以先涂上一

些花生油、橄榄油等油脂软化污垢，然后再用温水清洗干净，然后涂上橄榄油、绵羊油等油脂类护肤品。

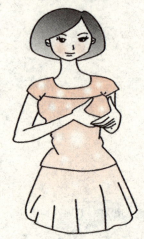

方法一：采用十字交叉法按摩乳头。以乳头为中心，双手食指放在乳晕两旁，先略向下压，再向两旁推开，然后再推回；再把双手食指放在乳晕的上方、下方及内侧，做同样的动作。如果孕妈妈的乳头小或扁平，可以用一只手的拇指与食指向下压紧乳晕两侧，另一手从乳头根部轻轻提起乳头，并慢慢向外牵拉。

方法二：用拇指、食指、中指将乳头提起，停留片刻。每日数次，注意力度不要过大，以免引起宫缩。如是分娩后，提起乳头后让宝宝吸吮。

方法三：利用吸奶器吸出乳头。买一个吸奶器，用吸盘吸住自己的乳晕，按压手柄，利用负压作用吸引内陷的乳头。持续做10分钟左右，然后取下吸奶器，再用手指轻轻牵拉、捻转乳头。

方法四：利用孕妇乳头内陷矫正器纠正。

需要注意的是，过多地刺激乳头会引起不规律宫缩，这会对胎儿有影响，尤其是进入孕晚期后。所以在清洗乳头时动作要尽量轻柔，并且建议所有的按摩手法都在产后进行。在清洗乳头时，如果感觉到宫缩，就要立即停止。尤其是有过早产或习惯性流产史的孕妈妈，或因某种孕期并发症而存在早产的风险的孕妈妈，更应留意。

丈夫陪同产检有什么好处

怀孕期间丈夫的陪伴和关心体贴对女性非常重要，有利于孕期女性保持稳定、快乐的情绪，进而促进胎儿的健康成长。丈夫参与产检，一方面会对胎儿的存在和成长有直接感受，更能体会妻子的负担，对妻子和孩子也会更加疼惜，从而可以起到增加夫妻感情、巩固家庭的作用。另一方面，丈夫陪同产检可以更好地了解妻子的心理需求，及时对她的情绪波动进行开导，有助于减少孕期忧郁症的发生。同时丈夫还能帮妻子记下产检时间、医生的建议和要求，监督并帮助妻子执行。

Part2 非常完美的十月孕期

消除孕期症状困扰

 什么是羊水

子宫羊膜内的液体叫做羊水,在整个孕期中,羊水为胎儿呼吸、消化、泌尿、肌肉骨骼等各系统的正常生长发育提供了一个恒温无菌的环境,它是维持胎儿生命不可缺少的重要物质。怀孕期间,正常妊娠时羊水量随孕周增加而逐渐增多,一般到孕38周时为1000毫升左右,足月时约为800毫升。如果羊水量超过2000毫升则称为羊水过多,羊水量少于300毫升则称为羊水过少。

 羊水对母儿有怎样的保护作用

(1) **羊水对母亲有保护作用** 羊水可以减少因胎动给母体带来的不适感;临产时胎头前面的羊水形成一个楔形的羊膜囊,可以给子宫颈口形成一定的压力,帮助宫口扩张。羊水在分娩过程中,还可以起到润滑产道的作用,防止产道感染。

(2) **羊水对胎儿有保护作用** 羊水围绕在胎儿的外围,使胎儿不受外界的挤压,防止胎儿粘连或发生畸形;适量的羊水可以防止胎盘、脐带受压,保护胎儿血循环,避免胎儿宫内缺氧,发生胎儿窘迫。羊水可以保持羊膜内的恒温,给胎儿一个舒适的生长环境;临产时羊水可以使子宫收缩的压力均匀分布,避免胎儿局部受压,从而避免胎儿发生宫内窘迫或胎便早泄的危险。

(3) **羊水可以保持胎儿的循环平衡** 羊膜腔内的羊水不断在孕妇和胎儿之间进行交换,胎儿从孕妇处源源不断地得到新鲜的血液,再把自己产生的废物经胎盘和尿液排出。胎儿排出的尿液即成为羊水,羊水又有50%由胎膜吸收。

263

羊水过多或过少时的危害及治疗措施有什么

羊水对准妈妈和胎宝宝的健康都是非常重要的，羊水应有一定的量，过少或过多都属于异常情况。如果出现，就要引起准妈妈的高度重视。

羊水过少，胎儿得不到应有的保护，外界一有"风吹草动"便直接波及胎儿，羊水则起不到"屏障"作用。当子宫发生收缩时，宫内的压力直接作用于胎盘及胎儿，又会影响胎盘和脐血循环，导致胎儿供氧不足，甚至造成胎儿窒息死亡。羊水过少还会直接延缓产程，导致过期妊娠，而且先天不足。一旦通过检查证实羊水过少，应及时采取措施，妊娠晚期难以纠正者应考虑引产，以防死腹中。羊水过少的治疗也要先查明发病原因。如果羊水过少，胎儿经检查无畸形，孕妇没有严重并发疾病，可在大夫的指导下，通过快速饮水的办法增加羊水量。凡足月未临产、羊水缺乏的孕妇，可在2小时之内饮水2000毫升，如果仍然达不到要求，还可重复上述办法。这种办法安全、有效、简便、易行，也没有副作用，可在大夫的指导下进行。

羊水过多危害也很多，预示胎儿或母体方面存在着病变，常见的有胎儿畸形，如无脑儿、水脑儿、脊柱裂、脐膨出等，也有可能是双胞胎所致，或是妊娠合并糖尿病、母儿血型不合，或是提示胎盘过大等。羊水过多，首先应查明原因，针对疾病进行治疗。羊水偏多，没有症状者应严密观察其发展，一旦出现症状，则应及时进行治疗。假若中度羊水过多，可通过忌盐饮食、利尿药物应用、中医中药治疗以缓解病情，也可在医院通过穿刺的办法减少羊水。

胎位异常有什么影响

胎位异常对母亲和胎儿都有不良影响。对于母体来说，胎位异常会导致产程延长，软产道损伤，常需手术助产，增加生产中的大出血及感染机会；同时由于产程延长导致软组织有可能因压迫过久而出现缺血水肿，发生生殖道瘘。对胎儿来说由于胎位异常往往导致产程延长及手术助产，因而胎儿受损伤的机会也会随之增多，容易发生导致胎儿或新生儿死亡的胎儿窘迫。

Part2 非常完美的十月孕期

如何纠正胎位

纠正胎位的方法较多，但有些要由医务人员来做。在这里，我们仅介绍2种孕妈妈可以操作的方法。

(1) 胸膝卧位 此方法一般用于妊娠30周后，胎位仍为臀位或横位者。孕妈妈于饭前或进食后2小时进行，或于早晨起床及晚上睡前做。事前应先排空膀胱，解开裤带，将双膝稍分开（与肩同宽），跪在床上，双膝窝成直角，胸肩贴在床上，头歪向一侧，双手下垂于床两旁或放在头的两侧，形成臀部高头部低的位置，两者高低差别越大越好，以使胎儿头顶到母体横膈处，借重心的改变来纠正胎儿方位。每日做2次，每次15～20分钟。

(2) 侧卧位 对于横位或枕后位可采取此方法。侧卧时还可同时向侧卧方向轻轻抚摸腹壁，每日2次，每次15～20分钟。也可在睡眠中采用侧卧姿势。

哪些原因会发生臀位胎位

子宫腔内活动空间对胎儿无论过大还是过小都容易发生臀位胎位。具体来说，如果产妇腹壁松弛、羊水过多或胎儿较小等，那子宫腔内活动空间对胎儿就过大，会使胎儿活动过于自由而发生臀位胎位。而初产妇腹壁紧张、双胎、羊水过少及子宫畸形等因素则使胎儿在宫腔内活动受限，自然影响胎头下转。

此外，骨盆狭窄、头盆不称、前置胎盘、软产道阻塞及脐带过短等也会导致胎头衔接受阻。而胎儿畸形，如脑积水、无脑儿等，胎头也不易衔接入盆，从而使胎儿发生臀位胎位。

不过由于这些原因通过产前检查及B超检查大多数都能够及时发现并且得到处理，孕妇不必过于紧张。

如何利用胸膝卧位法矫正胎位

胸膝卧位法适用于孕30周后胎位仍为臀位或横位，无脐带绕颈。具体操作为：孕妈妈于饭前、进食后2小时或早晨起床及晚上睡前，先排空尿液，然后放开腰带，双膝稍分开（与肩同宽），平躺在床上，胸肩贴在床上，头歪向一侧，大腿与小腿呈90°直角，双手下垂于床两旁或者放在头两

265

侧,形成臀高头低位,以使胎头顶到母体的横膈处,借重心的改变来使胎宝宝由臀位或横位转变为头位。每天做2~3次,每次10~15分钟,1周后进行胎位复查。每次矫正前后都应注意胎动和胎心变化,如发现异常,应及时去医院。

如何利用侧卧位法矫正胎位

侧卧位法适宜于横位和枕后位。具体做法为:侧卧时可同时向侧卧方向轻轻抚摩腹壁,每天做2次,每次10~15分钟。经过以上方法矫正仍不能转为头位,需由医生采取外倒转术。若至临产前还不正常就难以自然分娩,要提前住院,由医生选择恰当的分娩方式。

什么是胎心监护检查

胎心监护是通过信号描记瞬间的胎心变化所形成的监护图形的曲线,可以了解胎动时、宫缩时胎心的反应,以推测宫内胎宝宝有无缺氧。正常妊娠从怀孕第37周开始每周做1次胎心监护,如有合并症或并发症,可以从怀孕第28~30周开始做。

应注意胎心音的节律性是否忽快忽慢等,正常胎心音120~160次/分。如果胎心音160次/分以上或持续100次/分都表示胎儿宫内缺氧,需要医生及时予以处理。

胎心监护如何进行

胎心监护是通过绑在孕妈妈身上的2个探头进行的:一个绑在子宫顶端,是压力感受器,其主要作用是了解有无宫缩及宫缩的强度;另一个放置在胎儿的胸部或背部,进行胎心的测量。仪器的屏幕上有胎心和宫缩的相应图形显示,孕妈妈可以清楚地看到自己宝宝的心跳。

另外还有1个按钮,当孕妈妈感觉到胎动时可以按压此按钮,机器会自动将胎动记录下来。胎心监护仪将胎心的每个心动周期计算出来的心跳数,依次描记在图纸上以显示胎心基线变异。在一定范围内,胎心基线变化表示胎心植物神经调节和心脏传导功能建立,胎心有一定的储备力。

Part2　非常完美的十月孕期

第6、7次产检要检查什么

在孕期 28 周以后，孕妈妈就要缩短 2 次产检的间隔时间，从每月检查 1 次改为每 2 周检查 1 次，直到第 36 周结束。

由于大部分的先兆子痫会在孕期 28 周以后发生，所以，孕后期孕妈妈的重点检查项目有血压、蛋白尿、尿糖、心电图、肝胆 B 超等。

在孕 28 周以后，医生还要陆续为孕妈妈检查是否有水肿现象。因为此时孕妈妈的子宫已大到一定程度，有可能会压迫到静脉回流，所以，静脉回流不好的孕妈妈，此阶段较易出现下肢水肿现象。

进入孕 8 月，医生还可以通过胎心监护和脐血流图，观察到胎宝宝的情况，如是否缺氧等。

本月产前检查除了常规地完成前几次检查的项目外，孕妈妈还应做好心理、生理上的防护准备，以预防早产。

什么是生理性水肿

生理性水肿主要是由于子宫越来越大，压迫到下腔静脉，因而造成血液和淋巴液循环不畅，代谢不良，导致腿部组织液瘀积。生理性的水肿一般多发生在脚踝或膝盖以下处，通常孕妈妈在早晨起床时并不会有明显症状，但在经过白天久站和夜间活动量减少后，大约在晚上睡觉前，水肿症状就会比较明显。生理性水肿属于孕期的正常现象，一般不会对胎宝宝造成不良影响，产后会自愈。

什么是病理性水肿

病理性水肿是由疾病造成的。例如妊娠高血压综合征、肾脏病、心脏病或其他肝脏方面的疾病，这些疾病不仅会对孕妈妈的身体造成不同程度的影响，对胎宝宝的健康也会有危害。病理性水肿不仅呈现在下肢部位，双手、脸部、腹部等部也有可能发生水肿。如用手轻按肌肤时，肌肤反应多会呈现下陷、没有弹性、肤色暗黄等现象。

骨盆的大小和形态影响分娩吗

自然分娩时,胎宝宝必须经过骨盆。除了由子宫、子宫颈、阴道和外阴组成的软产道外,骨盆就是产道的最重要组成部分了。因此,骨盆的大小和形态对分娩的快慢和顺利与否起着至关重要的影响作用。狭小或畸形骨盆均可引起难产,如果经骨盆分娩异常困难,则只能进行剖腹产了。

骨盆测量的指标是什么

骨盆的大小,是以各骨之间的距离,即骨盆径线大小来表示的。目前在骨盆测量中所采用的骨盆径线值,是许多正常骨盆的平均数值。

骨盆的大小与形态都很重要。骨盆形态正常,但各条径线均小于正常径线最低值2厘米以上时,就会发生难产。即使骨盆形态轻微异常,如果各径线均大于正常低值径线,也可能经阴道顺利分娩。

骨盆测量的方式有哪些

骨盆测量时首先进行骨盆外测量,如果骨盆外测量各径线或某径线异常,在临产时应进行骨盆内测量。

(1) 骨盆外测量

髂棘间径:取伸腿仰卧位,测量两髂前上棘外缘间的距离,正常值为23～26厘米。

髂脊间径:取伸腿仰卧位,测量两髂脊外缘最宽的距离,正常值为25～28厘米。

骶耻外径:取左侧卧位,右腿伸直,左腿屈曲,测量第5腰椎棘突下至耻骨联合上缘中点的距离,正常值为18～20厘米。

出口横径(骨结节间径):取仰卧位,两腿屈曲,双手抱膝,测量两坐骨结节内缘间的距离,正常值为8～9.5厘米。

耻骨弓角度:用两拇指指尖斜着对拢,置于耻骨联合下缘,左右两拇指平放在耻骨降支上面,测量两拇指的角度,正常值为90°,小于80°为异常。

(2) 骨盆内测量

对角径(骶耻内径):耻骨联合下缘至骶岬上缘中点的距离,正常值为

12.5～13厘米。

骨盆入口前后径：正常值为对角径的数值减去1.5～2厘米。

坐骨棘间径：两坐骨棘间的距离，正常值约为10厘米。

皮肤上出现赘生物怎么办

之所以出现皮肤赘生物，是由于皮肤表层细胞的增生活跃所致。如果孕妇时常按摩这些部位，勤洗澡就可有效地减少这些赘生物。这些赘生物除影响美观外，对孕妇和胎儿均无伤害，孕期不用治疗，待产后如果还存在，可以到皮肤科就诊，采取冷冻、激光或微波治疗。

为什么孕妈妈总感觉胎宝宝出问题了

大部分孕妈妈都会在怀孕的某个阶段，担心宝宝是否会有残疾等类似的问题，这属于正常现象，表示对宝宝的关爱。但有一些孕妈妈表现得太过，整天担心害怕，甚至影响到饮食睡眠。之所以会出现这种现象，这可能是与孕妈妈有过一次流产或者有残疾家族史有关，或是看见和听说过有人生残疾宝宝的事情，这样就会引起孕妈妈对自己宝宝健康的担忧。如果忧虑仅仅是一闪而过，这也属于人之常情，但如果这种想法很顽固，时时刻刻困扰着孕妈妈，就要把这种担忧告诉医生或家人，他们可以帮助自己缓解这种心理压力。要告诉孕妈妈的是，只要按时进行产检，绝大部分宝宝都是正常的，不必担忧，从另一角度讲，担忧并不能改变什么，相反会影响宝宝的正常生长发育。

孕妈妈如何防治唇、舌、口角炎

妊娠妇女常有嘴唇黏膜水肿、皲裂、口角开裂和出血结痂以及舌裂两侧疼痛与烧灼感，这是由于孕妈妈体内缺乏维生素B_2；在妊娠过程中，孕妈妈新陈代谢增高，胎儿体内的新陈代谢逐渐增加，孕妈妈维生素B_2需要量增加。

我国营养学会推荐成人每日需维生素B_2为1.2毫克，妊娠孕妈妈应供给1.8毫克。我国正常妇女维生素B_2摄入量为每日0.7毫克，因此妊娠期维生素B_2易发生缺乏，要多食富含维生素B_2的食物，如牛奶、肝脏、蛋、鱼类、黄豆、干香菇、绿叶蔬菜等。

孕期健忘怎么办

当孕妈妈健忘的时候，孕妈妈可以试着想一些办法来帮助自己记住一些重要的事情。一位做记者的妈妈说，自己第1次怀孕时，甚至不记得已经拨了好多年的电话号码。"我会停下手上做的事儿，想一想以前自己拨那个电话的情景。"这位妈妈说，"让自己平静下来、沉住气的过程，经常会很有帮助。"

孕妈妈可以采用一些小窍门，来减少健忘带来的挫折感，比如，带一本小笔记本，随时记下需要提醒自己注意的事情；做一份详细的日程安排表，按计划实行；把孕妈妈常用的东西，比如钥匙，放到一个固定的地方。

孕妈妈健忘也许暗示孕妈妈应该使自己的生活变得更简单一点儿。当然，这说起来容易，做起来可就难了。但是，有一些孕妈妈想做了很长时间的事情，并不一定非要现在去做。比如说，不要觉得小宝宝要出生了，就非得去清理所有的壁橱。这种自我施压的情况是宝宝出生之前，孕妈妈常常会出现的"筑巢"行为的一部分，这会使孕妈妈容易健忘。孕妈妈最好腾出时间来，好好地泡泡澡、美美地享受一下两人浪漫的烛光晚餐、去散散步、读一两本自己喜欢的小说，试着放松身心，并保持体力。这样，才能专心去对付那些对孕妈妈来说，的确是很重要的事情。

做好哪些方面的准备，可避免难产

要避免难产，孕妈妈可以从下面几个方面做起：

(1) 顺产体操 孕妈妈太胖或太瘦，个子太小，体质柔弱，对分娩的情况一无所知，惶恐不已，运动不够等情形都会发生难产。做些有利于顺产的体操可以降低难产发生率。

(2) 呼吸和运动锻炼 掌握正确的呼吸方法可以帮助顺利分娩。运动锻炼可以增强腹肌和膈肌等对产力有帮助的辅助肌的力量，以利于顺利分娩。因此，产前孕妈妈不要因为身体笨重或不适而懒于运动，应利用一切有效条件进行运动锻炼。

(3) 控制体重增加过快 体重急剧增加很容易导致难产，因为体重骤增会增加心脏负担，引起高血压；妊娠中体重骤增可能会引发妊娠中毒症。妊

Part2 非常完美的十月孕期

娠中孕妈妈的肥胖程度越大，生巨型胎儿的机率就越高。若想避免难产，最好注意调节体重。

（4）**定期进行产前检查** 孕期要按照医生的要求定期到医院进行产前检查。一般来说，怀孕3～6个月时应每个月检查1次；6个月以后每半个月检查1次；临产前2个月每周检查1次，通过定期检查，确认胎儿模样及健康状况，可以降低难产发生率。

（5）**积极治疗妊娠糖尿病** 经检查确诊为糖尿病的孕妈妈，应积极接受正规治疗，有效控制血糖，避免娩出巨大儿。在控制病情后，应在36～38周时由医生决定引产或剖宫产。

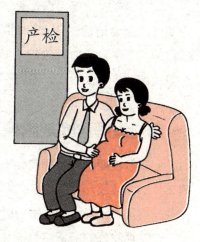

（6）**消除紧张情绪** 如果精神紧张，肌肉也会随之紧张，哪怕很小的疼痛也会感受到。孕妈妈应努力消除紧张，保持轻松。

出现鼻塞该怎么办

孕晚期准妈妈常出现鼻塞的不适症状，这常使准妈妈误以为患了感冒，担心胎儿受到影响。其实，妊娠期鼻塞并非都是患了感冒，其中大多是由于内分泌系统分泌的多种激素刺激鼻黏膜，使鼻黏膜血管充血肿胀所致。

鼻子不通气、流涕时，可用热毛巾敷鼻，或用热蒸汽熏鼻部，这样可以缓解症状。

不要擅用滴鼻药物，如麻黄碱、滴鼻净等，尤其是血压升高的准妈妈，应用麻黄碱类药物会使血压更高。另外，也不要自行滥用其他药物，听从医生指导即可。

鼻出血该怎么办

鼻中隔的前下方，本来就血管丰富，且位置浅表易受损伤，属鼻出血的好发部位，再加上妊娠引起的变化，即使不受伤，也会出血。

鼻出血时别惊慌,因为精神紧张,会使血压增高而加剧出血。如果血液流向鼻后部,一定要吐出来,否则将刺激胃黏膜引起呕吐。

发现鼻血时,用手捏住鼻翼即能很快止住血,如果难以止血,可在鼻孔中塞一小团清洁棉球,紧压5~10分钟并捂住鼻子;再在额鼻部敷上冷毛巾或冰袋,促使局部血管收缩可减少出血、加速止血。准妈妈若反复、多次发生鼻出血,应予以重视,需到医院进行详细检查,以便针对原因彻底治疗。

怎样缓解孕晚期眩晕

到了孕晚期,有时孕妈妈会感到头晕目眩。这是由于越来越大的子宫阻碍下体的血液循环,降低回流到心脏的血量而导致的。另外,如果孕妈妈体内铁质不足,出现缺铁性贫血时,也会感到眩晕。

孕晚期眩晕的缓解措施是,当发生眩晕时,马上躺在床上舒展身体,静下心来休息,并保持室内空气新鲜。由于缺铁引起贫血症状时,应多吃含铁丰富的食物,并在医生的指导下服用补铁药物。

孕期为什么会发生血栓

由于凝血机能的变化,孕期更易发生血栓,血栓一般发生在下肢静脉。有的孕妈妈血栓并不经常发生,但有几种情况可增加血栓发生的危险性,包括吸烟、肥胖或长时间缺乏活动,以及孕妈妈或亲属曾发生过深部静脉血栓或肺栓塞。

如果孕妈妈的小腿或大腿疼痛,或伴有轻微红肿,或行走时腿部疼痛并且痛处拒按,这些是血栓发生的征兆。血栓可能发生在妊娠期的任何阶段,但多见于妊娠晚期或产后。

血栓会导致疼痛和下肢肿胀,但真正危险的是血栓碎片会流向肺部,导致肺栓塞。这种情况并不多见,但十分危险,并可致命。

Part2 非常完美的十月孕期

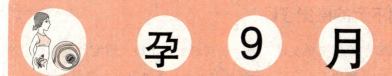
孕9月

发现身体微妙变化

 腿部出现痉挛了吗

孕妈妈在这时会发生腿部痉挛,这是因为在孕期中体重逐渐增加,双腿负担加重,腿部的肌肉经常处于疲劳状态;另外,增大的子宫使从腿部到心脏输送血液的血管及从躯干通向腿部的神经受压迫。此外,怀孕后,对钙的需求量明显增加。怀孕后,尤其在孕中期、孕晚期,每天钙的需要量增为1200毫克。如果膳食中钙及维生素D含量不足或缺乏日照,会加重钙的缺乏,从而增加了肌肉及神经的兴奋性。夜间血钙水平比日间要低,故小腿抽筋常在夜间发作。

避免长时间站立,或双腿交叉坐着。避免过度疲劳。采取左侧卧位,改善腿部的血液循环可以减少腿部痉挛。但如果不是偶尔的腿部痉挛,而是经常的肌肉疼痛,或者是腿部肿胀或触痛,则应该去医院检查。

 子宫长到多大了

怀孕第35周时,子宫底上升到了胸口部位,达到35厘米左右。这使得孕妈妈的胃、肺、心脏都受到了前所未有的压迫,因而这一时期的呼吸就变

273

得更为困难,胸部闷堵的程度也最为严重,随之带来的各种不适反应也多了起来。如果孕妈妈身体某部位疼痛特别严重的时候应及时向医生咨询,适当接受治疗。

有腹部下沉的感觉了吗

现在孕妈妈的腹部又鼓又硬。因为子宫增大到了最大限度,随着预产期的临近,宝宝的头慢慢进入产道,孕妈妈会不同程度地感觉到腹部下沉。

相应的肺部压力会减轻,胸部的胸口憋闷、呼吸困难等问题得到了缓解,孕妈妈将会感觉到呼吸和进食舒畅多了。

尿意越来越频繁正常吗

由于子宫向上挤压心脏和胃,引起心跳、气喘,或者感觉胃胀,没有食欲。排尿数次更加频繁,腹重的增加会引起腰、背疼痛,足部的扎痛感也更加明显。孕妈妈现在会感到尿意频繁,这是由于胎头下降,压迫膀胱的缘故。有时还会感到骨盆和耻骨联合处酸疼不适,不规则宫缩的次数增加。

身体更容易感到疲惫了吗

33周以后,孕妈妈会发现自己身体明显沉重,动作显得更笨拙、迟缓,也更容易感到疲惫。此时腹部向前挺得更为厉害,身体的重心移到腹部下方,只要身体稍失衡就会感到腰酸背痛。

子宫底的高度上升到肚脐之上,心脏负担逐渐加重,血压开始升高,心脏跳动次数增加,身体新陈代谢时消耗氧气量加大,孕妈妈不仅呼吸变得急促起来,活动时也容易气喘吁吁。

水肿症状严重是正常现象吗

这时,孕妈妈会发现自己的脸、脚、手肿得更加厉害了,脚踝部更是肿得很高,特别是在温暖的季节或是傍晚,肿胀程度会有所加重,这时,孕妈妈要减少盐的摄入量。

情绪是不是变得不稳定了

对分娩的恐惧和巨大的身体变化使孕妈妈的情绪变得不稳定。这时离分娩只有不到 1 个月的时间,保持平和的心态、充分地休息非常重要。

特别图示——胎宝宝每周变化

胎宝宝每周变化	妊娠第 33 周	(1)胎宝宝身长约 48 厘米,体重约 2200 克。 (2)胎宝宝的头骨很软,每块头骨之间都有空隙,这为宝宝在生产时头部能顺利通过阴道做准备。 (3)胎宝宝皮下脂肪较前丰满,周身呈圆形。皮肤的皱纹、毳毛均减少许多。皮肤颜色为淡红色,指甲长至指尖部位。
	妊娠第 34 周	(1)胎宝宝坐高约 30 厘米,体重约 2300 克。 (2)胎宝宝的各器官均已充分发育。 (3)胎宝宝也在为分娩做准备了,他(她)的头转向下方,头部进入骨盆。
	妊娠第 35 周	(1)胎宝宝身长约 50 厘米,体重约 2500 克。 (2)此时胎宝宝神经中枢系统以及消化系统,肺部发育等,都越来越完善。 (3)宝宝越来越胖,子宫的空间显得越来越小,胎儿很难再四处移动。
	妊娠第 36 周	(1)胎宝宝身长 51 厘米左右,体重约 2800 克。 (2)肾脏发育完毕,肝脏也开始清理血液中的废物。脸蛋儿也变得圆润饱满。 (3)如果有胎记,那么这种标志在此期已经完全形成了。胎宝宝从本周末起就已经可以称做是足月儿了。

找到最佳胎教方案

怎样做到边数胎动边交流

准爸爸有一个每天都要完成的任务，就是要帮准妈妈一起数胎动。其实，准爸爸还可以通过数胎动直接与胎儿交流情感。准爸爸在数胎动的时候，可以发挥自己的想象，想象着和宝宝对话，对宝宝的美好祝福与愿望都可以在胎动时说出来。由于胎儿对男性低沉的声音较为敏感，准爸爸的语言胎教就起着举足轻重的作用，因此准妈妈也可以让丈夫抚摸着自己的肚子，和胎儿说说话，让未来的宝宝也熟悉一下爸爸的声音。也可以念儿歌、讲童话，或者给宝宝唱歌。准爸爸轻轻地抚摸准妈妈的腹部同腹中的胎儿互动，并实施对话："哦，小宝宝，爸爸来啦，这是小脚丫，这是小手，让爸爸摸摸。啊！会蹬腿了，再来一个……"心理学家特别指出，让准爸爸多对胎儿讲话，这样不仅能增加夫妻间的恩爱程度，共享天伦之乐，还能将父母的爱传到胎儿那里，这对胎儿的情感发育有很大的好处。

如何保持心情安宁

随着妊娠天数的一天天增加，尤其是到了妊娠晚期，孕妇开始盼望孩子早日降生。越往后孕妇的这种心理越是强烈，临到预产期，有的孕妇会变得急不可待。要知道，新生儿所具有的一切功能，产前的胎儿已完全具备。一条脐带，连接了母子两颗心，无论是在感情上，还是在品性上，孕妇都会深刻影响胎儿。孕妇着急，心境不好，也会影响到胎儿，在最后一段时间里生活不宁，这实在要不得。

如何让胎宝宝获得安全感

此时的宝宝在准妈妈肚子里是头朝下的，而且活动空间越来越小，小宝宝对于这个温暖的"小房子"已经感觉到活动受限了,所以决定"搬家"了。这个时候的准妈妈除了尽量避免大幅度活动外,不要忘了与胎儿进行语言交流,告诉宝宝他很安全,让宝宝在准妈妈的肚子里度过最后一段温暖的时光。还有,准妈妈要关注小宝宝日后的口味了。准妈妈喜欢吃什么样的东西,宝宝出生后就更容易适应什么样的味道。所以,准妈妈的奶粉口味也需要改了,开始选择婴儿奶粉吧。

怎样做心理体操

现在,孕妈妈的房间里一定放了不少宝宝用品吧,如果孕妈妈有兴致的话,不妨将这些小物品摆放得更整齐一些,它们会随时提醒孕妈妈一个小生命即将到来,然后在这个温馨的环境中做一做放松身心的心理体操。

(1)**心理体操第1节——深呼吸** 坐在椅子上,双脚平放,闭上眼睛,用鼻子慢慢吸气,然后张嘴呼气,一点一点呼出体外,至身体放松。

(2)**心理体操第2节——重复快乐的词句** 反复诵读一些乐观的词或句子,可以使呼吸变慢,思维集中到声音上,使孕妈妈和胎宝宝安静、快乐起来,比如"宝贝,我爱你"。

(3)**心理体操第3节——接受音乐的洗礼** 每天花20分钟静静地接受音乐的洗礼吧,孕妈妈也可以哼唱胎宝宝喜欢的歌曲,这样会使孕妈妈和胎宝宝的情绪达到最佳,还能促进胎宝宝的身心发育。

(4)**心理体操第4节——与幽默亲密接触** 欣赏喜剧,看一些幽默、风趣的散文和随笔,收集一些幽默滑稽的图片,每天欣赏一下,幽默能让你的笑焕发光彩,笑是生活中极大的享受,可以变消极为积极,进而转变成力量。

(5)**心理体操第5节——记心情日记** 每天都写上一段日记,记录一下孕妈妈当天的心情,这将是一份长久的纪念,整整280天,孕妈妈和一个新生命一起走过,这是值得骄傲的,孕妈妈记录下的每一天都是一份充满意义的礼物。

怎样教胎宝宝唱背儿歌

准父母经常给胎宝宝背诵儿歌,待胎宝宝出生后会背诵儿歌的时间也会相应提前,有的宝宝在16个月时就会背儿歌了,而在未受过语言潜能激发的婴儿中，大部分宝宝要到18～20个月时才会说押韵的字，到24～28个月才会背诵整首儿歌，几乎慢4～6个月。孩子会背诵儿歌说明能连续按顺序记忆4句12～14个字的短话。

到了孕9月，准父母就可以开始教胎宝宝背诵简单的儿歌。儿歌背诵要押韵，多次重复才能有印象。先背一首，重复2～10天，然后背第2首，背诵第2首时也要经常重复第1首。只要有1～2首经常重复背诵就足够了，不要过多，也不要背得过快。要一个字一个字地说清楚，特别要把押韵的字重读。

在抚摸胎宝宝身体时应注意些什么

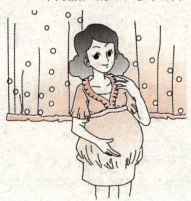

9个月胎儿的进一步发育，孕妈妈本人或丈夫用手在孕妈妈的腹壁上便能清楚地触到胎儿头部背部和四肢。可以轻轻地抚摸胎儿的头部，有规律地来回抚摸胎儿的背部，也可以轻轻的抚摸胎儿的四肢。当胎儿可以感受到触摸的刺激后，会促使胎儿做出相应的反应。触摸顺序可由头部开始，然后沿背部到臀部至肢体，要轻柔有序，有利于胎儿感觉系统，神经系统及大脑的发育。触摸胎教最好定时，可选择在晚间9时左右进行，每次5～10分钟左右。在触摸时要注意胎儿的反应，如果胎儿是轻轻的蠕动，说明可以继续进行；如胎儿用力蹬腿，说明孕妈妈抚摸得不舒服，胎儿不高兴，就要停下来。

如何教胎宝宝认识简单的汉字

（1）**学习方法** 比如，教宝宝认识"人"。一边正确发音，一边用手指临摹字形，并将注意力集中在字的色彩上加深印象。

重要的是孕妈妈要保持平静的心情和集中注意力，在学习前，就要把呼吸调整得均匀而平静，然后闭上眼，用头脑把"人"的形状反复描绘。

（2）**加入联想** "人"像什么？像一个人迈开腿向前走？像一把伞上半部分的形状？……把你所有想到的都逐个在脑中重现。

（3）**再学其他的字** 以此方法学习其他的字。如"心"字，仍是一边正确发音,一边用手指临摹字形,并将注意力集中在字的色彩上加深印象。"心"像什么?像雨露落下来?……把你所有想到的都逐个在脑中重现。

告诉胎宝宝瓷器是怎么制成的

中国是瓷器的故乡,中国瓷器的发明是中华民族对世界文明的伟大贡献,这种自豪感孕妈妈可以在进行胎教时就让胎宝宝感知到。大约在公元前16世纪的商代中期,中国就出现了早期的瓷器。

瓷器脱胎于陶器,它的发明是中国古代先民在烧制白陶器和印纹硬陶器的经验中,逐步探索出来的。烧制瓷器必须同时具备3个条件:一是制瓷原料必须是富含石英和绢云母等矿物质的瓷石、瓷土或高岭土;二是烧成温度须在1200℃以上;三是在器表施有高温下烧成的釉面。

如何与胎宝宝一起憧景美好的未来生活

分娩日期越来越近,此时准妈妈可以开始联想胎教。摆出舒服的姿势让身体放松,然后想象最令人愉悦和安定的场景。准妈妈沉浸在美好的想象之中,格外珍惜腹中的宝宝,以其博大的母爱关注着宝宝的变化。胎儿通过感官得到这些健康的、积极的、乐观的信息,这就是胎教最好的过程。

联想的方法很简单,准妈妈就可以积极设想自己宝宝的形象了,把美好的愿望具体化、形象化。还可以把自己的想象通过叙述、画图画等方式传递给腹中的胎宝宝,保持愉悦的心情,潜移默化地影响着他。

人疲倦的时候,总喜欢到大自然中走走。人类生存、繁衍奔流不息,时时刻刻在大自然中感受它的广阔、神奇、美丽、富饶和温馨。准妈妈可以走进大自然,感受清新的世界,找一个安静清新的地方进行冥想,先坐下来,放松呼吸。坐下后腰部挺直伸展,两腿盘起,双手自然放在膝盖上,然后深吸吸。将深深吸入的空气聚集在肚脐下面,然后慢慢呼出去,如此反复。如果此时可以放一些舒缓的音乐,效果会更好。

如何在音乐声中做放松冥想

身心过分紧张会削弱体内免疫系统的机能,冥思遐想带来的完全松弛,会减缓身体的紧张，缓解身心疲劳。

孕妈妈做冥想的具体方法如下：

冥想的过程中听一些轻柔、放松的音乐，也可以选择专门的瑜伽冥想音乐，或孕妈妈个人喜欢的轻柔抒情的流行音乐。

背靠椅上，头部或靠或斜，顺其自然，闭目养神。然后想象一下以往的或者未来盼望的愉快美好的事情，比如在闭目沉思中，描绘腹中未来小天使的形象，一双明亮的大眼睛、双眼皮、高鼻梁、粉红小嘴……

沉思冥想每天可进行2～3次，必须在进食2小时以后进行，以空腹为宜，在早餐前或睡前做效果更佳。

怎样缓解孕晚期焦虑心理

（1）掌握有关的分娩知识有助于控制恐惧和焦虑 人的恐惧往往与对事情缺乏了解有关。掌握与分娩有关的知识对控制恐惧和焦虑大有帮助。一旦孕妈妈进行了分娩前的相关训练，了解了分娩的全过程以及可能出现的情况后，就会避免胡思乱想而减少恐惧。

孕妈妈可以看一些关于孕产知识的书或者积极参加医院及有关机构举办的专门讲解怀孕和分娩医学知识的"孕妇学校"，这些对了解整个分娩过程非常有帮助。

（2）正视恐惧，做好分娩准备会帮助稳定分娩前的情绪 分娩的准备工作包括孕后期的健康检查、心理上的准备和物质上的准备。如果孕妈妈及家人能对各种可能的意外情况都仔细考虑，并且做好充分的准备工作，那么准备的过程也是对孕妈妈的安慰。

（3）做好孕期保健，能有效地减轻心理压力 孕期保健对及时发现并诊治各类分娩异常情况等有很大帮助。其实孕妈妈都会对分娩感到害怕，害怕的原因也是各种各样的。孕期保健时，孕妈妈可以把害怕的原因告诉医生，医生会根据他的专业知识提供相应的咨询和帮助。

（4）家人的帮助对减轻分娩前的恐惧和焦虑很重要 家人，尤其是丈夫的支持、关心和帮助，会使孕妈妈心中有所依托，对孕妈妈稳定情绪、保持心绪的平和、安心等待分娩时刻非常关键。

一般情况下，孕妈妈临产前都会出现一定程度的紧张心理，此时孕妈妈们非常希望能有来自他人，尤其是丈夫的鼓励和支持。所以，作为丈夫，在孕妈妈临产前应尽可能拿出较多的时间陪伴孕妈妈,亲自照顾孕妈妈的饮食起居,使孕妈妈感到丈夫在和孕妈妈一起迎接着考验。这对于缓解孕妈妈生产前的紧张情绪很有帮助。

当孕妈妈感到内心十分焦虑紧张时,丈夫的"洗耳恭听"可使孕妈妈的情绪得到抚慰和安定。所以在孕妈妈喋喋不休地宣泄时,丈夫不要表现出不耐烦的样子,要耐心地倾听,让孕妈妈感受被爱和关心。

读哪些文学作品更加有利于胎教

对于胎教来说,优美的散文、诗歌、童话故事,是应当多读的好书。其中,如冰心、泰戈尔的诗文,特别是优美的世界著名童话故事,如《安徒生童话》《格林童话》《木偶奇遇记》《爱的教育》等,以及当代中国著名的童话,都是进行美育教育的好书。

如果能经常阅读一些中国古典诗词,更为有益。我国的古典诗词,博大精深,流光溢彩,往往使人爱不释手。

准妈妈可以背诵或温习一些名篇名著,一边读,一边想象诗中的意境,无疑是再一次接受文化的熏陶。如果每天能背诵一首古典诗词,日积月累,在整个孕期积累起来则是两三百首之多。等孩子出生后,这些背诵下来的诗词,将是教育儿童的重要内容。

这些诗词,如李白的《静夜思》《黄鹤楼》《送孟浩然之广陵》《早发白帝城》等,以及柳宗元的《江雪》,王之涣的《凉州词》和李商隐的《夜雨寄北》等名篇,让人乐观、积极、超脱、向上,也非常有益于准妈妈日常的精神保健。

如果有兴趣,还可以背诵一些格言,或名人名言。这些名言警句,是一些闪烁着奇光异彩的佳句,含有丰富的哲理。如果能结合自己的实际选背一些,必起到教育和启迪作用。

当然,欣赏文学作品时不要废寝忘食,通宵达旦,这样不仅达不到怡情养性的目的,反而累及身体。

中国最美的诗句有哪些

两情若是久长时,又岂在朝朝暮暮。——秦观《鹊桥仙》

这次我离开你，是风，是雨，是夜晚；你笑了笑，我摆一摆手，一条寂寞的路便展向两头了。——郑愁予《赋别》

如何让你遇见我，在我最美丽的时刻。为这，我已在佛前求了五百年，求他让我们结一段尘缘。——席慕蓉《一棵开花的树》

落红不是无情物，化作春泥更护花。——龚自珍《己亥杂诗》

天不老，情难绝。心似双丝网，中有千千结。——张先《千秋岁》

问世间情为何物，直教生死相许。——元好问《摸鱼儿二首其一》

身无彩凤双飞翼，心有灵犀一点通。——李商隐《无题》

一个是阆苑仙葩，一个是美玉无瑕。若说没奇缘，今生偏又遇着他；若说有奇缘，如何心事终虚化？——曹雪芹《枉凝眉》

关关雎鸠，在河之洲。窈窕淑女，君子好逑。——佚名《诗经》

只愿君心似我心，定不负相思意。——李之仪《卜算子》

梧桐树，三更雨，不道离情正苦。一叶叶，一声声，空阶滴到明。——温庭筠《更漏子》

孕晚期如何做瑜伽

（1）蝙蝠姿势

步骤一：坐下，使两腿尽最大可能向两侧前方分开并伸直，舒展脚后跟，同时注意自己的腰部保持挺直。

步骤二：一边吐气一边让双手接近身体后两侧地面，然后上半身缓缓向后倾斜。

步骤三：保持均匀的呼吸，持续10~20秒。

步骤四：吸气的同时再缓缓抬起上半身。

步骤五：双腿慢慢并拢，休息片刻。

功效：舒展腿部内侧和后侧的肌肉，消除肌肉疼痛和肌肉痉挛的症状。增强骨盆的柔软性，使肝脏和肾脏的机能保持正常。

（2）猫势

步骤一：手掌与膝盖着地，摆出爬行的姿势。双手之间和双膝之间都要保持与肩同宽。尽量使手臂和大腿都与地面垂直。

步骤二：一边吸气一边抬起头部并向后仰，眼睛在注视屋顶的同时腰部自然下陷，臀部保持向上顶的姿势。伸直手臂的同时手掌和膝盖用力，持续做向下沉的动作。

步骤三：在吐气的同时低下头并拱起肩部，摆出注视自己腹部的姿势。

步骤四：慢慢地恢复正常姿态，休息片刻再重复步骤三至步骤五。

步骤五：跪坐下或用其他的舒适姿势放松身体。

功效：怀孕晚期，变大的子宫一直压迫着骨盆的血管和腰椎，此动作可以改善这一情况，并减轻腿部和肾部的血液循环障碍。强化腹部和脊柱附近的肌肉并促使其均衡发展，从而有效地支撑子宫的重量。

（3）放松腿

步骤一：在肩膀或头的下面垫一张垫子并平躺。把腿搁在墙壁上让其与地面呈45°角，注意不要让背部太过僵硬，手臂可以放在身体的两侧或向外平伸。

步骤二：这一姿势保持数十秒，但不要让脚有发凉或者发麻的感觉。闭上眼睛，舒服而有节奏地进行呼吸。

功效：通过抬腿来帮助血液顺利地回流到心脏，使孕妇肿胀而疲劳的腿得到放松。此外还能自然地伸展腰肢，可以起到预防腰痛的效果。

孕妈妈练习普拉提有什么好处

普拉提与健美操等其他锻炼方式的不同之处就在于，它要求练习者在移动脚步或肩部的时候完全集中自己的注意力。它还强调让横膈膜进入规律的活动状态，并掌握正确的呼吸方法从而使气息变得更加均匀。

坚持练习普拉提可以使全身的骨骼变得更加稳固，并让紧张的肌肉放松下来，从而达到让整个身体更加健康的目的。

在怀孕之后，激素分泌量的增多使孕妈妈在生理上和心理上发生一系列的变化，随后会出现乳房体积变大，产生恶心感觉等非常明显的症状。这些身体内部的变化其实是为怀孕和分娩而做的一种准备，所以孕妈妈应该把注意力转移到即将出生的孩子身上，从而让自己的心情愉快起来。普拉提不仅能够纠正孕妈妈不正确的姿势和习惯，以保持身体各方面的均衡，还可以给孕妈妈的内心带来平和的感觉。所以这项运动能够给压力过大的孕妈妈带来很大的帮助。

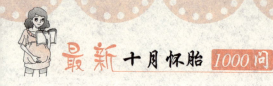

掌握科学的饮食原则

本月孕妈妈在睡前为什么要吃些点心

有些孕妈妈，在妊娠晚期会再度发生食欲缺乏、妊娠呕吐的情况。如不及时纠正，就会造成胎儿营养障碍。因此被恶心、呕吐所困的孕妈妈最好能在正餐之间吃些小吃和点心，如牛奶、面包、饼干等，尤其是在睡前，不要空着肚子上床。

孕晚期服用维生素K有什么作用

在孕晚期，孕妇应注意摄食富含维生素K的食物，以预防产后新生儿因维生素K缺乏引起颅内、消化道出血等。维生素K有"止血功臣"的美称，经肠道吸收，在肝脏能生产出凝血酶原及一些凝血因子。若维生素K吸收不足，血液中凝血酶原减少，易引起凝血障碍，发生出血症。预产期前1个月的孕妇，尤其应该注意每天要多吃些富含维生素K的食物，如菜花、白菜、菠菜、莴苣、苜蓿、酸菜等，必要时可每天口服维生素K 4 1毫克。

孕晚期服用B族维生素有什么作用

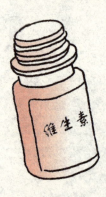

为了平安度过最后一段日子，每餐不能忘记B族维生素，当感觉胃灼热和胃不舒服时，可分成多次少量食用。吃东西时别勉强；一次吃不完，可分成几次吃。到这个时期，胎儿的胎内生活所剩无几，此时要切实遵照我们推荐的饮食方式，每餐以黄绿色蔬菜为主，每天保证摄入300克用以充分补充B族维生素的食物。特别是B族维生素中的叶酸有稳定情绪、增进食欲、缓解疼痛的作用，是孕妈妈可以依靠的营养素。

孕晚期为什么要吃高锌食物

有研究表明，分娩方式与孕晚期饮食中锌的含量有关。也就是说，孕晚期注意补锌，自然分娩的机会就越大。

准妈妈对锌的需要量比一般人多，所以准妈妈要多进食一些含锌丰富的食物，如肉类中的猪肝、猪肾、瘦肉等，海产品中的鱼、紫菜、牡蛎、蛤蜊等，豆类食品中的黄豆、绿豆、蚕豆等，硬壳果类中的花生、核桃、栗子等，均可选择食用。特别是牡蛎，含锌最高，居诸品之冠，堪称锌元素宝库。

孕晚期吃哪些蔬果最宜补血

南瓜：南瓜除营养丰富外，还含有钴、铁和锌，这些都是补血的好原料。因此，清代名医陈修园曾称赞"南瓜为补血之妙品"。

红枣：红枣富含维生素、果糖和各种氨基酸。药理研究证明，红枣中的某些成分能调节人体的新陈代谢，促进新细胞迅速生成，并能增强骨髓造血功能，增加血液中红细胞的含量，从而使肌肤变得光滑细腻而富有弹性。

甘蔗：含有大量的铁、钙、锌等人体必需的微量元素，其中铁的含量特别多，每千克达9毫克，居水果之首，故甘蔗素有"补血果"的美称。

葡萄：葡萄性平味甘酸，有补气血、强筋骨之功，历代中医均把它奉为补血佳品。葡萄含大量葡萄糖，对心肌有营养作用，由于钙、磷、铁的相对含量高，并有多种维生素和氨基酸，对贫血和过度疲劳者有较好的滋补作用。

孕晚期如何为孕妈妈加餐

在孕晚期，孕妈妈需要更多的营养，以往一日三餐的饮食习惯不能够源源不断地提供营养，加餐是补充营养的好方法。加餐要注意食物的多样化和营养的均衡。一般来说，在早餐和午餐之间或者下午16∶00左右，吃25克左右芝麻糊，能够为孕妈妈提供能量。

孕妈妈还可以将煮鸡蛋、牛肉干、鱼片干、豆腐干、全麦饼干、青稞粉、藕粉都增添到加餐的食谱当中。同一类的食物不要重复食用，变着花样地吃最好。每天都换换样儿，补充营养又不会吃腻。

孕晚期怎样合理安排晚餐

晚餐不宜过迟。如果晚餐后不久就上床睡觉，不但会加重胃肠道的负担，还会导致难以入睡。尤其晚餐进食大量蛋、肉、鱼的话，饭后活动量减少及血液循环放慢，胰岛素就会将血脂转化为脂肪，积存在皮下、心膜和血管壁上，会使人逐渐胖起来，容易导致心血管系统疾病。

另外，如果进食过多，会使胃机械性扩大，导致消化不良及胃痛等现象。

因此，孕妈妈晚餐以清淡、稀软为好，不应过晚就餐、过度进食。

怎样让一日三餐变得有规律

一日三餐有规律是预防体重过度增加的一条铁定的规则。喜欢吃零食的人很容易出现总热量摄入过量的现象。孕妈妈要注意饮食有规律，按时进餐。

可选择含糖分少的水果做零食，热量比较低，既缓解了饥饿感，又增加了维生素和有机物的摄入。不要选择饼干、糖果、瓜子仁、油炸土豆片等热量比较高的食物做零食。有的孕妈妈喜欢边看电视边吃零食，不知不觉进食了大量的食物。这种习惯非常不好，容易造成营养过剩。

就寝前2个小时左右吃夜宵，缺乏消耗，脂肪很容易在体内堆积。因此，当孕妈妈少量多餐，觉得饿要吃夜宵时，应选择容易消化的食品，吃饭的时候要细嚼慢咽，吃得过快狼吞虎咽、食物嚼得不精细，不但给胃增加了负担，而且不利于消化。

膳食纤维的来源有哪些

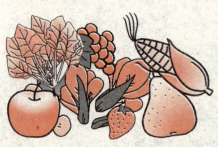

孕晚期由于胃肠功能减弱，消化能力降低，孕妈妈容易出现便秘。为了防止便秘，避免早产，孕妈妈应注意摄取富含膳食纤维的食物，蔬菜类有芹菜、油菜、小白菜、空心菜、菠菜等；水果类有香蕉、梨、苹果、甜橙等；还有玉米面、小米、燕麦和全麦面包等谷物类

食品。膳食纤维之所以有这种功效，一方面它能有效地吸收水分，避免大便成结节状，另一方面它还能增加粪便的体积，刺激肠道蠕动，有利于排便和毒素的排出。

孕晚期孕妈妈对营养有什么要求

孕晚期胎儿生长速度已达高峰，胎儿各个器官的生长发育更趋成熟，胎儿的大脑皮层、神经系统、肺部发育增快，可以说孕晚期是胎儿加速成熟的阶段，胎儿出生时的体重一半是在孕晚期增长的，而且胎儿出生后独立生存和生理需求的一些体能来源，如脂肪、铁、蛋白质等各种营养也主要是通过孕妈妈在孕晚期的饮食得以储备的。

因此，妊娠晚期，特别是蛋白质的摄入量要比孕中期每天增加10克，要增加富含蛋白质的豆制品，如豆腐和豆浆等。多食用海产品，如海带、紫菜等。多食用坚果类食品如松子、核桃等。牛奶的摄入量应增加到每天500毫升或在孕中期的基础上再增加200毫升。

吃黄瓜可以防止孕期体重增长过多吗

黄瓜含有相当丰富的钾盐、胡萝卜素以及维生素、糖类、钙、磷和铁等矿物质。鲜黄瓜含有抑制糖转化为脂肪的丙氨酸、乙酸等成分，有抑制糖转化为脂肪的作用，故对防止孕期增重过多有益。黄瓜中还含有较多的水溶性维生素和纤维素，能促进胃肠蠕动，加速体内粪便的排泄，并有降低胆固醇的作用。黄瓜富含水分，可以当做水果食用，既补充维生素，防治便秘，又可以减少糖分的摄入，是适宜孕妇食用的果蔬。

什么情况下不宜多吃西瓜

吃西瓜不仅可以有效补充水分，而且，西瓜中含有胡萝卜素、B族维生素、维生素C、糖、铁等大量营养素，可以补充准妈妈体内的这种损耗，满足胎宝宝的需要。同时，西瓜还可以利尿消肿，降低血压。西瓜含糖较多，可以补充能量并保护肝脏。西瓜还有一个神奇的功效，就是可以增加乳汁的分泌。但要注意以下情况不宜多吃西瓜：

血糖高的准妈妈不宜多吃；肾功能不全的准妈妈宜少吃；感冒初期和口腔溃疡准妈妈不宜吃；不宜在饭前饭后马上吃西瓜，否则会影响食物的消化吸收；冰镇西瓜宜少吃。

孕妈妈能吃烧烤吗

孕妈妈能吃烧烤吗？答案是肯定的。只要按照下面的建议，孕妈妈们就可以享用快乐、健康的烧烤大餐了。

确保冷冻食物在烧烤前完全解冻。

将生肉和熟肉用不同的容器分开盛放，熟食绝对不能放在盛放过生肉的盘子或台面上。

如果用炭烤，要等到木炭烧红，表面覆盖上一层炭灰时再开始烧烤食物。

烘烤时要时常翻动食物，并在烤架上来回移动一下，以保证烤得均匀。

要将鸡肉、猪肉、汉堡、香肠和肉串等食物烤到滚烫，确保肉没有夹生的红心，并把肉汁都烤干。

烧烤时，炭火的温度要达到70℃，至少要烤上2分钟。

需要提醒孕妈妈的是，烧烤多以肉类为主，而肉类中常寄生大肠杆菌、沙门氏菌以及弯曲杆菌等。怀孕时，孕妈妈的机体免疫力有所下降，很容易被这些细菌感染，所以孕妈妈还是少吃烧烤为妙。

孕妈妈能吃高丽参吗

高丽参具有大补元气、滋补强壮、生津止渴、宁神益智等功效，孕妈妈是可以吃高丽参的。对于记忆力减退和运动协调能力下降的孕妈妈来说，高丽参可以增强记忆力，改善脑缺血性障碍；高丽参还具有抑制有害活性氧的增多和脂类过氧化的抗氧化效果，对孕妈妈来说益处多多。

高丽参虽好，但服用时不能过量。还要注意，高丽参不宜与红萝卜、白萝卜、菠菜、白菜、芥菜等食物同食，否则会影响进补效果。而且，孕妈妈在服用高丽参时，一旦出现口舌生疮、牙龈出血、皮肤疮疡等上火症状，或有食欲不振、腹痛、腹泻、长水疱等过敏现象时，应立即停用，及时去医院寻求医生的帮助。

Part2 非常完美的十月孕期

多吃鱼可以预防早产吗

孕妈妈的孕期饮食是很重要的，各方面的营养都要均衡充足，孕妈妈的饮食关系到胎儿的健康成长，所以孕期丰富营养是必不可少的。我们都知道鱼的营养价值很高，且所含有的脂肪也不多，适合孕妈妈吃，也适合婴幼儿食用。专家表明经常吃鱼的孕妈妈出现早产和出生体重较轻婴儿的可能性要远远低于那些平时不吃鱼或很少吃鱼的孕妈妈。并且还发现，每周吃1次鱼，就可使孕妈妈早产的可能性从7.1%降至1.9%。鱼之所以对孕妈妈有益，是因为它富含某种脂肪酸，这种物质有防止早产的功效，也能有效增加婴儿出生时的体重。

如何通过饮食缓解孕晚期水肿

遇到孕晚期水肿的孕妇除了通过睡姿、坐姿调整及适当运动、按摩等方式来缓解之外，更要注意自己的饮食：

(1) 保证高蛋白饮食 出现水肿的孕妇，特别是由营养不良引起水肿的孕妇，每天一定要保证摄入优质蛋白质，多吃肉、鱼、虾、蛋、奶及奶制品等动物类食物和豆类食物，这类食物含有丰富的优质蛋白质。

(2) 保证足量的蔬菜水果 要每天进食蔬菜和水果，蔬菜和水果中含有人体必需的多种维生素和微量元素，它们可以提高肌体的抵抗力，加强新陈代谢，还具有解毒利尿等作用。

(3) 控制盐分的摄入 发生水肿时要吃清淡的食物，不要吃高盐分的食物，烟熏、腌渍食物最好都不要吃，尤其是咸菜，以防止水肿加重。少吃或不吃难消化和易胀气的食物

油炸的糯米糕、地瓜、洋葱、土豆等食物容易引起孕妇腹胀，使血液回流不畅，加重水肿，孕晚期要尽量避免食用。

(4) 控制水分的摄入 要根据不同季节、气候、地理位置以及孕妇的饮食等情况酌情增减，但不要超过2升。孕妇若水分摄入过多，就无法及时排出，多余的水分就会潴留在体内，引起或加重水肿。特别是妊娠晚期，更应该控制饮水量，每天1升以内为宜，以免对孕妇及宝宝造成不良影响。

孕晚期怎么吃，才能避免产下巨大儿

要避免产下巨大儿，在妊娠前就要严格控制饮食，保证营养均衡，使孕期体重增长在适度范围内。首先孕晚期进食量也不要增加。其次，要坚持每天运动，以消耗体内多余的热量，以免体重增长过快。

孕晚期孕妇的体重增加不仅会导致糖尿病、高血压增加，也会导致生出巨大儿。巨大儿在分娩过程中会加剧孕妇的痛苦，延长分娩时间，加重产道损伤和出血量，增加了难产率和剖宫产率。

孕9月推荐的食谱都有哪些

冬菇油菜

原料 冬菇50克，油菜200克，植物油、精盐、味精各适量。

做法 ①冬菇用温开水泡开，去蒂；油菜择洗干净，切成长段，梗叶分置。②锅置火上，放入植物油烧热，先放油菜梗，至六七分烂，加精盐，再下油菜叶同炒几下。③最后放入冬菇和浸泡冬菇的汤，烧至菜梗软烂，加入味精调匀即成。

小金瓜卤肉煲

原料 小金瓜1个，豌豆50克，麦仁150克，五花肉150克，卤水汁、老抽、精盐、植物油各适量。

做法 ①麦仁提前用凉水浸泡2小时以上，然后上锅蒸45分钟以上。②豌豆在沸水中炒熟；小金瓜切开瓜顶，去除瓜子和茎。③将蒸熟的麦仁放进小金瓜里垫底，上面铺上豌豆，五花肉以冷水入锅，在沸水中煮10分钟左右，捞出吸取血沫；在肉块上抹上老抽腌制几分钟。④热锅少油，将五花肉肉皮朝下文火煎至肉块起泡，再将五花肉放入老卤水中，小火卤制50分钟左右，捞出切方块。⑤将卤肉皮朝上平铺进小金瓜，舀2勺卤汁淋在上面，盖上小金瓜的盖子上锅，大火蒸20分钟左右，小金瓜熟了即可。

苋菜肉丝面

原料 苋菜200克，切好的肉丝80克，海米30克，水发木耳20克，面粉100克，酱油、精盐、味精各适量。

做法 ①面粉和成面团，亲

自制作手擀面，最后用刀切成长条。②把肉丝炒熟，下海米、苋菜、木耳，加入酱油、精盐、味精煸炒，勾成汤汁。③锅内加水烧开，下入切好的面条煮熟，捞出，装入大碗内，把做好的汤汁在面条上即可。

关注日常生活细节

为什么要慎重选择陶瓷餐具

陶瓷餐具可以分为釉上彩、釉中彩、釉下彩、色釉瓷和白瓷等。其中釉上彩陶瓷所用颜料含铅、镉过多，稍有不慎就会引起其溶出量超标。

如果长期使用釉上彩的陶瓷餐具，铅含量过高有可能造成孕妈妈中毒，而镉含量过高会对肾造成损害，故慎用。

在使用不锈钢餐具时有哪些要注意

正规的不锈钢餐具一般都会标出铬含量和镍含量。如果其含量显示值为"13-0"、"18-0"、"18-8"等，即为符合国家规定的产品。另外，不锈钢餐具中的铬、镍等金属，容易受强酸和强碱腐蚀，因此不适宜长时间盛放强酸和强碱性食物，更不可以用于煎熬中药，以免引起食物中毒。

为什么说最好不要用彩色餐具

彩色餐具多用喷颜料或涂漆，而以彩釉为主要原料的颜料和油漆都含有大量的铅和铬，很可能被食物分解，引起中毒。因为胎宝宝和母体相连，有毒物质很可能会进入胎宝宝体内，极大地影响胎宝宝的智力发育。

如何制订分娩计划

力求每一具体问题孕妈妈都有机会充分表达，让亲人和医生了解孕妈妈的想法，帮助护理人员了解孕妈妈的需求，能够安心分娩。分娩计划的制订要从以下几方面着手：

（1）表达自己进产房后最希望得到什么陪护 现在产房环境可以自己选择了。因此，孕妈妈在分娩计划中，可按喜好表达自己希望在什么环境下分娩，如是否播放音乐、观看电视，或希望光线明亮点还是暗一些，总之在计划中向医生提出能让自己放松舒服的要求。这样，待到真正分娩，医生就将会按孕妈妈的选择来布置分娩环境。

（2）询问自己在分娩时是否可以有人陪伴 有一个值得信赖、有生育经验的人在孕妈妈身边，除给予精神鼓励外，还会适时指导该怎样用力、呼吸，以及什么时候休息一下，这对消除紧张和恐惧情绪很有作用。所以，孕妈妈需要仔细考虑，到底希望谁能在分娩时陪伴在孕妈妈身边，以给自己更多的帮助。

在分娩时陪伴的人需提前了解哪些内容

大多亲属都没有陪伴经验，在分娩来临时往往会感到不知所措，以下各项提示将有助于亲属了解自己应怎样做：

在医生指导下穿好手术服和鞋套，戴好帽子。

站在产床孕妇头一侧，孕妇腹部以下是清洁区，注意不要站错位置。

协助产妇保持正确分娩姿势，多给予拥抱、按摩或多说些鼓励及赞美的话。

指导产妇在不同的产程中如何呼吸，如何用力。

在分娩过程中，产妇可能会因疼痛而把亲属当做"出气筒"。亲属不可流露任何责备，要充分理解和忍让，帮助产妇渡过难关。

什么时候开始停止工作最好

我国劳动法规定，妇女在产褥期有休假的权利，产假90天。其中产前休假15天；难产的，增加产假15天；多胞胎生育的，每多生育1个婴儿，增加产假15天；夫妻双方中有一方是晚婚晚育者，可申请增加30天产假。

如果孕妇的工作环境相对安静清洁，危险性比较小，或是长期坐在办公室工作，同时身体状况良好，那么可以在预产期的前1周或2周回到家中，静静地等待宝宝的诞生。

如果孕妇的工作是与长期使用电脑有关，或是工作在工厂的操作间中，或是暗室等阴暗嘈杂的环境中，那么建议孕妇在怀孕期间调动工作，或选择暂时离开工作岗位。

如果孕妇的工作是饭店服务人员或销售人员，或每天至少需要4小时以上的行走时间，建议孕妇在预产期的前两周半就离开工作岗位回到家中待产。

如果孕妇的工作运动量相当大，建议提前1个月开始休产假，以免发生意外。

如果孕妇的工作不属于体力劳动，孕晚期还可以坚持工作，只是要避免上夜班、长期站立、抬重物及颠簸较大的工作。妊娠7个月后，最好做些比较轻松的工作，避免上夜班，以免影响休息和出现意外事故。临产前2～4周最好能在家休息。因此，怀孕满38周的上班族孕妇就可以在家中休息，一方面调整身体，一方面为临产做一些物质上的准备。

丈夫在孕晚期有哪些主要责任

孕晚期，准妈妈身心负担加重，又要面对分娩，更需要丈夫的关心。丈夫在这一时期的主要责任有：

理解妻子此时的心理状态，解除妻子的思想压力。对妻子的烦躁不安和过分挑剔应加以宽容、谅解。帮助妻子消除对分娩的恐惧心理。

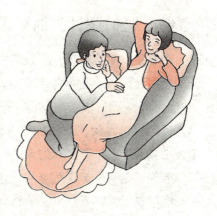

保证妻子的营养和休息，使其为分娩积蓄能量。丈夫要主动承担家务，还要注意保护妻子的安全，避免妻子遭受外伤。

参与胎教，做好家庭自我监护，以防早产。

孕晚期心慌、缺氧怎么办

夏季天气炎热，正常人都会出现气短的情况，更何况是怀孕的孕妇呢？在怀孕期间，孕妇的心脏负担会加重，如果心脏代偿能力差，可能出现缺氧现象，尤其是怀孕晚期的孕妇通常会有心慌的感觉。如果孕妇缺氧，到底应该怎么办呢？能不能吸氧呢？

如果孕妇出现缺氧，建议先到妇产医院做个检查，看胎儿在体内是否正常，如果胎儿在体内情况正常，只是孕妇自己感觉不舒服、呼吸不畅，应遵照医生的指导，进行吸氧治疗，一般吸氧治疗的原则是：

吸氧时间不宜太长，一般控制在半小时以内。吸氧次数一般2天1次，吸氧可以增加胎盘供血量。吸氧应选择在医院内进行。

为宝宝准备衣服时要注意些什么

婴儿的衣服不用准备得太多，因为孩子生长很快。婴儿在出生以后的几个月内很怕冷，因此无论是在夏天出生还是冬天出生，都应该准备毛织品。给孩子用的毛织品应选购质量好的毛线，在多次洗涤后不会发硬、失去弹性。婴儿的衣服应该肥大，要纯棉的，颜色要浅，质地要非常柔软。孩子的内衣接触皮肤的一面不要缝针脚，不要用带子或纽扣，可选用尼龙搭扣。

做产后护理计划时要注意些什么

随着预产期的临近，不仅要做临产前的准备工作，而且还要制订详细周全的产后计划，一些具体事宜一定要落实下来。确定亲人、亲戚为产后护理人选。女人坐月子是一件大事，千万马虎不得，如果月子里护理得不好，极易落下病根，因此，产后护理人选一定要慎重和仔细。可以让娘家、婆家、亲戚中具有产后护理经验的人进行产后护理，以确保产妇的身体健康。

若确定在月子护理院坐月子，在选定产后护理人选时，应事先对"月子护理院"的设施和费用等条件进行仔细地比较和选择，要亲自进行实地考察，一定要设施及服务完善，最好向曾经用过这里服务的人了解服务水平，如果认为一切都达到了自己的要求后，一定要签订服务合约。

为什么说适量运动有助于顺产

孕晚期孕妈妈生活要有规律，不可一味地卧床休息，可以每天工余、饭后到室外活动一下，散散步，进行一些力所能及的活动。当然，动作应轻柔、缓慢，不要太激烈，也不要做会压迫到子宫的运动。

Part2 非常完美的十月孕期

如果整天躺在床上，什么事也不做，容易导致胎儿过大，造成分娩时的困难。适当地缓慢活动，对增进肌肉的力量、促进机体新陈代谢大有益处，利于顺利分娩，缩短产程。

有助于顺产的运动都有哪些

这些看似简单的小动作，却可以让孕妈妈锻炼身体各部位的力量，加快体内的新陈代谢和机能循环，并培养持久力，为分娩做好铺垫。

(1) 腹式呼吸 仰卧于床上，放一个枕头于膝下，双唇自然合拢，用鼻子呼吸。吸气时腹部胀起，呼气时腹部收缩。切勿使劲儿，要自然松弛。

双手轻放于腹部，鼻子吸气并有意识地让空气到达体内手下方的位置，让气流带动两手自然分开。注意不要移动手臂，而是让呼吸自然引起双手相互分离，进行 10 次有控制的深呼吸。不要让手臂、手或肩膀产生任何紧张感。

将双手移至乳房下方以及乳房上方锁骨以下的位置，各重复 10 次深呼吸，默记空气通过肺的各个部分时的感觉，然后，以平常的方式呼吸 10 次以放松身体，手臂置于身体两侧，手心朝上。

接下来进行 1 次缓慢的有控制的深呼吸，让空气逐渐从肺底部至中部，最后到达顶部充满整个肺。呼气时，先呼出肺顶部的空气，然后是中部，最后是底部。重复 10 次，然后以平常的呼吸方式放松。

腹式呼吸不但对放松身体、消除精神紧张和减轻疼痛非常有帮助，而且对于分娩时调整呼吸也很有帮助。需要提醒的是，孕妈妈做的过程中如果觉得累就停下休息。

(2) 腹肌运动 仰卧于床上，双手放于腰下，脚屈起脚掌贴地。吸气时腰部微微向手上压下，呼气时放松全身。

这项运动对减轻腰痛、增强腹背肌力量很有帮助，并有利于分娩。

(3) 舒缓腰椎运动 将两腿打开与肩同宽或略宽一些，两脚尖朝外（这样才好蹲），再慢慢半蹲下来。双手支撑着身体，头垂下，两肩及背部随着头部一起下垂，使脊骨弓起，然后抬起头来，两肩及背部随头部一起向上挺起，脊骨向下弯。下蹲有助于骨盆肌肉运动，增加其弹性，是最好的助生运动。经常"蹲一蹲"可减少难产的发生。

需要注意的是，36 周后腹部已太沉重或 32 周后胎位仍不正及有痔疮困扰者不宜做全蹲，要量力而行。这项运动可以减轻腰痛，增强腹背肌力量，训练骨盆腔底层肌肉，帮助生产过程顺利。练习次数不宜多，孕妈妈可根据自己的身体情况随时休息。

（4）足部运动　坐在靠背椅子上保持背部挺直，腿与地面呈垂直状态，脚心着地；然后脚背绷直、脚趾向下，使膝盖、踝部和脚背成一直线。双脚交替做这个动作，方便时可随时做。

通过脚尖和踝关节的柔软运动，促进血液循环，增强脚部肌肉以承受日渐沉重的身体，避免脚踝损伤。

（5）盘腿运动　早晨起床和临睡时盘腿坐在地板上，背部挺直，双手轻放在两膝上，每呼吸1次就用手按压1次，反复进行。注意要用手腕向下按压膝盖，并一点点加力，尽量让膝盖接近床面，每天早、晚各做3分钟。

这个动作可增强背部肌肉，松弛腰部关节，伸展骨盆肌肉，帮助孕妈妈分娩时双腿能够很好地分开，使宝宝顺利通过产道。

孕晚期如何提高睡眠质量

专家认为，缓解睡眠困扰、松弛精神状态是关键，因此，孕妈妈可以试试以下方法，帮助自己放松精神，睡个好觉。

上床前冲个澡，或在32～35℃的水中泡脚20分钟。

选择一个最舒适的体位，放松全身肌肉。标志为感到身体的各部分都很沉重，轻松呼吸，双眼闭合，眼球不要转动，固定注视一点，同时轻轻提示自己："我的胳膊好沉好没劲，我的腿和脚也没劲了，我要睡了。"

避免上床后脑子里总想一些事，但遏制不住时也不要着急，因为这时所想之事都较支离破碎，只要不把它们连起来完整化，往深、往细、往复杂去想即可。

每天定时起床，即使只睡了很短时间也要起来。起床后先冲个澡，然后去户外做活动。

为缓和腹部的紧张和防止失眠，可将小枕头或椅垫放在背部凹处，自然能使身体感觉舒适，有静脉曲张现象的孕妈妈，在睡觉时应把椅垫垫在脚下使脚部抬高，睡时可用棉被支撑腰部，两腿弯曲，或上面的腿伸向前方，睡前把脚放在高处一会儿，这在妊娠的末3个月尤为重要。

入院待产包里需准备哪些物品

孕妈妈准备待产包时可以向刚生产过的妈妈或分娩医院的医生请教，然后根据列出的清单整理待产包。不要完全依照父母辈的意见准备，时代不同，差别会很大。另外，医院可能会提供部分母婴用品，最好提前了解一下。下面几个表格给孕妈妈做参考：

妈妈用品		
开襟外套	1件	天气较凉的季节或早晚时分，穿在病服外面，在病房或医院走动就不怕着凉了。
出院衣服	1套	出院的时候可不是大肚子啦，所以应该准备一套适合出院当天穿的服装。
哺乳式文胸	2～3个	哺乳式文胸方便给新生宝宝喂奶，准备2～3个可以替换就可以了。
防溢乳垫	1盒	把防溢乳垫垫在内衣里，吸收溢出的乳汁，保持乳房干爽、清洁，非常实用。
产妇卫生巾	1包	分娩后，恶露一下子排不尽，需要垫产妇卫生巾。
一次性内裤	1包（5条）	因为生产后恶露会经常弄脏内裤，难以清洗，所以建议用一次性的内裤，脏了就扔。
毛巾	3条	1条擦手、1条擦洗下身、1条擦脚。
水盆	3个	1个洗脸、1个洗下身、1个洗脚。
肥皂、衣架、梳子、镜子	各1个	就算是入院去生产，也要注意自己的形象。
拖鞋	2双	棉拖鞋、普通拖鞋各1双，1双新妈妈用，1双陪客用。
袜子	2双	产后一定要穿袜子，千万不能让脚着凉。
牙刷、牙膏、漱口水	1套	牙刷要选软毛的，漱口水可在分娩后无法起身刷牙时使用。
护肤品	1套	最好是旅行装，妊娠油分娩前后都应坚持使用。
卫生纸、餐巾纸、湿纸巾	若干	入院时不用带很多，这些东西随时都可以买到。
带吸管的杯子	1个	产后不方便起身时，非常实用。
弯头长吸管	1包或几支	留着喝水喝汤用，因为生完后不能起身。
一次性杯子	若干	用来招待探望的亲戚朋友，用量视具体情况定。
可加热的饭盒、筷子、调羹	2套	盛饭盛菜盛点心都可，医院一般有微波炉，随时可以加热食用。

续表

妈妈用品		
吸奶器	1个	刚生完的一两天，通常需要吸奶器帮助开奶。
巧克力或红糖	1盒	这个是为顺产准备的补充热量体能的食品。
饮用水	适量	持续做克服阵痛的呼吸法时，喉咙会很干，随身带瓶水方便饮用，使用弯曲的吸管较方便。
网球	1~2个	阵痛时将网球放在床和背部之间，以滚动方式减轻阵痛。

宝宝用品	
奶瓶、奶瓶刷子、消毒锅	奶水不足或不准备母乳喂养的妈妈带好奶瓶。
婴儿奶粉	不准备母乳喂养的妈妈要带上奶粉，准备母乳喂养的妈妈也要带上，在奶水不充足时备用。
婴儿包巾	这是宝宝出院时穿着的，在医院里，会有专门的包巾提供。
手套	宝宝喜欢抓自己的脸，戴上手套可以防止他把自己的脸抓破。
脚套	脚套能保暖，尤其在冬天，可防止宝宝受凉。
小衣服	这也是给宝宝出院穿的，根据季节选择厚度。
纸尿裤	在医院用尿布不方便，还是准备些纸尿裤。
湿纸巾	宝宝大小便后，用湿纸巾给他擦会比较舒服。
盆和毛巾	给宝宝擦洗用。

入院重要物品	
入院证件	医院就医卡、母子健康手册一定要记得带好。
照相机、摄像机	给宝宝、妈妈拍照，摄像留念，注意要确保电量够用。
手机	妈妈一定要带好手机，有情况可以随时和家人联系，另外也需要看时间来记录阵痛、宫缩时间。
MP3	住院无聊时，产后痛苦时，都可以用音乐来缓解。
银行卡和现金	两者都需要准备，一定要带好现金，买点小东西的时候也方便，如果医院不能用卡支付费用时就更需要现金了，这个应事先向医院了解清楚支付方式。
笔记本、笔	不但可以用来记录阵痛、宫缩时间，还可以写宝宝日记。

 准备待产包时要注意些什么

待产包放置可按时间放置：将物品按照入院、分娩、住院、出院的时间段，分别放置在不同的袋子里，然后再装入待产包。这样使用时不需要大范围翻找了。

也可按物件功能放置：将衣服、洗漱用品、贵重用品分别放置在不同的袋子里，这样也容易找到。

还可按贵重程度放置：建议将妈妈用品和宝宝用品放置在不同的小包，然后再一起放入1个大包里，另外将贵重物品放在随身带的小包里。

如何减少对分娩的恐惧

克服分娩恐惧，最好的办法是让孕妈妈自己了解分娩的全过程以及可能出现的情况，对孕妈妈进行分娩前的有关训练。为了消除这些恐惧，特约专家给出了以下的建议：

(1) **剖腹产的恐惧** 虽然最近有许多意见都支持孕妈妈选择剖腹产，但很多孕妈妈仍然害怕剖腹产的过程，所以都会尽量避免。而且许多孕妈妈都会惧怕手术后的痛和痊愈需要的时间，以及手术过程中的危险。因此如果医生建议孕妈妈使用剖腹产的话，孕妈妈就要问清楚为什么他会如此建议并且有什么方法可以避免，如果实在没有办法的话，就要相信产房中的大夫。

(2) **分娩痛感的恐惧** 每个女性对于分娩都会不由自主地联想到难以忍受的痛。但其实最重要的是要了解清楚孕妈妈要进行分娩的医院是否能够提供24小时的麻醉，因为不是所有医院都能够随时提供这项手术。孕妈妈可以在分娩之前就跟医生商量决定使用哪一种止痛方式，包括快速麻醉和慢性麻醉。这种用量是很轻微的，通常只是会让宝宝有睡意而已，将对宝宝的影响减到最低。

(3) **对尴尬事件的恐惧** 虽然这并不关系到生命安危，但许多女性都会恐惧分娩过程中的尴尬事件——在分娩床上放屁或者大便怎么办？但其实看到孕妈妈有大便意向的话没有人会比医生更高兴了，因为这表示宝宝就要出生了，如果在剖腹产过程中出现的话更加没有任何的担忧，因为这是手术十分正常的标志。如果孕妈妈能明白宝宝的健康才是重要的，相信孕妈妈的快乐会比尴尬多千百倍。

总之，孕妈妈要相信分娩是很自然的一件事情，不要把分娩当做一件严重的事情来考虑。孕妈妈要学习一定的分娩知识，与家人反复讨论分娩的事情，将各种可能遇到的问题事先想清楚，同时找出每个问题的解决方法。做好分娩前的物质准备，这样就不会临时手忙脚乱，也会帮助稳定情绪。

孕妈妈经常做噩梦怎么办

怀孕本是一件令人高兴的事情，可有时白天心情愉快，生活轻松，到了晚上却总是做噩梦，还经常从噩梦中惊醒，最后弄得睡眠不好，不但影响孕妈妈的日常工作和生活，而且还影响孕妈妈自己和胎儿的身心健康。对此，专家给出以下几点可供参考：

生活规律，情绪稳定。白天工作不宜过度紧张和劳累，要劳逸结合。定时作息，养成有规律的睡眠习惯。心情愉快，情绪稳定，保持心理平衡。

睡前不要胡思乱想，也不要看书，不要看球赛等紧张的电视节目，不饮用浓茶、咖啡等刺激性饮料。睡前入厕，排空膀胱，温水洗脚后安睡。

保证卧室干净整洁，空气流通，卧具宜舒适。

如果情况非常严重，就要及早就医，检查一下是否有心脑血管疾病。

肚子太大，如何解决洗头问题

对现在的孕妈妈来说，连洗头这样一件小事情，也变得不那么简单了。淋浴要站太久，觉得太累；而坐浴又不适合，怎么办？

(1) 准爸爸来帮忙 这是最好也最省事的办法。孕妈妈可以躺在躺椅上，由准爸爸来帮着洗头。这对于准爸爸来说是举手之劳，不仅解决了孕妈妈洗头难的问题，也能让洗头过程充满爱意，是交流感情的好机会。

(2) 坐着洗头 可以拿一个小板凳放在浴缸里，坐着洗头，身体既不会浸没在水里，又比较轻松。

(3) 到美发店洗 偶尔出去享受享受还是很惬意的，顺便按摩一下颈椎、肩膀也不错。不过，最好带上自己的洗发水，比较安全。

(4) 自己动手讲究方法 短发孕妈妈：头发比较好洗，可坐在高度适宜，让膝盖弯成90°的椅子上，头往前倾，慢慢地清洗；长发孕妈妈：长发的孕妈妈最好坐在有靠背的椅子上，请家人帮忙冲洗。

孕晚期如何进行呼吸训练

分娩能否顺利进行，很大程度取决于孕妈妈是否懂得呼吸的方法。所以孕妈妈应该从这几方面进行训练。

（1）**腹式深呼吸** 适用于孕妈妈在分娩开始，感到有子宫收缩及阵痛出现时进行，可以减轻子宫收缩带来的疼痛。具体方法是：孕妈妈把肩膀自然放平，仰卧，脚弯着也没关系，把手轻轻地放在肚子上，不断地进行深呼吸；先是把气全部呼出，然后慢慢地吸气，使肚子膨胀起来；气吸足后，再屏住气，放松全身，最后慢慢地将所有的气全部呼出。

（2）**胸式呼吸** 同腹式呼吸有着同样的作用，但要注意：吸气时，左右胸部要鼓起来，胸骨也向上突出；气吸足够后，胸部下缩，呼出气。

（3）**浅呼吸** 像分娩时那样平躺着，嘴唇微微张开，进行吸气和呼气间隔相等的轻而浅的呼吸。此法用于解除腹部紧张。

（4）**短促呼吸** 像分娩那样，双手握在一起，集中体力连续做几次短促呼吸，为的是集中腹部力量，使胎儿的头慢慢娩出。

分娩辅助动作，应当坚持每天用一点时间来练习。

什么是会阴侧切

阴唇和肛门之间的部位就是会阴。通常情况下，会阴只有2～3厘米长，但生产时，由于激素的作用，会阴将会拉伸至约10厘米长。初次分娩时，拉伸会阴是相对困难的。为了使胎宝宝顺利出生，并防止孕妈妈的会阴撕裂，保护盆底肌肉，医生通常会在分娩过程中在孕妈妈的会阴部做一斜形切口，这是顺产当中一个极小的手术。

什么情况下需要做会阴侧切

有以下几种情况的孕妈妈，往往需要做会阴侧切：

胎宝宝头过大，无法顺利通过产道。

需要用产钳或胎头吸引器助产的孕妈妈。

初产，胎宝宝臀位经阴道分娩的孕妈妈。

患心脏病、高血压等疾病，需要缩短第二产程的孕妈妈。

早产、胎宝宝宫内发育迟缓或胎宝宝宫内窘迫，需减轻胎头受压并尽早娩出。

曾做会阴切开缝合，或修补后瘢痕大，影响会阴扩展的孕妈妈。

初产头位分娩时会阴紧张、会阴体长、组织硬韧或发育不良、炎症、水肿，或遇急症时会阴未能充分扩张，估计胎头娩出时将发生严重裂伤的孕妈妈。

会阴侧切会影响如厕吗

术后前几天伤口会疼痛，只要没有严重裂伤，可以正常如厕，但排便不要过度用力，以免缝合的伤口裂开。大小便后用清水冲洗会阴，并用干净的纸巾擦干。如果撕裂程度严重，已经向上影响到尿道，造成排尿上的不便，就可能需要导尿。伤口完全愈合后，对如厕没有任何影响。

如何增强骨盆肌肉力量

步骤一：依自己喜欢的动作侧卧在地毯上，上身抬起，右小臂着地并屈肘做支撑动作，右腿向内屈膝，左手臂自然地放在胸前，左腿抬起并向前伸直。心里默数到10，先深吸气再做呼气动作，身体恢复原状，增加大腿牵引力，使骨盆放松变得灵活。保持刚才的姿势，身体再转向相反方向侧卧，做同样的动作。

步骤二：以舒适姿势向右侧卧在地毯上，右手臂平放在地毯上并伸直，头枕在右臂上，右腿向前屈膝弓起，左手臂自然地放在胸前屈肘用手掌撑地，左腿抬起伸直，保持腿部肌肉的张力和弹性，并使骨盆得到活动。

步骤三：取舒适的姿势端坐地毯上，左腿屈膝盘起，右腿向前伸直，右手臂自然地放在身体旁边，左手臂自然地放在右腿旁边，弯腰，上身前倾，头低下。心里默数到10，先深吸气再做呼气动作，伸展脊柱，活动骨盆底肌肉和髋关节。

步骤四：与刚才的姿势相反，两条腿交换位置，右腿屈膝盘起，左腿向前伸直，做同样的动作后，身体恢复原状。

Part2 非常完美的十月孕期

如何增强肩臂肌肉力量

步骤一：以自我感觉舒适的姿势坐在地毯上，或盘腿也行，面向前方；两条手臂向上屈肘，两只手的五指并拢，然后两手放在肩上。

步骤二：两手的手指略弓，手腕用力，稍加用力按压肩部，两手肘稍稍向前向上抬起。心里默数到10，先深吸气再做呼气动作，两手恢复原状。

步骤三：以自我感觉舒适的姿势坐在地毯上，或盘腿也行，面向前方。左手臂屈肘并小臂着地，右手臂向上举起，上身向左侧弯曲，同时右手臂向右伸展。心里默数到10，先深吸气再做呼气动作，身体恢复原状。

步骤四：以自我感觉舒适的姿势坐在地毯上，或盘腿也行，面向前方。右手臂屈肘并小臂着地，左手臂向上举起，上身向右侧弯曲，同时左手臂向左伸展。心里默数到10，先深吸气再做呼气动作，身体恢复原状。

这一组运动中的每一个动作，可以重复做10次，要注意掌握节奏和疲劳程度。

如何增强腿肌肉力量

步骤一：随意端坐地毯上，手臂自然地放在身体两侧，双掌着地，面部朝前，两腿向前平伸；然后稍稍屈膝弓腿，脚跟着地，脚趾向上用力翘起，保持放松，小腿、脚踝、脚趾用力。心里默数到10，先深吸气再做呼气动作。

步骤二：保持刚才的姿势，两腿向前平伸，脚跟着地，脚面向前，脚趾伸进。心里默数到10，先深吸气再做呼气动作，可以使整个腿部、脚部受力，然后身体恢复原状。

这一组运动中的每一个动作，可以重复做10次，注意动作要轻柔缓慢，转动身体要适度。

孕晚期为什么要禁止性生活

孕晚期绝对禁止性生活，特别是在临产的1个月，即孕9个月后，胎儿开始向产道方向下降，孕妈妈子宫逐渐张开，倘若这个时期性交，可能发生羊水外溢（即破水）。同时，孕晚期由于子宫比较敏感，受到外界直接刺激，有诱发早产的可能。所以，在孕晚期必须绝对禁止性生活。

对于有习惯流产和早产病史的孕妈妈，或高龄初产孕妈妈，或结婚多年才怀孕的孕妈妈，为安全起见，整个妊娠期都应禁止性生活。

 孕晚期丈夫如何给妻子做按摩

分娩是一个极其难熬的过程，产妇身体疼痛不已，为了让产妇舒服和放松些，丈夫要给妻子做拉梅兹按摩。具体方法包括以下几个部位：

（1）**脊椎及脊椎两侧按摩** 适合于腰背部疼痛明显者。准爸爸先将手指张开，顺着脊椎两侧由上向下滑动按压，然后以拇指指腹，沿着脊椎两侧，一节一节轻轻按压。2种手法可交替应用。

（2）**腰骶部按摩** 适合于腰骶部疼痛明显者。以手掌贴住腰骶部位，在原位平稳地进行圆形运动。

（3）**腹部按摩** 适合于腹痛明显者。以手掌由外向内顺着腹部做弧形按摩，此动作可由产妇自己完成。

（4）**大腿内侧按摩** 主要用于避免腿部痉挛，并能放松会阴。用手在大腿内侧做圆形运动。双侧轮流按摩。

这4种按摩方法只要应用得当，可有效缓解疼痛。按摩时应注意手直接接触产妇皮肤，不要隔着衣服。还要注意用力要适度，按摩时还可用些爽身粉以减少摩擦力。

消除分娩前的种种顾虑

 子宫内感染的症状及危害有哪些

产妇一旦有子宫内感染，会出现体温升高，心率加快，子宫体有压痛感。胎膜已破者，可有混浊的羊水流出，味臭。当临产羊水流出时，胎心可加快。出现以上情况时，必须立即入院检查、治疗。

早期感染时，如采取及时的治疗，对产妇一般没有太大的影响。如果感染严重,不及时用药物,致病菌可经过胎盘进入母体血液循环,导致产妇败血症、中毒性休克以至死亡。细菌进入胎宝宝体内后,可发生子宫内肺炎、败血症、脑膜炎等。

如何预防子宫内感染

孕晚期时应严禁性生活,还要注意休息、情绪和营养。当发现有阴道流水时,切不可粗心大意,应及时到医院检查,以便采取防治措施。分娩前还要注意避免过多的肛门与阴道检查,以防由于检查工具不卫生等原因造成宫内感染,也可减少由于检查对子宫体造成的刺激。

腹部发紧和临产宫缩一样吗

在孕晚期,一天之中往往会出现几次持续约30秒的腹部紧缩感,这种收缩称之为无效宫缩,可以把这个理解成子宫在为分娩时的阵痛做准备运动,并不意味着孕妈妈已临产或开始临产。真正的临产宫缩与这种感觉是不同的,它们是有规律的,5分钟左右1次,持续时间大于30秒,疼痛会逐渐加重,并不会消失。孕妈妈要细心地加以区分。

当腹部出现发紧时,身体一定要放松,或者躺在床上,直到那种感觉消失。

什么是胎盘早剥

通常情况下,胎盘都是在胎儿娩出后才从子宫壁上剥离,继而在宫缩作用下排出体外。胎盘早期剥离(简称胎盘早剥)是指妊娠中、晚期,正常位置的胎盘在胎儿娩出前,就部分或全部从子宫壁剥离。它是产科的严重并发症,通常起病急,进展快,来势凶险,如处理不及时,常可危及母子生命。

胎盘早剥该如何预防

胎盘早剥确诊后应及时处理,过长时间的等待、观察,易造成胎盘剥离面不断扩大,胎盘后血肿继续增大,导致子宫卒中,使病情更加严重和复杂。

所以，早期诊断、及时处理是减少损失，争取较好后果的关键。

胎盘早剥的后果虽然凶险，但还是可以预防的，主要从以下几方面着手：

妊娠晚期禁忌性生活，工作或生活中要注意安全，不要到人员密集、拥挤的公共场所，避免腹部碰撞等外伤，导致胎盘早剥。

妊娠期，尤为妊娠晚期应避免长时间仰卧，应采取侧卧位休息。

妊娠中、晚期，出现腹痛和阴道出血时，应及时就诊，有胎盘早剥的高危因素者更应及时就诊，千万别贻误就诊时间，以免酿成严重后果。

出现频繁抽筋是怎么回事

半数以上的准妈妈在孕期尤其在晚上睡觉时会发生腿部抽筋，这是因为准妈妈在孕期中体重逐渐增加，双腿负担加重，腿部的肌肉经常处于疲劳状态。另外，怀孕后，对钙的需要量明显增加，如果膳食中钙及维生素D含量不足或缺乏日照，会加重钙的缺乏，从而增加了肌肉及神经的兴奋性。夜间血钙浓度水平比日间要低，故小腿抽筋常在夜间发作。所以，要有心理准备，学会应对方法。

孕晚期需注意哪些危害信号

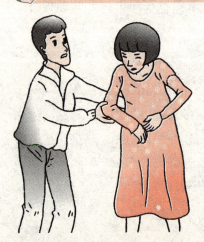

(1) 下腹疼痛 剧烈的下腹部疼痛往往伴随着痉挛性的子宫收缩和常位胎盘早期剥离，此时孕妇的疼痛呈持续性，会出冷汗，脸色很难看，神志有逐渐昏迷的倾向。产生这种情况也以妊娠中毒症的孕妇较多。另外，当腹部受到强烈的冲击后，胎盘会出现早期剥离现象，经过数小时会发生与剧烈腹痛同时存在的撞击症状，最后有可能导致整个胎盘剥落，从而演变成十分严重的情况。所以，妊娠末期的孕妇一定要留意，不能让自己特别是腹部受到撞击。

(2) 出血 临近预产期时，由于子宫颈管缩短或软化所产生的子宫黏液或卵膜与子宫壁摩擦而产生少量出血是分娩开始的征兆，一般情况下不必惊慌。但上述情况如果发生在妊娠37周以前的话，是早产的预兆，一定要赶快接受诊查治疗。

此外，妊娠末期的剧烈性交会使阴道内的非病原性细菌活性化，并透过子宫颈管在子宫内引发炎症，发生卵膜炎而造成出血、破水而引发子宫收缩。如果像流水般流出新鲜的血液，血块的量也在中等以上，应立即去医院就诊。有些时候由于外阴部或阴道内的静脉瘤破裂，也会大量出血。这时应采取措施止血，然后急诊治疗。

(3) **破水** 有的孕妇在不知不觉中会感觉内裤突然湿掉或排出如水般的黏液，这就是各种不同形态的破水。发生破水的原因有上行感染、子宫内口松弛、举提笨重的物体、不适当的劳动、上下陡急的楼梯、剧烈的性交等。一旦破水，阴道内的细菌会往子宫内上行，造成胎儿感染、异常等，此时应立即住院，以防止感染及早产。

胎膜早破有哪些危害

胎膜早破是产科常见并发症，可导致母婴双方产前、产后的感染并影响胎儿成熟。

首先，细菌可沿着阴道上行进入羊膜腔内感染胎宝宝，使胎宝宝发生缺氧；其次，细菌也可经胎盘进入母体血液循环，引起菌血症、败血症，还会增加产后出血、产褥感染和羊水栓塞的机会，使妈妈生命受到威胁。

除此之外，羊水外流致使子宫变小，刺激子宫发生收缩，如果此时尚不足月，就会引发胎宝宝早产；另外，还可造成严重威胁胎宝宝生命的脐带脱垂。孕妈妈可突然感到有水从阴道内流出，时多时少，连续不断地往外流。如果胎膜破口较小，或破裂的地方较高时，则羊水的流出量少，如果从阴道内往上推动先露部时有羊水流出，即可确定是胎膜早破；反之，推动先露部但并不见流液增多，往往可能是尿失禁。胎膜早破对母婴二人都有危险，必须赶快去就医。

出现胎膜早破该如何应对

根据阴道流液pH试验测为碱性，往往可确诊胎膜早破。当诊断不明时，可通过相应的辅助检查如阴道液的涂片检查等确诊。由于在不同的孕周发生胎膜早破，处理原则是不同的，一般孕 28～35 周保胎条件允许时应积极保胎，并促使胎膜成熟，孕 35 周以上可令其自行分娩发动。

发生胎膜早破后应立即住院。在家中发生胎膜早破应立即卧床，尽量抬高臀部，同时联系交通工具。在将孕妇转送至医院的途中，也应尽量采用卧位，以防脐带脱出。有条件的应监听胎儿心音。胎膜早破的处理应根据不同的孕程，采用不同的治疗措施。

脐带绕颈一周的情况下可以自然分娩吗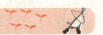

正常的脐带长度是 30～70 厘米，一般情况下是 50 厘米左右。一般来说，在脐带长度正常的情况下也就是 50 厘米左右。如果胎儿脐带缠绕一周或脐带搭颈的，随着胎儿的转动，大多数会自行解开；即使一直无法打开，脐带绕颈 1 圈，一般胎儿都不会有太大的危险。因脐带缠绕及压迫程度较轻，即便是在分娩的过程当中，也不会因为脐绕颈勒到胎儿，一般不会对胎儿有多大影响，不会使胎儿缺氧。这种缠绕对胎儿危害不大，只要胎儿没有缺氧情况发生，他们都能自然分娩，所以孕妈妈不必听到脐带绕颈就惊慌。

虽然一般脐带绕颈一周不要紧，但发现有这种情况后对胎心要格外注意。连续 24 小时以上无胎动，或胎动在某一个时间特别频繁，要去医院检查，以免宫内缺氧而造成胎儿有危险。

脐带绕颈太紧的情况下可以自然分娩吗

如果脐带绕颈太紧或绕颈周数多，或者正好脐带比较短，如 30 厘米，那么绕颈一圈也可能会因脐带过短而使颈部受勒，自然分娩就有一定的危险。胎儿可能出现宫内缺氧，发生窘迫。这时胎儿胎心加快以弥补供氧不足，胎心每分钟会超过 160 次。而胎儿严重缺氧时，先是胎动加快，继之减弱，然后消失。

如果在这种脐带绕颈的情况下选择顺产，分娩过程中，需要密切注意孕妈妈和胎儿的变化，全程实施胎心监护，根据其图形观察宫缩前后的胎心变化，判断胎儿有无早期缺氧。

除随时进行胎心监护外，还要对胎盘功能是否良好作出准确判断，同时定期做阴道检查以了解分娩的进展情况；如进展不好，有异常情况立即剖腹。当胎儿头娩出后，脐带绕颈较松者，医生会立即将胎儿头顶部或肩部脐带解脱。脐带绕颈过紧或脐带绕颈 2 周以上者,当胎宝宝头娩出时,医生用两把止血钳夹脐带,在其中间剪断,并帮助迅速娩出胎儿,保证胎儿的安全。

可见,脐带绕颈时,孕妈妈要特别注意胎动,感觉胎动减慢就要立即到医院检查。在预产期前 1 周应住院待产。如绕颈不紧,可选择从阴道自然分娩;如绕颈较紧,绕颈周数多或出现胎儿窘迫,要做剖宫产结束分娩。

第 8、9 次产检要检查什么

本月产前检查除了常规地完成前几次检查的项目外,医生会建议孕妈妈开始着手进行分娩前的准备工作。分娩前的准备工作包括以下几点:

首先做好分娩前的心理准备。常言道:"十月怀胎,一朝分娩。"分娩是妊娠生理过程的必然结果。因此,孕妈妈要以轻松的、顺其自然的心理状态,有准备地迎接分娩。

要做好分娩前的知识准备。克服对分娩的恐惧心理,一个最好的办法是让孕妈妈自己了解分娩的全过程以及可能出现的各种情况,对孕妈妈进行分娩前的有关训练。

做好分娩地点的选择及物品准备。尽量去医疗设施好、服务水平高的医院待产。如果在家中分娩,首先联系好接生医生,要准备好临时产房的照明及取暖设备,以及分娩所需要的各种物质准备等。

胎头入盆是什么感觉

胎宝宝的入盆时间因人而异,一般来说,在本月的第 1 周或者是第 2 周,晚的可能会在 37~38 周入盆,还有的可能直到开始生产前都不会入盆。不过即使胎宝宝早早入盆,也不意味着孕妈妈就会提前生产。

胎头入盆的时候,由于胎头下降,压迫到了膀胱,孕妈妈会觉得尿意频繁,还会感到骨盆和耻骨联合处酸疼不适,不规则宫缩的次数也在增多。这些都表明胎宝宝在逐渐下降。

如果孕妈妈的体格很棒,腹部肌肉的弹性非常好,建议孕妈妈放松肚子上的肌肉,并尽量让腹部向前挺,减轻胎宝宝入盆的困难;如果孕妈妈是长时间都坐着的办公族,建议孕妈妈不管什么时候,只要是坐下,就一定注意向前倾斜着就座，让膝盖低于臀部，这会有助于胎宝宝的背部转向孕妈妈的前面并向下移动。

胎盘的成熟度与胎儿生长有什么联系

产前做胎盘检查时，主要靠B超来确定它的位置、大小以及成熟度。B超下根据胎盘的底板、绒毛膜板及分隔的程度将其分为4级。正常情况下与胎儿生长的孕周相一致，即孕中期（孕12~28周）胎盘为0级，孕晚期（孕30~32周）胎盘为Ⅰ级，妊娠36周以后为Ⅱ级，孕38周以后胎盘为Ⅲ级。胎盘分级间接反映胎儿的成熟情况，Ⅲ级胎盘胎儿基本都成熟了，Ⅱ级胎盘胎儿80%以上成熟，Ⅰ级胎盘胎儿有50%成熟，0级胎盘胎儿成熟率不到20%。如果孕37周以前发现胎盘Ⅲ级并结合双顶径的值及对胎儿体重的估计在2500克以上，则要考虑是否为胎盘早熟。胎盘早熟要警惕发生胎儿宫内发育迟缓的可能，需密切监护，必要时终止妊娠。

胎盘功能不良要提前分娩吗

胎儿在宫内生长发育的营养素均来自胎盘，一旦它的功能减退，会直接影响到胎儿的供血供氧。一般胎盘功能在过期妊娠时才减退（怀孕42周以后），而有少数产妇胎盘功能提早减退，甚至未到预产期就减退了。它首先表现为胎动的减少，<10次/12时；接着表现为胎儿反应差，胎心监护异常，羊水量也逐渐减少，这时测定代表胎盘功能的激素可发现均降低，如雌三醇、胎盘泌乳素等。综合这些因素，医生就会告诫产妇胎盘功能不良，要提前分娩，因为再等下去胎儿不但不再生长了，反而会体重减轻，出现胎儿缺氧的表现，甚至死在孕妇肚子里。

自然分娩的优缺点有哪些

（1）**自然分娩的好处**

①自然分娩临产时胎儿随着子宫有节律的收缩，胸廓受到节律性的收缩，这种节律性的变化，使胎儿的肺迅速产生一种叫做肺泡表面活性物质的磷脂，

因此出生后的婴儿，其肺泡弹力足，容易扩张，很快建立自主呼吸。

②胎儿经过子宫的收缩和产道的挤压，呼吸道内的羊水被挤出排尽，因此不易发生湿肺、窒息及吸入性肺炎。

③子宫收缩时的挤压与产道的正常碰撞，使胎儿的头部血液充沛，对脑组织的营养大有益处。

④胎儿在自然分娩过程中还可以进行第1次心智锻炼。产道有节奏地挤压胎儿身体、胸腹和头部对其感觉器官是一种良性刺激，这种刺激信息通过外周神经传递到中枢神经，形成有效的组合和反馈处理，对胎儿的听觉、本能、感觉等是一次非常好的训练。

⑤进行自然分娩，利于产后恶露的排泄引流，并且子宫恢复得快。

⑥妈妈自然分娩的话，产后恢复快，而且在分娩的过程中，其体内会分泌出一种名为"催产素"的物质，它能促进乳汁分泌，还能增进母子之间的感情。

（2）自然分娩的缺点

①自然分娩产前有较长一段时间的阵痛。

②生产过程相对较长，不可预料的情况相对较多。

③可能会发生难产、急产、滞产，甚至可能会有子宫膀胱脱垂、尿失禁等后遗症。

④自然分娩会造成一段时间的会阴、阴道松弛、生殖系统防御机制减弱。但如果产后加强运动，是可以得到恢复的。

剖宫产的优缺点有哪些

（1）剖宫产的好处

①剖宫产缩短了分娩时间，可避免因等待而发生的不利情况。

②剖宫产能够解决产妇骨盆狭窄，胎位不正，或胎儿巨大等问题。

③如果胎儿发生缺氧问题时，能够及时、有效地采取急救措施。

④减少阴道松弛、子宫脱垂、尿失禁等的发生率。

（2）剖宫产的缺点

①手术及麻醉使产妇不可避免地要承受一些可能出现的风险，如脏器损伤、麻醉意外等。

②手术创伤大。无论是身体恢复或刀口恢复都需要一段时间。

③分娩时胎儿未经阴道挤压，不利于新生儿呼吸的建立，其肺部发生病变可能性略大。

④出血比自然分娩要多，产后恢复也较阴道分娩的妈妈慢。

⑤手术使产妇身体虚弱，发生感染的机会增多。

⑥子宫在术后留有很大的瘢痕，如果再次怀孕，有发生子宫破裂的危险。再次妊娠时有可能成为高危妊娠。

孕晚期坐骨神经痛怎么办

到了孕晚期，胎儿的重量会给孕妈妈的背部增加压力，并且挤压坐骨神经，从而在腰部以下到腿的位置产生强烈的刺痛，也可能是由于水肿引起。为了避免坐骨神经痛可以从以下几点做起：

(1) 注意休息，避免劳累 因为有胎宝宝，孕期坐骨神经痛没有很好的治疗方法。孕妈妈应避免劳累，穿平底鞋，注意休息；可以平躺，将脚架高，使得脚的位置和心脏的位置接近，使静脉回流更为舒畅。

(2) 严重的话，可进行局部的镇痛治疗 如果很严重的话，就要到医院进行局部的镇痛治疗。比如说因耻骨联合分离，疼痛相当厉害的时候，最好请医生采取局封的方法进行治疗。

(3) 快速治疗方法 睡觉时左侧卧，并在两腿膝盖间夹放1个枕头，以增加流向子宫的血液；白天不要以同一种姿势站着或坐着超过半个小时。游泳可以帮助孕妈妈减轻对坐骨神经的压力。

Part2 · 非常完美的十月孕期

孕 10 月

发现身体微妙变化

胎动减少，体重增加速度减缓正常吗

孕晚期最后几个星期，随着宝宝的发育成熟，胎位已相对固定，因此胎动也不那么明显了。但如持续12小时仍然感觉不到胎动，则应马上接受医生诊断。胎动正常次数为每12小时30~40次，不应低于15次。测胎动的方法我们在前面已有过介绍，这里就不再赘述了。

这时候，宝宝体重也许还会增加，但孕妈妈的体重增加将开始变慢，甚至不再增加。

时常感到腹部收缩疼痛正常吗

临近预产期孕妈妈时常感觉腹部收缩疼痛。

如果阵痛持续时间短（不超过30秒）且不恒定，间歇时间长且不规律，起来走一走或躺一会儿疼痛的感觉就暂时消失，宫缩有时强有时弱，但宫缩强度不增加，宫缩只引起轻微胀痛且局限于下腹部，宫颈口不随其扩张，那就是假性阵痛。

真正的阵痛是持续性的，不会因为休息就停止疼痛。引起假性阵痛的主要原因是催产素的分泌。即将生产时，孕妈妈体内会开始分泌催产素，催产

素会诱发乳汁分泌,也会引起子宫收缩,而子宫收缩便会引起阵痛感。临产前由于子宫下段受胎头下降所致的牵拉刺激,假性阵痛会越来越频繁。

是不是妊娠线更明显了

孕妈妈肚子上的妊娠线会越来越明显。其实这条线就是一道颜色比较深的汗毛。不仅是这一道线,孕妈妈全身的汗毛都会比以前要重且长。

为什么皮肤变得越来越差了

孕妈妈这时候都不太愿意照镜子了,一来是身材变得更臃肿了,二来皮肤似乎也没有以前好了。孕妈妈的脸会变得黑黑的,有些还会发黄,早没了以前的水灵。不仅如此,毛孔也变大了,皮肤变得粗糙起来,有些妈妈脸上和背上还会长痘痘。不用担心,妊娠结束后这些现象都会消失的。

子宫长到多大了

随着产期的逐渐临近,孕妈妈子宫底的高度达到最大值,为36~40厘米,临产前会出现"见红"。临产前出现的"见红",就是阴道会流出少量血性分泌物,是胎膜部分剥离及宫颈黏液栓脱落的混合物,是临产的先兆,一般见红后24~48小时内会发生规律宫缩。

是否感到腹坠腰酸,大小便次数明显增加

宝宝胎头下降会压迫骨盆、膀胱和直肠,使这些部位受到的压力增加。因而,孕妈妈会感觉下腹坠胀。因膀胱受到压迫,孕妈妈小便次数将明显增加,有时咳嗽、打喷嚏甚至大笑都会导致尿液流出。

同时腰酸的感觉会越来越明显,大便之后也不觉得舒畅痛快。

分娩前见红了怎么办

孕妈妈阴道流出带血的黏液状颈管分泌物叫做"产兆"或"见红"。这是由于胎儿位置下降,包着胎儿的卵膜从子宫剥落,流出的血液掺在颈管阴

Part2 非常完美的十月孕期

道黏液中所致。

见红后一般要等 24~48 个小时之后才会临产。在这期间，孕妈妈要再核对一下住院的准备工作做好了没有。如果见红以后时间不长，有规则的宫缩就开始了，那么要立即住院。但是，如果阴道出血很多，或者颜色鲜红，就有可能有其他的异常情况发生，必须尽快去医院。

 特别图示——胎宝宝每周变化

胎宝宝每周变化	妊娠第37周	（1）身长51厘米左右，体重约3000克。 （2）本周胎宝宝的头已经完全入盆。 （3）大部分的胎毛已褪去。头发不再仅仅是后脑上稀少的几缕，而是长成了浓密的头发。 （4）免疫系统也正在迅速发育，以便出生后对自我进行保护。
	妊娠第38周	（1）身长52厘米左右，体重约3200克。 （2）此时胎宝宝的头已经完全入盆，会腾出更多的地方长他（她）的小屁股、小胳膊、小腿。 （3）胎宝宝身上覆盖的一层细细的绒毛和大部分白色的胎脂逐渐脱落，胎宝宝的皮肤开始变得光滑。 （4）肠道中，积存着墨绿色的胎便，在他（她）出生后1~2天内排出体外。
	妊娠第39周	（1）胎宝宝已属于足月儿，随着营养的给予，宝宝的体重越来越重，有的宝宝出生时体重可达到4000克以上。 （2）胎宝宝此时身体器官都发育完成，在本周的活动越来越少了，因为胎宝宝的头部已经固定在骨盆中。 （3）随着头部的下降，宝宝便会来到这个世界上。
	妊娠第40周	（1）在这1周之内，宝宝发育完成，所有身体功能均达到了娩出的标准。 （2）在这1周中，宝宝基本都会分娩，但是也会提前或错后2周，这都是正常的。 （3）此时的羊水会由原来的清澈透明变得浑浊，同时胎盘功能也开始退化，到胎宝宝生出后胎盘即完成了使命。

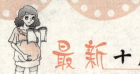

找到最佳胎教方案

 早教课程该如何预习

　　胎宝宝现在正享受胎教，这其实就是早教的一种形式，只是因为宝宝还未出生，所以我们称之为胎教，等宝宝出生后就可以正式开始早教了。宝宝就快要诞生了，那么现在开始预习一下早教"课程"是非常合适的。

　　(1) **帮宝宝养成规律生活的好习惯**　如果宝宝的需求如吃饭、睡觉、游戏等按时按点得到了满足，宝宝就会逐渐养成规律的生活习惯，这将增加宝宝对孕妈妈和准爸爸的信任感，能促进宝宝人格和个性的健康发展。另外，如果孕妈妈给宝宝诚信、可靠的印象，宝宝就会通过观察自动调整自己的生物钟。

　　(2) **用心抚摸宝宝**　宝宝刚出生时有极大的接触需要，身边有人十分重要，而且要对宝宝的行为表现出兴趣，同宝宝亲热、说话、爱抚宝宝，这里我们介绍一个抚摸宝宝的方式——用心抚摸法，这能让宝宝感受到孕妈妈的关怀并建立对孕妈妈的信任。

　　抚摸前的准备：宝宝洗澡后，把光线调暗些，或者可以放些轻柔的音乐。

　　(3) **抚摸方法：**

　　①孕妈妈盘腿坐下，放松身体，让宝宝横躺在自己的腿上，和宝宝对视（20厘米内为好，这样宝宝可以看到你），孕妈妈要记得面带微笑。

　　②靠近头的手轻托宝宝头部，另一只手从宝宝头部开始向身体抚摸，边摸边轻声跟宝宝说说话，比如"冬冬，妈妈在摸你的头，这是你的小耳朵。"

　　③抚摸顺序为头颅→耳朵→头颈→肩膀→手臂→小手→小屁股→小脚丫，在抚摸过程中要记得多呼唤宝宝的小名。

　　④换手，重复1次。

　　⑤孕妈妈可以先把手放在自己的眼皮上，按到微痛，这就是适合给宝宝的力度。

(4) 给宝宝挑选玩具 玩具是宝宝出生后不可缺少的东西，能促进宝宝感觉、语言、动作技能和技巧的发展，可培养宝宝的观察力、注意力、想象力和思维能力，激发宝宝的欢乐情绪，形成良好的性格。

丈夫如何鼓励妻子将胎教进行到底

已经到了孕期的最后1个月，马上就要临产了，准妈妈会因为胎宝宝太大、身体不适等各种原因而产生失眠、焦急心理，这对于安胎养气以及胎宝宝的顺利诞生都会产生不利影响。一条脐带，连接了母婴两颗心，无论是在情感上，还是在品性上，准妈妈都会无可辩驳地影响着胎宝宝心智的发育。如果准妈妈着急，心境不好，也会影响到胎宝宝在最后一段时间里生活不宁，这实在要不得。十月怀胎，一朝分娩，分娩只是早一天晚一天的事，孩子到时候自会降临，因此最后一个月准妈妈不要过于急切。

在孕期的最后一段日子里，准爸爸要鼓励妻子把胎教进行到底，正确地进行孕晚期胎教，对宝宝出生后尽快接受新环境以及调节准妈妈的心情都非常有帮助。准爸爸仍然要坚持每天和胎宝宝聊天，音乐胎教、美育胎教等能进行的都不要放弃，同时教一教胎宝宝出生后该做的事，给他讲一讲将要看到的这个大千世界。然后告诉胎宝宝，父母会很爱他，保护他，让他生活得快快乐乐，而且父母在热切地等待他的安全降生。一定要给胎宝宝以信心，教胎宝宝愉快地降生，这也可以增强准妈妈自身的分娩信心和愉快心理。

为什么说孕晚期助产操可代替抚摸胎教

（1）此时不宜抚摸胎教 在临近预产期不宜进行抚摸胎教。

有不规则子宫收缩、腹痛、先兆流产或先兆早产的准妈妈，不宜进行抚摸胎教，以免发生意外。

曾有过流产、早产、产前出血等不良产史的孕妈妈，也不宜进行抚摸胎教，可用其他胎教方法替代。

（2）用助产操代替抚摸胎教 这个月，宝宝已经很大了，子宫内已经没有什么活动空间，所以进行抚摸胎教的时候宝宝做游戏的"兴致"就很少了。

助产操不仅可以帮助孕妈妈调整情绪和身体，也可以承接抚摸胎教，不致使抚摸胎教断层，对宝宝又无任何有害刺激，安抚宝宝的情绪，同时还可以帮助宝宝摆正胎位。

清静法有什么优点

清静法的一大效果就是使孕妇能够对自己的内心进行调节，使孕妇在身体上和精神上同时保持着健康的状态。所以对怀孕的人来说，采用清静法是一个非常好的选择。

学习清静法以后，孕妇就可以自由应对怀孕和分娩过程中身体所产生的所有变化，心态也会渐渐地变得积极、爽朗起来，这会让孕妇以一种平稳的心态顺利地度过整个怀孕阶段。

清静法可以消除孕妇对怀孕和分娩的恐惧感，使其心情变得愉快起来。清静法可以引导孕妇，与胎儿之间建立自然的、深层次的交流，并对胎儿的品性以及大脑机能的发展提供帮助。只要经常用清静体操锻炼身体，孕妇在分娩时就能够很自然地做到顺产。实际上，呼吸法和松弛法可以促进大脑中氨多芬的分泌，这不仅能够减轻疼痛，还能加速分娩，这样一来阵痛的时间也就减少了。

练习清静操都需要哪些步骤

在练习清静体操时一定要舒展眉梢并面带微笑。孕妇可以选择一种舒适的姿势坐下，同时要注意伸直腰部，正视前方，下巴略微向里收。

(1) 卧姿 此套动作最好在怀孕第16～32周练习，如果身体不是特别沉重也可以一直练习到怀孕后期。练习躺着做的体操动作能促进全身的血液循环，并能够强化腰部力量，还能预防和缓解腿部的浮肿症状。

两腿一起上抬平躺，双手抱住头部，两腿一起上抬并弯曲到胸部位置与胸口接触。

功效：促进腿部的血液循环，减轻腿部浮肿和心律不齐的症状。此外还可以强化腰部肌肉，增加子宫的收缩能力。

(2) 双腿轮流上抬 平躺，弯曲左腿，然后抬起右腿与身体呈90°，双手撑在身体两侧。尽可能长时间地保持这一姿势，然后把腿放下来，休息片刻；

换左腿上抬。

功效：有效预防和缓解腿部浮肿，强化内脏器官功能并帮助消化。

(3) **坐姿** 这套动作可以从怀孕初期一直做到分娩之后，并且最好和丈夫一起练习。练习"坐行"可以增加孕妇的肺活量，从而给胎儿提供充足的能量。这不仅有益于胎儿的健康成长，还能够使孕妇的消化和排泄恢复正常，并让手脚渐渐温暖起来，心情也会随之变得更加愉快。

(4) **双手推门势** 坐正，双腿盘起，双手手掌向前方完全张开。双臂分开与臀部同宽，举至肩膀的高度。一边收缩手臂一边长长地吸气，然后，在伸直手臂的同时再将气息呼出。重复4次。

功效：让内心安定下来并使腰部变得更加结实。对伸展孕妇的骨盆也有一定的好处，还可以疏通全身的气血，给胎儿提供充足的氧气。

(5) **叠手姿势** 坐正，双腿盘起，两手手指交叉向前推，然后先向上举，再移动到头顶上方，最后头部向后倾。将此动作重复2次。

功效：疏通上半身的气血，帮助消化，强化肾脏的机能，缓解腰部的疼痛。

(6) **站姿** 此套动作可以从怀孕中期一直做到怀孕末期，能使孕妇的大腿和骨盆腔变得结实，并能够促进全身的气血循环，提高顺产概率。

(7) **四肢运动** 站立，双脚分开与肩膀同宽，右臂向上伸直，手指朝向天空，左腿向前迈步并提起在空中弯曲成90°。两侧轮流做，各重复5次。

功效：促进血液循环和新陈代谢，强化腿部肌肉和骨盆腔肌肉，提高顺产概率。

(8) **走姿** 在空气清新的地方慢慢走动，做深呼吸与此同时重复将自己的拳头握紧、松开的动作。

功效：将清新的空气传递给胎儿，通过深呼吸来提高胎儿的供氧量。适量的行走能够强化孕妇腿部的肌肉并放松骨盆肌肉。

(9) **冥想** 采用平躺或侧卧的姿势。舒展眉梢，面带微笑。

让自己的颈部、肩膀、手、腿和脚都完全放松下来。

让头脑保持一片空白，即集中注意力。

想象孩子俊俏的面容以及其长大成人以后的模样。

想象大自然的清静和广袤，以及想象大海、森林和清澈的河水等美好的事物。

(10) **结束操** 在练完清净操之后不要忘记收尾。主要方法是双手互搓发热之后摩擦自己的脸或耳朵。

抚摸脸颊：可以增加面部皮肤的弹性，起到美容的效果。

梳头：促进血液循环，使血压变得稳定，还可以起到治疗头部疾病和提升智力的效果。

抚摸耳朵：耳朵上的穴位十分密集，按摩耳部可以对全身起到积极的作用。

抚摸大椎穴：大椎穴在第七节颈椎，也就是弯下颈部时，位置最高的那节颈椎的下端。这样做不仅可以预防并治疗感冒，对支气管和肺也有很大的好处。

仙鹤点水：头部先向后仰斜，再往前伸，让自己的下巴在空中画圆。这样可以治疗颈椎和胸椎的疾病，并能放松颈部和肩部的肌肉。

让准爸爸剪脐带有着怎样的意义

准爸爸通过亲自为宝宝剪脐带，能够更真切地感受到孕妈妈在整个孕育和分娩过程中所付出的辛苦和努力，以及生命的来之不易，今后会更具有责任感，更爱自己的妻子和孩子，对促进家庭和睦和社会和谐都有非常积极的意义。

准爸爸剪脐带是否安全

准爸爸在进入产房之前的消毒程序跟医生一样严格，所有的步骤都是在专业护理人员的指导下进行的，而且正式剪脐带之前还会经过预演。在剪脐带前，医生会保留好脐带的长度，准爸爸只需要在医生的指导下用医院提供的消毒无菌器械剪断脐带即可，不会带给宝宝带来任何伤害和感染。

为什么说分娩的过程也是一种胎教

分娩的过程尽管相对于孩子的一生来说是极为短暂的，但这一过程将影响一个人未来的性格、脾气和气质。产妇分娩的过程中，子宫是一阵阵收缩，产道才能一点点地被张开，孩子才能由此生下来。在这一过程中，母体产道产生的阻力和子宫收缩帮助胎儿前进的动力相互作用，给产妇带来不适，这是十分自然的现象，不用紧张和害怕。产妇这时的承受能力、勇敢的心理，也会传递给胎儿，是胎儿性格形成的早期教育。科学家的实践已证明，胎儿的生活习惯在产妇腹中就受到产妇本身习惯的影响，而潜移默化地继承下来。也就是说，早在胎儿期，一个人的某些习惯就已经基本形成。

胎教与早期教育衔接重要吗

新生儿离开母体独立生活，胎教已完成。经过胎儿期各种人为干预刺激训练，使新生儿具有良好的感觉器官功能和反应能力，为早期教育打下了基础。如果出生后即停止了训练，胎教的效果就会逐渐地消退乃至消失，因此要重视将胎教和早期教育衔接起来。

如何消除孕妈妈的产前焦虑

孕妈妈在孕晚期要采取积极的态度，消除产前焦虑，要注意身心调节。

要纠正对生产的不正确认识。生育能力是女性与生俱来的能力，生产也是正常的生理现象，绝大多数女性都能顺利自然地完成，如存在一些胎位不正、骨盆狭窄等问题，现代的医疗技术也能顺利地采取剖宫产的方式将宝宝取出，最大限度地保证母婴安全。

孕妈妈应学习有关知识，增加对自身的了解，增强生育健康宝宝的自信心。

有产前并发症的孕妈妈应积极治疗并发症，与医师保持密切关系，有问题时及时请教，保持良好情绪。

和别的孕妈妈交流一下，学一些经验。

多做一些有利健康的活动，如编织、绘画、唱歌、散步等。不要闭门在家，整日躺在床上，把注意力集中到对未来的担忧上。

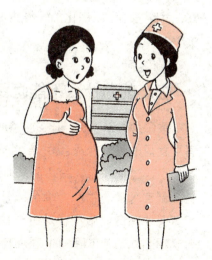

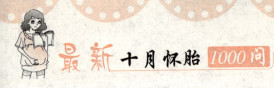

掌握科学的饮食原则

为什么说高蛋白质食物在孕晚期非常重要

蛋白质是保证人体正常生命活动的最基本的因素,孕晚期准妈妈对蛋白质的需要量增加,以满足母体、胎盘和胎儿的生长需要。特别是最后 10 周,胎儿需要更多的蛋白质以满足组织合成和快速生长的需要。

同时分娩过程中所带给身体的亏损及产后流血等,均需要蛋白质的补充。因为蛋白质是生命的物质基础,含大量氨基酸,是修复组织器官的基本物质。

妊娠期膳食中蛋白质丰富,能使产后泌乳量旺盛,乳质良好。乳母每日泌乳要消耗蛋白质的量很大,为成人的 8～12 倍,这些必需的氨基酸要由蛋白质供给(人体蛋白质是由 20 种氨基酸组成)。

建议孕妇妊娠晚期每日蛋白质摄入量达到 85～100 克。小米、豆类、豆制品、瘦猪肉、牛肉、鸡肉、兔肉、鸡蛋、鱼类等食物含蛋白质丰富,产妇在每日膳食中必须搭配 2～3 种,方能满足需要。

孕晚期除保证禽肉、鱼肉、蛋、奶等动物性食品摄入外,可多增加一些豆类蛋白质,如豆腐和豆浆。它包含了大豆的全部营养成分,蛋白质含量丰富,并除去了难以消化的纤维素和大豆中的抗营养因子,提高了蛋白质消化吸收率。

临产前为什么不能吃黄芪炖鸡

黄芪具有益气健脾之功,与母鸡炖熟食用有滋补益气的作用,是气虚者可食用的有益补品。但是孕妇,尤其是要临产的孕妇,吃黄芪炖鸡后,容易引起过期妊娠,胎儿过大而造成难产,不得不用会阴侧切、产钳助产,甚至剖宫来帮助生产,给孕妇带来痛苦,同时也有可能损伤胎儿。孕妇食用黄芪炖鸡造成难产,是由于黄芪有益气、升提、固涩的作用,干扰了妊娠晚期胎儿正常下降的生理规律,黄芪有"助气,隆筋骨,长肉补血"的功效,加上母鸡本身是高蛋白食品,两者起滋补协同作用,使胎儿骨肉发育生长过猛,造成难产。黄芪有利尿作用,通过利尿,羊水相对减少,以致延长产程。

产前饮食要注意些什么

临产前,由于一阵阵的宫缩痛会影响产妇的胃口,所以产妇应学会在宫缩间歇期进食的方法。根据产妇自己的爱好,可选择蛋糕、面汤、稀饭、肉粥、藕粉、点心、牛奶、果汁、苹果、西瓜、橘子、香蕉、巧克力等多种食物。每次宫缩间歇期进食,少食多餐,补充机体所需要的水分,如饮用果汁、糖水及白开水等。

需要注意的是,此时产妇既不可过于饥渴,也不能暴饮暴食。因为人体吸收营养并非是无限制的,当营养过多摄入时,"超额"部分的营养就会经肠道及泌尿道排出。由于加重了胃肠道的负担,还可能引起消化不良、腹胀、呕吐,甚至更为严重的后果。

助产的食物都有哪些

在中国,一直以来就有在分娩之前进补以帮助顺利分娩的做法。

在第一产程中,由于时间比较长,产妇睡眠、休息、饮食都会由于阵痛而受到影响,为了确保有足够的精力完成分娩,产妇应尽量进食。食物以半流质或软烂的食物为主,如鸡蛋挂面、蛋糕、面包、粥等。快进入第二产程时,由于子宫收缩频繁,疼痛加剧,消耗增加,此时产妇应尽量在宫缩间歇摄入一些果汁、藕粉、红糖水等流质食物,以补充体力,帮助胎儿的娩出。

为什么说孕晚期饮食要少盐多水

虽然孕晚期水肿日益严重,孕妈妈也不要限制水分的摄入量,因为母体和胎儿都需要大量的水分。相反,令人惊奇的是,摄入的水分越多,越能促进体内水分排出。

少食盐可以帮助孕妈妈减轻水肿症状,但是,孕妈妈也不宜忌盐。因为孕妈妈体内新陈代谢比较旺盛,特别是肾脏的过滤功能和排泄功能比较强,钠的流失也随之增多，为了保证孕妈妈对钠的需要量，就不能严格控制盐的摄入量。盐分的不足易导致孕妈妈食欲缺乏、倦怠乏力等低钠的症状。

自然分娩前怎么吃能养足体力

生产是件很耗体力的事情，因此，越接近生产预定日，孕妈妈越要掌握均衡、规律的饮食。临近生产，胎宝宝的头会往骨盆下滑，孕妈妈的食欲会逐渐恢复。这会儿孕妈妈可不要再毫无顾忌地吃喝了，要控制自己的饮食，少吃脂肪、盐分含量高的食物。

如果无高危妊娠因素，准备自然分娩的话，建议孕妈妈在分娩前准备些易消化吸收、少渣、可口味鲜的食物，如面条鸡蛋汤、面条排骨汤、牛奶、酸奶、巧克力等食物，吃饱吃好，为分娩准备足够的能量。否则吃不好睡不好，紧张焦虑，容易导致疲劳，将可能引起宫缩乏力、难产、产后出血等危险情况。

剖宫产的孕妈妈有什么饮食禁忌

孕妈妈在接受剖宫产手术前，不宜滥用高级滋补品，如高丽参、洋参，以及鱿鱼等食品。因为参类具有强心、兴奋作用，鱿鱼体内含有丰富的有机酸物质——EPA，它能抑制血小板凝集，不利于术后止血与创口愈合。

另外，剖宫产术后6小时内孕妈妈应该禁食。剖宫手术，由于肠管受刺激而使肠道功能受影响，肠蠕动减慢，肠腔内有积气，易造成术后有腹胀感。6小时后宜服用一些排气类食物（如萝卜汤等），以增强肠蠕动，促进排气，减少腹胀，并使大小便通畅。易发酵、产气多的食物，如糖类、黄豆、豆浆、淀粉等，孕妈妈要少吃或不吃，以防腹胀。

孕妈妈多吃猕猴桃有什么好处

猕猴桃的质地柔软，味道有时被描述为草莓、香蕉、菠萝三者味道的混合。

猕猴桃果味独特鲜美而且富含蛋白质、多种维生素和矿物质，尤其维生素C含量很高。每100克猕猴桃含维生素C 400～430毫克，是苹果和柑橘的

50～60倍，是鸭梨的70～80倍，1个成年人1天所需的维生素C量为50～60毫克，每天吃1个猕猴桃就可以满足人体需要量。由于猕猴桃果实和汁液中含有大量的抗氧化物质，如超氧化物歧化酶（SOD），可有效降低胆固醇，因而是高血压、高脂血症孕妈妈的理想水果。猕猴桃还可以缓解情绪，调节神经系统，具有抑郁症倾向的孕妈妈应该多吃。高原地区的孕妈妈、患有维生素缺乏症的孕妈妈，也应该多吃猕猴桃以补充营养。

孕妈妈适合吃南瓜吗

南瓜的营养极为丰富。孕妈妈食用南瓜，不仅能促进胎儿的脑细胞发育，增强其活力，还可防治妊娠水肿、高血压等孕期并发症，促进血凝及预防产后出血。最简单的食用方法是煮粥，取南瓜500克、粳米60克，煮成南瓜粥，可促进肝肾细胞再生，同时对早孕反应后恢复食欲及体力有促进作用。

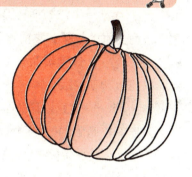

吃什么可以补充维生素E

维生素E在水果及肉、鱼等动物性食物中的含量极少。含量最高的是植物油类如麦胚油、玉米油、棉子油、橄榄油、大豆油、菜子油、花生油及芝麻油等。坚果类食物如山核桃、黑芝麻、榛子、生葵花子、炒花生中的含量也较高。另外，每100克玉米面就含有6.8克左右的维生素E，其他谷物中维生素E的含量由多到少依次为荞麦、小米、高粱米。黑木耳、蘑菇、金针菇、红富士苹果等果蔬，红螺、河蟹、对虾中的含量也较高。为了使胎儿储存一定量的维生素E，孕妇应每日多加2毫克摄入量。

吃什么可以补充维生素K

绿叶蔬菜和动物肝脏中都含有维生素K，如苜蓿、萝卜缨、菜花、白菜、菠菜、莴笋、酸菜、甘蓝、大豆、紫菜、蛋黄、燕麦、小麦、黑麦、大豆油、鹌鹑肉、动物肝脏、鱼肝油等，必要时可每天口服维生素K。

能让孕妈妈轻松入眠的食物都有哪些

产前1个月最怕睡不好,一是本来情绪就可能很紧张,睡眠再不足的话更会胡思乱想,二是分娩需要储备体力,睡不好、身体疲倦,就没有足够的力气应对分娩。但让孕妈妈困扰的是产前又不能吃安定药或者安眠药,药物对宝宝有很大的危害。这时候,一些帮助放松、睡眠的食物是首选。

(1) **香蕉** 香蕉是包着果皮的"安眠药",香蕉中除了含有帮助睡眠的物质以外,还有帮助放松肌肉的物质,而且香蕉还有缓解便秘的作用。

(2) **牛奶** 牛奶补钙又安眠,是最常用的安眠食物。注意是鲜奶才可以,酸奶没有安眠的效果,睡前喝牛奶最好用温水热一下。

(3) **蜂蜜** 蜂蜜辅助安眠。蜂蜜本身有提神的作用,但是滴在牛奶里的话,又可以帮助安眠。

(4) **土豆** 土豆能帮助孕妈妈清除睡眠障碍。土豆本身不能催眠,但是可以清除影响睡眠的一些酸性物质。

(5) **甜杏仁** 甜杏仁里的镁是助眠的良药。注意每天晚上吃5~10颗就可以了,或者喝一杯杏仁茶。

(6) **菊花茶** 菊花茶让孕妈妈紧张的情绪放松下来,从而做个好梦。注意不是菊花和绿茶的混合花茶,只是简单的干菊花。

为什么说巧克力是助产大力士

产妇在临产前要多补充些热量,以保证有足够的力量促使子宫口尽快开大,顺利分娩。当前很多营养学家和医生都推崇巧克力,认为它可以充当"助产大力士",并将它誉为"分娩佳食"。一是因为它营养丰富,含有大量的优质糖类,而且能在很短时间内被人体消化吸收和利用,产生出大量的热量,供人体消耗。据测定,每100克巧克力中含有糖类50克左右,脂肪30克左右,蛋白质15克以上,还含有较多的锌、维生素B_2、铁和钙等,它被消化吸收和利用的速度是鸡蛋的5倍、脂肪的3倍。二是体积小、发热多,而且香甜可口,吃起来也很方便。产妇只要在临产前吃一两块巧克力就能在分娩过程中产生更多热量。因此,让产妇在临产前适当吃些巧克力,对身体十分有益。

孕妈妈本月如何吃火锅更安全

踏入寒冷的冬季，最开心的莫过于一家人围坐在火锅旁吃涮锅了。吃火锅时，热气腾腾，有一种温暖的感觉。但对大肚子的孕妈妈来说，想吃火锅却又不敢吃，一方面担心卫生条件不允许，另一方面担心脆弱的胃部无法承受，在选择食物时还要避免病从口入。怀孕期间孕妈妈如何安全吃火锅呢？

一方面是汤底的选择。最好以清汤底为佳，不宜放太多油，避免摄取过多的脂肪，导致出现身体超重现象。有的孕妈妈可能会因为胃口欠佳，以为选吃麻辣汤底有助增进食欲。但辛辣食物会刺激心脏，而且有些人吃了会引致腹泻，在怀孕期间最好避免进食。

另一方面是火锅料的选择：

肉类最好选低脂肪的肉类。以鱼片、瘦肉片及鸡肉片等为佳。雪花肥牛片脂肪成分高，过于肥腻，孕妈妈不宜进食，以免过多脂肪积聚在体内，引致超重现象。

虾、鱼含丰富的蛋白质，可适量进食。不过要留意，海鲜容易引起皮肤敏感，不宜多吃。不宜吃蚬、蚝、鲍鱼仔、贝壳类食物，此类食物容易污染，万一不慎容易中招、出现肠胃不适，要吃也要彻底煮熟。蟹属寒凉食物，孕妇进食容易引起腰痛，应尽量少食为妙。

食火锅时宜多吃菜心、芥蓝、金针菇或鲜冬菇等较正气的蔬菜。特别是绿色蔬菜含高纤维素，孕妈妈不妨尽量多吃一些，有助于减低便秘的情况。但不能过量吃生菜，否则会导致胃寒并容易胃痛，如果孕妈妈身体较虚弱，会引起头晕。另外，吃过量黄芽白会引致湿热等。

在饮品方面可以选择酸梅汤，不能喝啤酒、汽水的寒凉饮料，因为它们容易引致胃痛。

另外在吃火锅时，还要注意安全卫生：

孕妈妈喜爱吃火锅，最好自己在家准备，除汤底及材料应自己安排外，食物卫生也是最重要的。切记，无论在餐厅或在家吃火锅，任何食物一定要灼至熟透，才可进食。一般人们习惯把鲜嫩的肉片放到煮开的汤料中稍稍一烫即进食，这种短暂的加热并不能杀死寄生在肉片细胞内的弓形虫幼虫，进食这样的肉类将带来很严重的后果。

吃火锅还必须讲顺序。涮火锅的顺序很有讲究，最好吃前先喝小半杯新鲜果汁,接着吃蔬菜,然后是肉。这样,才可以合理利用食物的营养,减少胃肠负担,达到健康饮食的目的。

孕妈妈应尽量避免用同一双筷子取生食物及进食,否则容易将生食上沾染的细菌带进肚里,而造成泻肚及其他疾病。

如果火锅的位置距自己太远,不要勉强伸手烫食物,以免加重腰背压力,导致腰背疲倦及酸痛,最好请丈夫或朋友代劳。

在吃火锅时,如果孕妈妈胃口不佳,应减慢进食速度及减少进食分量,以免食后消化不了,引致不适。

孕10月推荐的食谱都有哪些

蔬菜牛肉粥

原料 牛肉100克,大米150克,胡萝卜、洋葱、香油、酱油各适量。

做法 ①大米洗净,用水泡好;牛肉、胡萝卜、洋葱切碎。②用香油把牛肉在锅里炒一下,再放入泡好的大米同炒。③将大米炒至一定程度后加入胡萝卜和水,用小火煮烂,再用酱油调味即可。

红枣莲藕排骨汤

原料 红枣5个,莲藕100克,猪小排300克,植物油、料酒、精盐、麻油各适量。

做法 ①将红枣清洗干净,对半掰开备用;藕洗净,切成片。②将猪小排清洗干净放入锅中加清水、料酒,煮沸后捞出,再次用清水冲洗去除血污。③在汤锅内倒入清水,放入红枣、莲藕、猪小排,煮沸后放入精盐调味,焖煮40分钟后淋上麻油即可出锅。

砂仁鲫鱼汤

原料 鲫鱼2条,砂仁10克,生姜、葱段、料酒、精盐、味精、胡椒粉、植物油各适量。

做法 ①把鲫鱼洗净,鱼腹中塞入砂仁。②锅置火上,倒油烧热,投入生姜、葱段煸香,放入鲫鱼略煎,烹入料酒,加清水大火烧开。③改中火烧至汤色乳白,加入精盐、味精,撒入胡椒粉即可。

关注日常生活细节

如何为宝宝布置一间可爱的婴儿房

(1) 安全性摆第一 刚出生的宝宝对子宫外的环境还不适应，抵抗力较弱，因此房间里的家居和墙漆要采用环保材料，以免宝宝受到有毒气体的伤害。房间的装修粉刷工作要在宝宝出生前几个月就做好，这样有毒气体才有充足的时间挥发。另外，婴儿床周围及上方不要摆放过多的杂物，防止碰落砸伤宝宝。

(2) 兼顾舒适性 最好选择朝南的房间作为婴儿房，这样一天之中就能接受相对充足的阳光照射。室内要经常通风，保持空气新鲜。室温要保持在16~24℃之间，同时空气不能太干燥。可在宝宝的床头挂1个温度计，以便随时观察温度的变化，适时增减宝宝的衣物及被褥。婴儿床不要放在窗边，以免宝宝受风感冒以及阳光直射宝宝的眼睛。

(3) 整体颜色宜柔和 婴儿房的整体颜色宜选用淡雅、柔和又不失活泼的暖色调，如粉色、黄色、橘色、淡绿等，尤其是淡蓝色，对宝宝的中枢神经系统有良好的镇定作用。不要大面积使用容易使人产生压抑感的冷色调，还要注意墙壁、天花板、窗帘等色调的统一。总之色彩要丰富、温暖、明快，有利于促进宝宝的视力发育。另外，灯光也不宜过强，光线柔和才不会刺激宝宝的眼睛。

(4) 玩具必不可少 新生宝宝的视力范围只有25厘米左右，太远的东西他是看不清的，所以玩具放得不要离宝宝太远。最好选购那种挂在床头，可以转动的玩具，因为宝宝喜欢用眼睛搜寻目标，一旦发现目标就会盯住不放，如果目光总是停留在一处，容易形成"斗鸡眼"，而他的眼睛随着玩具转动时，就不会发生这种情况。

做下蹲动作有助加速产程吗

宫缩时下蹲会有助于转移压力，可以有效地减轻疼痛。做的时候孕妈妈两脚分开，用手扶住床或者椅子作为支撑，然后屈膝下蹲，孕妈妈可以根据自己的身体情况半蹲或者完全蹲下。需要注意的是，这个动作会让腿部承受一定的压力，最好在预产期前几周或者几个月前就可以开始练习。

如果宫颈还没有完全打开的话，在下蹲时千万不要试图用力娩出胎儿。因为，盲目地用力不仅会让自己痛苦，也会消耗大量的体力，影响产程的进展。

宫缩时进行压腿有哪些好处

当一条腿抬高时，骨盆的空间会相应地打开变得宽敞些，宝宝容易下降。所以在宫缩到来时孕妈妈可以将一只脚放在比较稳固的椅子、床或者楼梯上，使身体前倾形成压腿的姿势，同时摇晃臀部。这样做不仅帮助宝宝下滑，还能分散对阵痛的注意力。

宫缩时身体前倾有哪些好处

重力会起到一定的加速产程的作用，所以跪立或站立的姿势比躺着的姿势更适合分娩中的孕妈妈。孕妈妈可以给自己找个支撑，桌子、床或者椅子甚至老公，然后用站立的姿势身体前倾。同时当宫缩来的时候就摇晃臀部使自己放松。

如果跪立的话，这个动作可以变化成跪在地板上或者床上，双手和膝盖撑地，把腰向上拱起然后再放平，然后再拱起、放平，交替进行，宫缩时摇晃臀部。

孕妈妈在做这个动作时，宝宝受到的压力是最小的，动脉和脐带也不会受到任何压力，放松的感觉要比一直躺在床上好得多。

分娩的全过程是怎样的

（1）**第1产程——开口期**　即宫口扩张期。指从规律宫缩开始到宫口开全，初产妇 12～16 小时，经产妇 6～8 小时。此期间子宫有规律地收缩，宫口逐渐扩张，产妇常有腰酸及腹部下坠感。

（2）**第 2 产程——娩出期** 即胎宝宝娩出期。指从宫口开全到胎宝宝娩出，初产妇一般 1～2 小时。此期宫口已开全，胎膜已破，宫缩持续时间延长达 30 秒至 1 分钟，间歇 1～2 分钟，再次宫缩时出现排便感。此时应深吸一口气，努力向下屏气，以增加腹压，协助胎宝宝娩出。胎宝宝娩出后产妇会突然感到轻松。

（3）**第 3 产程——后产期** 即胎宝宝娩出到胎盘排出的过程。一般不超过 30 分钟。胎宝宝娩出后，宫缩暂时停止，不久又重新开始以促使胎盘排出，此时产妇只需稍加腹压即可。胎盘娩出后，产妇可放松休息，接生人员或医护人员必须检查胎盘胎膜是否完整，产道有无裂伤，并进行相应的处理。此时便完成了分娩的全过程。

分娩时如何与医生积极配合

分娩是一个自然的生理过程，正常分娩并没有太多危险，只要产妇与医生配合好，分娩就能顺利进行。

（1）**第 1 产程的配合** 在此阶段，宫口未开全，产妇用力是徒劳的，过早用力反而会使宫口肿胀、发紧，不易张开。此时产妇应做到以下几点：

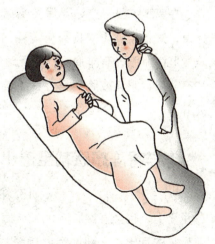

思想放松，精神愉快：紧张情绪可以直接影响子宫收缩，而且会使食欲减退，引起疲劳、乏力，影响产程进展。做深慢、均匀的腹式呼吸大有好处，即每次宫缩时深吸气，同时逐渐鼓高腹部，呼气时缓缓下降，可以减少痛苦。

注意休息，适当活动：利用宫缩间隙休息、节省体力，切忌烦躁不安、消耗精力。如果胎膜未破，可以下床活动，适当的活动能促进宫缩，有利于胎头下降。

采取最佳体位：除非是医生认为有必要，不要采取特定的体位。只要能使你感觉阵痛减轻，就是最佳体位。

乘机补充营养和水分：尽量吃些高热量的食物，如粥、牛奶、鸡蛋等，多饮汤水以保证有足够的精力来承担分娩重任。

勤排小便：膨胀的膀胱有碍胎先露下降和子宫收缩。应在保证充分的水分摄入前提下，每2～4小时主动排尿1次。

(2) 第2产程的配合 在第二产程时，宫口开全，胎儿随着宫缩逐渐下降，当胎先露部下降到骨盆底部压迫直肠时，产妇便不由自主地随着宫缩向下用力。经1～2小时，胎儿从完全开大的子宫口娩出。

第2产程时间最短。宫口开全后，产妇要注意随着宫缩用力。当宫缩时，两手紧握床旁把手，先吸一口气憋住，接着向下用力。宫缩间隙，要休息放松并喝点水，准备下次用力。当胎头即将娩出时，产妇要密切配合接生人员，不要再用力下屏，避免造成会阴严重裂伤。

(3) 第3产程的配合 胎儿生下后，胎盘及包绕胎儿的胎膜和子宫分开，随着子宫收缩而排出体外。胎盘娩出时，只需接生者稍加压即可。如超过30分钟胎盘不下，则应听从医生的安排，由医生帮助娩出胎盘。胎盘娩出意味着整个产程全部结束。

在第3产程，产妇要保持情绪平稳。分娩结束后2小时内，产妇应卧床休息，进食半流质饮食补充消耗的能量。一般产后不会马上排便，如果产妇感觉肛门坠胀，有排便感，要及时告诉医生，医生要排除软产道血肿的可能。如有头晕、眼花或胸闷等症状，也要及时告诉医生，以及早发现异常并给予处理。

怎样将阵痛感减至最小

(1) 孕妈妈应该开朗 研究发现：性格会直接影响到产妇在分娩过程中的承受力，也会直接影响她们子宫收缩的频率和强度。孕妈妈可以每天多听听轻松的音乐，主动地亲近自然，养些花草类的植物来改善自己的心情。如果有什么心事，多跟身边的亲人、朋友沟通，这可是减少分娩造成痛苦的好办法！

(2) 保证营养均衡、锌量充足 研究还发现，准妈妈自然分娩的速度与其妊娠晚期饮食中的营养是否均衡，特别是锌摄入量是否充足有关。据专家研究，锌对自然分娩的影响主要是可增强子宫有关酶的活性，促进子宫肌肉收缩，把胎儿驱出子宫腔。当缺锌时，子宫肌肉收缩力减弱，会增加自然分娩时的时间和痛苦。

（3）进行自我暗示 孕妇可以用"痛苦是为了让宝宝更聪明"等内容鼓励自己。一般情况下，采用自然分娩方式出生的宝宝比剖宫产的宝宝更聪明。在自然分娩的过程中，如果能用"痛苦是为了让宝宝更聪明"这样的自我暗示，无疑可以让自然分娩更快速，减少自然分娩的痛苦。

（4）采用科学呼吸法 为了减少生产时的紧张和压力，预先练习运用科学的呼吸方法是非常必要的。呼吸法其实不仅仅是呼吸的方法，通过神经肌肉的控制，配合产前体操、呼吸技巧，还能够大大转移孕妇的注意力，从而帮助孕妇减缓产痛。

怎样才能享受生育保险

生育保险是社会保险的一项，需要由工作单位缴纳一定费用，这样产后持相关证明就可以报销一部分生育费用。

生育或施行计划生育手术时的所在单位按照规定参加并履行了缴费义务，且为其缴纳生育保险费累计满3个月的企业职工。

生育或施行计划生育手术符合国家计划生育政策的职工。

以上条件须同时具备。

什么是生育保险

生育保险是社会保险的其中一项，是国家通过立法，对怀孕、分娩女职工给予生活保障和物质帮助的一项社会政策。

生育保险的参保人员是所在城市常住户口的职工和持有所在城市工作居住证的外埠人员，生育保险费由企业按月缴纳，个人不缴纳。

我国生育保险待遇主要包括两项：一是生育津贴，用于保障女职工产假期间的基本生活需求；二是生育医疗待遇，用于保障女职工怀孕、分娩期间以及女职工实施节育手术时的基本医疗保健需要。

生育保险如何报销和发放

生育女职工产假满30天内,由用人单位或街道、镇劳动保障服务站工作人员携带申报材料到区社会劳动保险处生育保险窗口办理待遇结算;工作人员受理核准后,支付生育医疗费和生育津贴。

生育保险金 = 生育津贴 + 医疗补助金津贴

(1) 生育津贴

女职工:以用人单位职工月平均工资为基数,正常生育的按3个月(90天)计发;晚育的按3.5个月(105天)计发;生育并已领取"独生子女优待证"的按4.17个月(125天)计发。

晚育并已领取"独生子女优待证"的按4.67个月(140天)计发。

男职工:领取"独生子女优待证"的男配偶享受10天假期,以孩子出生当月本单位人均计发。

(2) 医疗补助津贴

以上年度企业职工月平均工资为基数,正常生育的按2个月计发;剖宫产或多胞胎的按4个月计发。

怎样选择适合自己的产科医院

孕妈妈在选择产科医院的时候,应结合自身的情况,从多方面进行考虑:

首先,孕妈妈应了解自身情况,一般最好选择综合医院。如果孕妈妈有妊娠期高血压疾病、妊娠期糖尿病、胎膜早破等产科并发症和合并症,适宜在妇产专科医院分娩;孕妈妈如果合并有如胰腺炎、心脏病等内外科疾病,适宜在综合医院的产科分娩,因为专科医院缺乏医疗设备和技术力量,治疗这类疾病的药品也少;不过,如果孕妈妈患有妊娠急性脂肪肝、急性重症肝炎等疾病,以及发现有各类肝炎、梅毒、艾滋病等合并传染病,应当前往消毒和隔离条件较好的传染病专科医院产科待产。

其次,孕妈妈应多方面了解产科医院,衡量医院水平。通过多种渠道了解当地多个产科医院的情况。如咨询有过生产经验的朋友或亲戚,也可以通过网络查询,分别了解一下产科医院的相关情况,如硬件设施、医生的技术水平,以及有关住院条件、床位是否紧张,配餐、病房是否可以自由选择,紧急抢救设备或血源是否充足、能否选择分娩方法、分娩时能否家人陪伴、产后有无专人护理和剖宫产率是否很高、新生儿的检查制度是否完善、产后有无喂养专家指导等,这些都是评判一个医院医疗和服务水平高低的重要指标。

除待产包以外,还需要做哪些考虑

相信在临近预产期的时候,准妈妈都已经整理好了待产包,一些相关的证件也都摆放在了手边。但是以下事项也该予以考虑:

临产时,应该什么时候给医生打电话?

医生和护士下班后如何能找到他们?

是先给医生打电话还是直接去医院?

家离医院大致有多远?

该乘什么交通工具去医院?

在上下班时间交通拥挤时,从家出发大约需多长时间到达医院?

是否预先演练过去医院的路程和时间?

最好寻找到一条备用的路,以便当第一条路堵塞时能有另外一条路供选择,尽快到达医院。

本月有哪些安全注意事项

(1)保持身体的平衡 在整理家务时,绝对不要攀登到高处。遇到某些费力的事情,或者需要从高处拿物时,应该请丈夫或家人帮忙。另外,出门时应穿矮跟的鞋子,以免摔倒或扭伤脚。上下有坡度的地方也要格外小心。

(2)不要独自出门 现在,由于难以保证恰好在预产期分娩,因此准妈妈在产期临近时最好不要独自外出,尽量和丈夫或身边的其他人一起出门。

(3)起坐要小心 在起身时,应先把双手放在下面,撑起身体,然后在床上仰起上半身,接着慢慢撑起上半身起来,坐下,再把脚放下来;衣着以穿脱方便的保暖衣物为主。

(4)饮食须洁净卫生 避免吃生冷、不干净或隔夜食物;多喝开水,多吃水果,可防脱水和便秘。

最新十月怀胎1000问

分娩前需要做预演吗

能在分娩前模拟一下真实的分娩过程，到了真正分娩的时候，孕妇就不会那么恐惧和紧张了。所谓预演，就是医院为产妇进行的一个入院、待产、分娩过程，包括：开始有临产征兆、接诊、产床模拟、分娩等各个环节。医护人员做详细讲解并进行操作示范，使产妇了解每一个过程是怎样进行的，自己应该怎样配合，让产妇熟悉临产时的流程及分娩所用的设备。

产床：产床上设有利于产妇分娩的支架，有些部位可以抬高和降低，床尾可去掉。

胎心仪：可时刻记录宫缩和胎儿心跳，通过这种仪器可以了解胎儿情况。

保温箱：因新生儿的热量极易丧失，为防止体温降低，有必要将其放入保温箱内。

吸氧设备：宫缩时胎儿的血液和氧气供应都会受到影响，吸氧会使产妇的氧气储备增加，增加对宫缩的耐受能力，对产妇和胎儿都有好处。

吸引器：胎儿在母体内处于羊水包围之中，口腔和肺内有一定量的羊水存在。新生儿受到产道的挤压，羊水被挤压出去，可减少肺部疾患的发生。但少数新生儿口腔内仍有羊水，甚至还会有胎粪，就需要用吸引器吸出。

临产前有哪些禁忌

等待了9个月，历经了太多的艰辛，当腹中的宝宝即将来到眼前时，孕妈妈们的心情自然是无言的激动与兴奋。但是由于很多孕妈妈都是初次生产，对于生产没有经验，情绪上不能自控。因此，如何作好生产前的准备就万分重要了。孕妈妈们在生产之前一定要有六忌：

(1) **忌精神过度紧张**　紧张会使人变得异常敏感，对疼痛等分娩不适的感觉会加重。这样就会陷入到越紧张越痛，越痛越紧张的恶性循环。

(2) **忌急躁心理**　预产期是有一定活动期限的，提前或错后十多天都是正常的。但如超过预产期10天以上还不分娩，应请医生查明原因。

(3) **忌不重视，准备不充分**　少数产妇和家庭粗心大意，到了最后一个月各种准备仍不充分，临产时手脚忙乱，容易发生各种意外。

(4) **忌太忙太累**　储存好充分的体力是顺利生产的重要条件。临产前如果精神或身体处于疲惫状态，必将影响顺利生产。所以孕妈妈分娩前十多天，生活一定要有规律，吃好休息好，养精蓄锐，静候分娩。

（5）**忌忧愁苦闷**　有些孕妈妈临产前心情不好，处于悲伤忧愁状态，这种消极情绪也会妨碍顺利生产，应努力避免与消除。亲人应给予孕妈妈足够的关心和爱心，不要施加各种压力，以免影响顺利生产。

（6）**忌忽视孕期饮食调理**　胎宝宝的娩出主要靠子宫收缩及腹压的作用，将胎宝宝从子宫"逼"出来，这要消耗大量的精力。临产前一定要注意营养，少食多餐；注意补充足够的水分，吃好睡好，使体内能量充足、精力充沛，才能完成产时艰巨的任务。

如何做好产褥卫生

（1）**梳头、洗脸**　有人说产后不能洗脸，更不能梳头，认为"梳洗遭风，老年患头痛"。这种说法是毫无根据的，不符合卫生要求。产后不但能梳头，而且还要经常洗头发，尤其是炎热的夏天。但应注意的是洗脸、洗头最好都用温水，水温不要太高，以不感到烫手而觉得舒适为宜。

（2）**坚持刷牙、漱口**　产妇由于在分娩后需要补充营养，因而甜食比平时吃得多，面食、糖类的摄入量也较平时有所增加，食物及残渣留在牙缝儿里和停留在口腔内的机会多，更会促进细菌或病毒的生长繁殖。这样牙齿就可能被腐蚀、蛀坏，造成牙髓炎、牙周炎等口腔疾病。

另外，口腔内的细菌或病毒还可通过血液进行传播，引起急性乳腺炎、子宫内膜炎，甚至盆腔炎等。产妇大多有亲吻婴儿的习惯，这样很容易将口腔中的细菌或病毒通过接触传播到婴儿口中，引起婴儿口腔感染或全身疾病。所以，产妇应该从产后的第1天开始就要漱口、刷牙。为避免冷水刺激，产妇应当用温水刷牙、漱口。

（3）**饭前、便后要洗手**　饭前洗手，是为了洗去手上的污垢、细菌、寄生虫卵等沾染物，目的是防止病从口入，保持良好的卫生习惯；便后洗手，是因为人们在大便、小便时，难免要与内衣及下身皮肤接触，手上的污垢、细菌、寄生虫卵等，必然会沾染到内衣、下身皮肤和生殖器上，这不但不卫生，而且会引起一些疾病，如真菌性阴道炎等。因此，产妇应养成饭前、便后洗手的习惯。

产后采用什么样的卧床姿势更好

子宫的位置靠其周围的四对韧带及骨盆底肌肉、筋膜的张力来维持。妊娠时子宫增大，韧带也随之拉长，分娩后子宫迅速收缩，但韧带的弹性却像拉久的橡皮筋，难以很快地恢复原状。分娩时骨盆底肌肉、筋膜过度伸展或撕裂，也使支持子宫的力量减弱，使子宫活动度加大，容易随产妇的姿势而移位。正常子宫的位置应该是前倾前屈的，如果仰卧时间过久，子宫就会因重力关系倒向后倾位，子宫的长轴与阴道成一直线，站立时子宫容易沿阴道下降，构成子宫脱垂的可能性。子宫严重后倾会使恶露排出不畅并有腰酸背痛，日后会出现痛经、经量过多等症状。

产妇卧床时间长，为了防止子宫向一侧或向后倾倒，就要经常变换躺卧姿势，仰卧与侧卧交替。从产后第2天开始俯卧，每天1～2次，每次15～20分钟，以恢复子宫的前倾位置，产后2周可开始胸膝卧位，以防止子宫后倾。

为什么说产后排尿要尽早

由于分娩后生理变化需要，产妇在产后尿量会增多，但也常常会发生排尿困难，主要原因有：

如果产妇在分娩中产程较长，膀胱受到长时间挤压会使膀胱黏膜水肿及充血，暂时丧失收缩力而发生排尿困难；

产后膀胱肌张力减低以及对排尿的反射性下降导致产妇无尿意；

分娩时胎儿娩出的压力会使尿道口红肿及会阴伤口疼痛，使产后第1次小便有刺痛感，因而有些产妇就不愿用力排尿。

产后排尿困难就会导致膀胱残余的尿量增加及尿潴留出现。尿潴留使膀胱充盈，会妨碍有效的子宫收缩，造成宫缩乏力，导致产妇产后大出血。因此产妇在产后要尽早自行排尿，这样可减少产后大出血的发生。

坐月子期间可以看电视吗

产妇在产后身体尚未恢复前，长时间的看电视、电脑或看书报，容易用眼过度而引起眼睛疲劳、视觉模糊，导致眼疾发生。另外电视、电脑的放射性辐射和电磁场辐射均对妈妈和宝宝身体有害，因此产妇还是要以静养为主。

如果一定要看，则每 15 分钟须让眼睛休息 10 分钟，每天看电视时间不要超过 1 小时；要与电视机保持一定的距离，最佳的距离应该是电视机屏幕对角线的 5 倍，且电视机的高度要合适；最好能多听听轻柔的音乐，一方面让眼睛充分的休息，另一方面可调整情绪，消除神经紧张。

坐月子时，眼睛的护理非常重要。产妇可以在照料婴儿之余，经常闭目养神，使视力不会感到疲劳。不要长时间看物，一般目视 1 小时左右，就应该闭目休息一会儿，或远眺一下，以缓解眼睛的疲劳。

多吃富含维生素 A 的食品，如一些胡萝卜、瘦肉、扁豆、绿叶蔬菜等，可防止角膜干燥、退化和增强视力；少吃一些对眼睛不利的食物，如辛热食物、葱、蒜、韭菜、胡椒、辣椒等。

脐带血有什么用途

脐带血是胎宝宝娩出、脐带结扎并离断后残留在胎盘和脐带中的血液，通常是废弃不用的。但近些年的研究发现，脐带血中含有可以重建人体造血和免疫系统的造血干细胞，可用于造血干细胞移植，治疗多种疾病，如血液系统恶性肿瘤（如白血病、多发性骨髓瘤、淋巴瘤等）、血红蛋白病（如海洋性贫血）、骨髓造血功能衰竭（如再生障碍性贫血）、先天性免疫缺陷疾患等。

脐带血存储人可享受哪些待遇

存储人在保存期间对自体保存的脐血有完全支配、处置权。

脐带血库负责保证脐带血自体保存期间的质量。在存储人患病需进行脐带血移植时，如因脐带血库过错造成脐带血的损坏而不能使用，脐带血库将返还储户所支付全部费用的 2 倍，同时负责提供一份配型基本相合的脐带血。

存储人在 18 岁前因意外伤害或疾病住院治疗的，保险公司对于指定的医疗机构所支出的，符合当地社会医疗保险主管部门规定报销的医疗费用，超过人民币 200 元以上部分，按 70%～90% 给付住院医疗保险金，最高限额为 10 万元。

脐带血存储的流程是什么

和脐带血库签署一份保管协议，交纳脐带血采集费、检验费、冷冻费和保管费。

孕妈在住院后第一时间通知脐带血库，并告知所在医院、预产期及床位号，留下联系电话。

采集脐带血后36小时内，脐带血入库。脐带血在入库前会进行乙型肝炎、丙型肝炎、巨细胞病毒、梅毒螺旋体、艾滋病病毒以及细菌、霉菌的检验，如果存在以上问题，一般情况下将不予保存，并退还所有已交费用。

不可不知的待产知识

有哪些正确的分娩姿势

产妇在分娩时，一般是以仰卧的姿势来用力。不过，如果感到痛苦或腰痛的时候，就应该马上告诉医生，改变为侧卧或俯卧的姿势。在分娩时，产妇用力的原则是要自然，想用力的时候就用力，不要过于勉强。

下面我们来介绍一些产妇在分娩时的正确姿势。

(1) **闭口缩下颚** 产妇在仰卧的时候，因为疼痛感会把下颚朝上抬，这样就导致难以用力。因此，产妇应闭口，尽力地缩下颚。

(2) **睁眼看肚脐** 产妇在想用力时，会自然地闭上眼睛，但什么都看不见时会产生紧张感和恐惧感，影响用力。因此要睁开眼睛，保持冷静，将注意力集中在肚子处，尽力地看肚脐。

(3) **握紧扶手** 分娩时，要稍微弯曲手肘，让自己握紧扶手，在用力时，想象自己正在用力将扶手拉向前方，不过注意不要猛推。

(4) **张开膝盖和双脚** 分娩时，应该将膝盖向外，尽力地打开双脚，这样会使产道变得柔软，生产就更容易进行。如果产妇能把双脚的脚跟放在大腿根部，膝盖就会自然打开，用力时，大腿根部有向上抬举的力量。

（5）背部紧靠分娩台 分娩时，要将背部和臀部紧紧靠着分娩台，如果一旦离开，就无法有效的用力。

什么情况适合剖宫产

头盆不称、产道梗阻、宫缩乏力纠正无效、异常胎位（包括头位难产）、生殖道感染等不能经阴道分娩的。

母亲患严重内外科合并症及产科并发症，不宜从阴道分娩的，如严重心脏病、重度妊高征、前置胎盘、胎儿窘迫、脐带脱垂等。

40岁以上孕妈妈。

自然分娩中发生危急情况时。

以前子宫做过手术，自然分娩有危险，如：做过子宫肌瘤切除术、剖宫产。

骨盆变形或狭窄，如：小儿麻痹或骨盆骨折等。

腹部外伤或车祸意外等。

什么是胎头浮动

在妊娠末期，特别是预产期前两周时，一般胎儿头部大都已进入骨盆。如果在分娩前胎头尚未入盆者，即称为胎头浮动。

发生胎头浮动的原因有胎位异常、骨盆畸形、骨盆狭窄、脐带过短、头盆不称和前置胎盘等。发生胎头浮动后虽有部分产妇可以自然分娩，但是大多数都会造成分娩困难。

胎头浮动在妊娠末期可引起过期妊娠，在分娩期可引起产程延长、宫颈扩张活跃期延长或阻滞。这样就会引起难产，危及产妇和胎儿的生命安全。而为了挽救母婴生命就必须进行剖宫产、会阴切开术、胎头吸引术、产钳术等手术。

脐带过短也会出现胎头浮动，在分娩时会影响胎儿血流量，造成胎儿缺氧、发生宫内窘迫，因而危及胎儿生命安全。

什么是足月小胎儿

到足月生产的胎儿体重基本可达到3千克，但有部分产妇到足月生产时，胎儿体重不足2.5千克，为足月小胎儿，也叫低出生体重儿。这样的婴儿成长发育差，大约在1年之内，身体和智力都赶不上正常儿。

造成小胎儿的原因有3方面：

(1) 孕妇方面因素 孕妇患有慢性疾病，如贫血、先天性心脏病、肺源性心脏病、甲状腺机能亢进、糖尿病等，以及产科方面并发症，如妊娠中毒症、过期妊娠等；孕妇营养不良，尤其是从事重体力劳动者，引起子宫病变，在孕早、中期有阴道流血者；孕妈妈有子宫畸形，如子宫纵隔、双角子宫等；孕妈妈体重轻、身体矮小者，均可影响胎儿在宫内的发育。孕妈妈有接触放射线或化学毒物等历史，或孕妈妈吸烟、饮酒等，也都可影响胎儿在宫内的发育。

(2) 胎儿方面因素 由于胎儿细胞分裂规律紊乱，影响胎儿发育，或者因病毒，尤其风疹病毒等引起宫内感染，影响胎儿的宫内发育。

(3) 胎盘方面因素 如胎盘发育不良、胎盘较小等。另外，如胎盘形态呈分叶状，通过胎盘供应胎儿的营养物质必然受到影响，发生胎盘梗塞、绒毛胎盘炎等。

为了防止这种小胎儿的出生，在围产期保健中，常用测量宫底高度、腹围长度以及用B超测定胎儿双顶径等方法，来观察胎儿发育情况，于是发现发育迟缓，就应及时请医生诊治。目前对于胎儿宫内发育迟缓的治疗，治疗孕妈妈原发病，除采用25%葡萄糖溶液注射进行治疗外，也有人建议用氨基酸溶液静脉注射或服用叶酸等。特别重要的是，在孕妇临产时，应加强监护，并要及时给氧。

阵痛多久才会分娩

分娩时间的长短，每一位女性都不相同。同一位产妇，每一胎的分娩时间也都不一样。

大部分的初产妇，平均要痛16～18小时，以后再分娩的时间，一般都少于8～10小时。

Part2 非常完美的十月孕期

医学研究结果表明，怀孕期间，适宜的饮食和运动，可缩短分娩的时间，减轻分娩的痛苦。产妇的态度也会对此有影响，要是产妇对分娩没有恐惧心理，在阵痛间歇时又能好好地休息，那么分娩的时间就可能缩短。

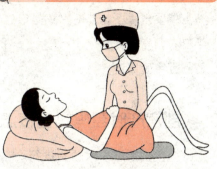

阵痛开始以后，有时护士会帮产妇灌肠，使产妇排干净残留在大肠下部及直肠的粪便。同时又会帮产妇把下腹部及外阴部的毛剃干净，并且进行消毒，以预防新生儿感染细菌。

阵痛中突然想上卫生间怎么办

阵痛中想要如厕时，必须先跟医生打招呼。因为想要用力分娩与想要大便的感觉是非常相似的。经过医生检查后发现子宫口已经开始张开，是不会允许孕妈妈去卫生间的。如果不和任何人打招呼，独自去卫生间，可能会有子宫口大开，胎儿的头部露出来，甚至一下将宝宝生出来的情况发生。

分娩过程大概需要多长时间

一般来说，第1产程10~12小时，第2产程1~2小时，第3产程为5~30分钟。个体间产程的差异往往是第1产程时间上的差异，第2产程及第3产程在临床上控制比较严格，通常不会有太大的出入。初产妇的总产程约为16小时；经产妇（有过生产史的女性）为10~12小时。需指出，临产必须从有规律的宫缩开始计算。

怎样把握宫缩节奏

临盆早期，孕妈妈的宫缩时间间隔较长，20~30分钟1次，每次不超过1分钟，然后，宫缩间隔变为约5分钟1次，宫口开到3厘米；到临盆活跃期，宫缩开始变得有规律且间隔时间更短，2~5分钟1次，每次宫缩会持续将近1分钟之久，宫口从4厘米扩大到8厘米。此时孕妈妈会感觉很痛，但切记要保持安静，不要大喊大叫，以免耗费体力；进入过渡期就预示着胎宝宝马上就要出生了，此时宫缩是最痛的，时间间隔为2~3分钟，每次持续1分半左右，宫颈开到了10厘米，这时，孕妈妈要配合医生的指导用力和放松，直到宝宝娩出。

剖宫产时孕妈妈应该怎样配合

为使剖宫产手术顺利进行，在进行剖宫产手术前后，孕妈妈要做好以下几点：

孕妈妈应放松紧张心情，随着麻醉方法的改进及手术前后护理的改善，剖宫产的危险性及并发症大大减少，可以说剖宫产是快速、安全、简单、无痛的分娩方式，但也不能滥用剖宫产。

手术前应排空大小便。

手术时要听从手术者的指挥。如局部麻醉后有什么不适感，要真实及时告诉医生，以便有针对性地处理，手术中孕妈妈最好不要大喊大叫。一般手术时间为30~60分钟。

超时生产有哪些危害

超时生产又叫滞产，指分娩时的总产程初产妇超过24小时或经产妇超过16小时。造成这种状况的原因是子宫收缩乏力，导致子宫收缩乏力的原因有胎头与骨盆不相称、胎位异常、子宫发育畸形（双角子宫）、子宫肌瘤、精神紧张、疲劳、进食不足、用药不当等。

由于临产时间过长，子宫收缩乏力，产妇疲劳，体力消耗，以致肠胀气、排尿困难、脱水、甚至酸中毒，容易造成产后出血及感染。胎儿长时间承受子宫收缩的压力，可造成胎儿缺氧、新生儿窒息，由此增加了手术分娩难度，从而使胎儿产伤、宫内感染的机会也随之增加，出生后容易发生并发症。

什么是宫缩乏力

子宫收缩时，闭合的子宫口缓缓张开，胎儿不断滑出至阴道口。但有时一开始宫缩就非常微弱，或分娩过程中宫缩消失或非常微弱，这在医学上称为宫缩乏力。

导致阵痛微弱的主要原因有多胎妊娠、羊水过多以及巨大儿等，当胎儿经过子宫时，因子宫肌肉被拉长，容易导致宫缩乏力。另外，胎位异常、骨盆狭窄以及宫颈过硬时，同样有可能导致子宫肌肉拉长，感觉不到阵痛。

出现宫缩乏力时，应当使用镇静剂等药物，保持体力。如果使用镇静剂仍然不奏效，就需要注射宫缩乏力促进的药物，甚至需要实施剖宫产手术。

在家中发生急产怎么办

新妈妈一旦在家中发生急产，要立即拨打急救电话，简要介绍自己的情况，请他们迅速赶来救助，尽量保持镇静，明确地告知自己的姓名、住址。

让新妈妈躺在床上，臀下垫上被子，上面铺干净塑胶布，用肥皂水清洗外阴及肛门区。当胎头露出阴道口时，鼓励新妈妈大口喘气，轻轻按压胎头，帮助娩出，千万不要用力牵拉胎头。

当胎头娩出后，轻轻下压胎头，帮助前肩娩出再轻轻上抬胎头，帮助后肩娩出，后肩娩出后，胎体随之娩出。用干毛巾把新生宝宝擦拭干净，然后用浴巾或毯子包起来，并用干净柔软的布擦净新生儿口腔内的黏液。这时不要牵拉脐带，等胎盘自然娩出后，用干净的布或纸包起来，千万不要切断脐带，将胎盘放在高于新生宝宝的地方。

用毯子或被子给新妈妈保暖，静静等待急救中心人员的到来。

在去医院途中发生急产怎么办

首先应马上停车，打开车灯，将新妈妈放在后座上，臀下垫上被和毯子，新生儿出生后的处理方法同在家中急产一样。

为避免新生儿窒息，让其朝向侧面，裹上毛巾或毯子后放在新妈妈肚子上，保持不动地赶往医院。

为什么产前要排空大小便

有的产妇临产前准备不足，容易憋着大小便上产床，这是极为不利的。

有经验的医生总是嘱咐产妇先解尽大小便,或在宫颈刚扩张时,医生要用肥皂水灌肠,清除粪便。这是因为排空大小便,有利于子宫收缩。

胎头下降受多方面因素影响,而充盈的膀胱和直肠都会影响胎头下降速度,因此临产前应尽早排净大小便,排空膀胱和直肠,让胎头能顺利下降。

分娩时,子宫强而有节律的收缩,以娩出胎儿;若周围挤压过紧,必然影响子宫收缩。因为子宫的正常收缩运动,要求有一个宽松的环境,假如直肠充满粪便,膀胱充满尿液,子宫的收缩运动必然很费力,胎儿先露部受阻而难于下降,以致宫口迟迟不开;胎头在盆底较长时间的压迫膀胱和肛门括约肌,以致括约肌麻痹导致产后尿潴留和产后大便困难。排空大小便,还可避免因腹压增加而造成产妇在分娩过程中不由自主地将大便溢出,污染外阴。故此,排空大上便可减少产道细菌感染的机会。

分娩前,产妇应做到定时小便,每隔2~4小时排尿1次,使膀胱随时呈现空虚状态。若产前排尿困难,可要求导尿,或针灸通便。临产前应定时大便,养成晨起排便习惯。若大便困难,宜吃新鲜蔬菜、水果(如香蕉、柿子、西瓜)、蜂蜜等。

双胎与单胎分娩的不同之处是什么

双胎由于子宫过度膨大,临产后容易发生宫缩乏力,常使产程延长。

双胎胎儿较小,常伴有胎位异常,故破膜后易发生脐带脱垂。第1胎儿娩出后,由于宫腔容积仍大,第2胎儿活动加大,容易转成横位。第1胎儿娩出后,由于子宫骤然缩小,可能发生胎盘剥离,直接威胁第2胎儿的生命。

由于子宫过度增大,常易发生早产、胎儿体重较轻,约有半数新生儿体重在2500克以下,新生儿死亡率也较高。

由于子宫收缩,常发生产后出血。另常有贫血,分娩时阴道操作也较多,易发生产褥感染。

双胎妊娠属高危妊娠,双胎分娩时应注意监护与处理。双胎妊娠大多可经阴道分娩,应严密观察产程和胎心变化,做好输液、输血、抢救新生儿的准备。

Part2 非常完美的十月孕期

如何区分真假分娩

有的产妇会时而出现分娩的假象，或子宫无规律的收缩。一般来讲，真假分娩是难以辨别的。通常假分娩宫缩无规律，且宫缩程度不如真分娩剧烈。辨别的办法是检查阴道，看子宫颈的变化。还有就是进行宫缩计时，计算连续两次开始宫缩的时间间隔，持续记录1小时。下面来看看真假分娩之间的区别：

	假分娩	真分娩
宫缩时间	无规律，时间间隔不会越来越小。	有固定的时间间隔，随着时间的推移，间隔越来越小，每次宫缩约持续30~70秒。
宫缩强度	通常比较弱，不会越来越强。有时会增强，然后又会转弱。	宫缩强度稳定增加。
宫缩疼痛部位	通常只在前方疼痛。	先从后背开始疼痛，而后转移至前方。
运动后的反应	产妇行走或休息片刻后，有时甚至换一下体位后都会停止宫缩。	不管如何运动，宫缩照常进行。

如何预防子宫破裂

生产是一件令人喜悦的事，大家都希望怀孕或生产过程平安顺利，这不但是医生的责任，也是产妇的责任。

产妇应将自己过去的病史仔细地告诉医生，必须医生能提早做准备。

做好孕期保健及时发现骨盆狭窄、头盆不称等，对其分娩方式应事先做好适当的安排；胎位不正的产妇应由医生及时纠正。另外，一旦待产过程中出现问题，一定要马上与医护人员沟通，以便提早发现、提早治疗，以确保母亲与婴儿的安全。

分娩时要严密观察产程，发现出现异常，应及时查找原因，给予处理：

严格掌握催产素应用的指征和方法；凡发现有子宫破裂先兆时，应立即争取时间做剖宫产以挽救母、婴，避免任何阴道操作，以防子宫破裂。

进产房时孕妈妈要做些什么

进入产房后，医生会询问产妇的感觉，然后检查胎位，之后是检查子宫，确认宫口张开了多少，然后做胎心监护，以了解此时胎宝宝在宫内的情况。如果没有异常，就可以上产床了。

医生或助产士准备好之后，分娩就会正式开始。这时候产妇要将注意力集中于产道，收紧下颌，看着自己的肚脐，尽量分开双膝，身体不要向后仰。脚掌稳稳地踩在脚踏板上，脚后跟用力。紧紧抓住产床的把手，像摇船桨一样，朝自己这边提。背部不要离开产床，只有紧紧地贴住，才能使得上劲。在宫缩的间隙立刻用哈气法换气，然后深呼吸，等宫缩来临时向下用力，并配合医生的指示，直到将宝宝娩出。

产房里有哪些禁忌

（1）**忌说泄气话**　如果有家属进入产房陪产，一定不要说泄气话，而是要鼓励孕妈妈，否则会使她慌乱、紧张，失去信心。

（2）**忌秩序混乱**　如果一堆亲属前呼后拥，吵吵嚷嚷，手机铃声此起彼伏，必然不能使孕妈妈集中精力生产。所以要遵守秩序，保持安静，为孕妈妈创造良好的分娩环境。

（3）**忌不配合医生**　临产的恐惧容易使孕妈妈对周围的事物产生抵触情绪，如果不充分信任医生并很好地配合，很有可能增加难产的概率。

Part3
细致全面的产后育儿护理

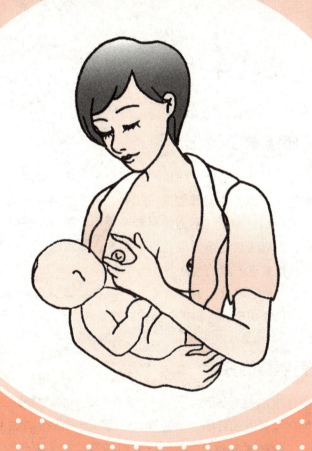

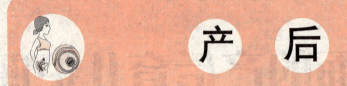

产 后

发现身体微妙变化

阴道和外阴有怎样的变化

胎儿通过阴道娩出，分娩过程中阴道的变化也非常大。分娩后，阴道腔的扩张是毫无疑问的，同时，阴道壁也变得松弛，肌张力也会降低，黏膜皱襞都会消失。之后的一段时间里，阴道腔将渐渐缩小，阴道壁肌张力也会渐渐恢复。产后3周，黏膜皱襞也会重新出现。但是，阴道腔不会缩至产前的状态，而皱襞也不会恢复至产前的数量。

外阴水肿，这是分娩后最常见的。通常，2～3天即能自行消退。如果分娩过程中，会阴部有轻度撕裂或进行过会阴切口缝合术，3～5天也会愈合。

盆底组织有怎样的变化

盆底组织包括盆底肌及其筋膜。分娩过程中，由于盆底组织过度扩张，弹性就会减弱，甚至很多时候纤维部分还会发生断裂。所以，产后要坚持做一些有助于盆底组织康复的运动，以帮助盆底组织恢复。比如产后体操就是很好的运动。

如果分娩中盆底肌及其筋膜发生了严重的断裂，而产褥期又没有好好休息，过早参加体力劳动，就有可能会致使阴道壁膨出，严重的还会导致子宫脱垂。

乳房有怎样的变化

乳房在怀孕后便较为肿胀，分娩后则更为饱满。授乳3~4月会变硬、胀大，偶尔还可看见皮下静脉浮现表皮。孕晚期至产后2~3天，乳房会流出含脂肪成分较多的黄色初乳，接着才出现白色的成熟乳。产后乳房特征之一是发痛与发热，乳房温度会高出体温2℃。哺乳期过后，有些妈妈的乳房会下垂、显松垮，这时可以用一些方法，使乳房恢复到产前的样子。

子宫有怎样的变化

女性在孕期，子宫发生了很大的变化。子宫的重量从未孕时的50克到怀孕足月时可达1000克。产后子宫要慢慢恢复到原来的重量。

(1) **子宫体的复旧** 胎盘娩出后，子宫立即收缩变小。在腹部可以摸到一个很硬并呈球形的子宫体，它的上缘约和脐处于同一水平。然后子宫底的高度平均每日下降1~2厘米。产后10~14日，子宫就完全降入到小骨盆内，这时在腹部就摸不到子宫了。约在产后6周，子宫就基本恢复到原来的大小了。

(2) **子宫颈的复旧** 分娩结束时，因子宫颈充血、水肿而变得非常松软，皱起来如同裙边样。1周左右，子宫颈初步得到恢复。产后7~10日子宫颈内口关闭，手指尖就不易伸进去了。产后4周左右，子宫颈就基本恢复到正常大小了。由于分娩时的损伤，经产妇的子宫颈外口不再是原来的圆形，而变为横裂状了。

(3) **子宫内膜的修复** 胎盘和胎膜与子宫壁分离后，由母体排出。蜕膜组织碎片也陆续随恶露排出。子宫内膜的基底层细胞增生、修复，新生的子宫内膜覆盖整个宫腔，这一修复过程是逐步的。产后10日左右，除胎盘附着面外，其他部分的子宫腔全部被新生的内膜所覆盖；胎盘面的修复则要慢得多。分娩后，胎盘附着面的面积约手掌大，至产后2周末缩小至直径3~4厘米，于产后6~8周才能完全修复，并不留任何瘢痕。

上面所说的子宫全部复旧过程，以子宫颈复旧较快，子宫内膜修复得最慢。

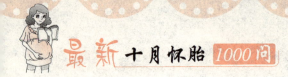

掌握科学的饮食原则

产妇为什么宜多吃鲤鱼

据中医研究，鲤鱼性平味甘，有利小便、解毒的功效，能治浮肿胀满、肝硬化腹水、妇女血崩、产后无乳等病。恶露的排出与子宫的收缩力关系密切，若子宫收缩不良，则剥离面断端的血管开放以致宫腔积血、恶露增多、恢复时间延长。鱼类含有丰富的蛋白质，可提高子宫的收缩力，帮助排余血。吃鲤鱼可有效排出恶露。此外，鲤鱼还有生乳汁的作用。

哺乳期的新妈妈能吃盐吗

新妈妈是可以吃盐的，不过食用要少量。研究证明，食盐中的"钠"会诱发诸如高血压、心脏病等心脑血管疾病。刚分娩的妈妈身体还比较虚弱，盐吃多了会引发此类疾病，而且盐还具有回乳的作用，所以一定要控制食盐量。平常也尽量避免吃用盐腌制的食物，多吃清淡的食物。哺乳期间不能吃盐的说法是没有任何科学依据的。哺乳期间盐不能多吃，但也不能一点都不吃。

产后饮食有哪些是要注意的

(1) 适当饮用红糖水，补铁、利尿 红糖的铁含量很高，还含有多种微量元素和矿物质，能够促进恶露排出，防治尿失禁。不过，饮用过多会导致新妈妈出汗更多，体内盐分流失。因此不宜饮用时间过长，最多不要超过10天。

(2) 从流食慢慢过渡到正常的饮食 产后消化系统的功能需要一段时间才能恢复，因此，产后几天可以选择一些比较容易消化的食物。可以从粥、稀饭过渡到面条，然后再吃米饭和馒头。

Part3 细致全面的产后育儿护理

（3）**少食多餐，不可贪吃** 因为月子里新妈妈大部分时间都是躺在床上，因此，每顿饭不宜吃太多，可以饿了再吃。

（4）**最好以天然食物为主，不要过多服用营养品** 目前，市场上有很多保健食品，有些人认为怀孕和生产的过程让女人大伤元气，要多吃些保健品补一补。这种想法是不对的，月子里应该以天然的绿色食物为主，尽量少食用或不食用人工合成的各种补品。还可以选择食用一些专为产妇设计的妈妈奶粉、多种维生素或钙片。因为月子里的新妈妈，尤其是进行母乳喂养的妈妈需要补充更多的钙、铁、维生素和矿物质。

（5）**要多喝一些温的白开水，避免吃冷饮** 饮料和酒精类饮品不适合月子里的新妈妈饮用，应该多喝一些温热的白开水，补充大量出汗时体内丢失的水分。千万不要因为天气炎热或怕出汗而喝冰水或是大量食用冷饮。

（6）**避免辛辣和容易产生胀气的食物** 产后容易出现便秘的问题，饮食要丰富，多食用富含植物纤维的蔬菜和水果。

（7）**不要为了恢复身材，而控制饮食的摄取量** 对于月子里的新妈妈，尤其是进行哺乳的新妈妈，应该保证足够热量的摄入。哺乳的新妈妈每天应比正常的女性多摄入 700 卡的热量，所以这个时期绝不能采取节食的手段瘦身。

（8）**保证补钙补铁的食物摄取量** 新妈妈因为在孕期和产程中会丢失大量的钙和铁。所以应该保证每天从食物中摄取足够的钙和铁。每天钙的摄取量应不少于 1.1 克，铁为 20 毫克。富含钙质的食物有骨头汤、海带、牛奶、芝麻等。富含铁的食物有木耳、动物的内脏等。

（9）**产后两个星期内避免大鱼大肉** 在肠胃功能恢复之前，可以将鱼、肉熬成汤食用，2 周之后再食用肉类。不过比较油腻的汤也要谨慎食用。

（10）**瓜果如果担心凉可以榨成果汁饮用** 不食用生冷的食物。蔬菜可以烫一烫或炒熟，水果可以榨成果汁后，将装有果汁的杯子放入热水里 5～10 分钟后再饮用。或者是将水果煮成水果茶饮用。

产后 1～3 天的饮食如何安排

产后 1～3 天，新妈妈的体力尚未恢复，食物以清淡、不油腻、易消化、易吸收、营养丰富为佳，形式为流质或半流质。可食用牛奶、豆浆、藕粉、糖水鸡蛋、鸡蛋羹、馄饨、小米粥等,不要吃刺激性的食物。

剖宫产的新妈妈一般需要在产后36小时之后才可进食。每餐不要进食过多,因为此时新妈妈的胃肠功能还没有完全复原。三餐之间可以加餐,做到少食多餐,这样既可以保证营养的充分供给,又不至于给肠胃增加过多的负担。

应该特别注意的是,在分娩之后的1~3天内,新妈妈不要急于进食炖汤类,因为炖汤类会促进乳汁分泌,而此时新妈妈的初乳尚不十分畅通,过早喝汤只会使乳房胀痛。以后随着身体和消化能力的慢慢恢复,新妈妈再渐渐地进入正常饮食。待泌乳通畅后,才可多喝汤。

专家推荐食谱:红曲粳米粥,小米鸡蛋红糖粥,鸡蛋红枣汤。

产后4~7天的饮食如何安排

产后4~7天,新妈妈的饮食原则,主要应突出产后恶露排除和开胃这两个功效。

很多女人刚做了妈妈,身体特别虚弱,侧切的伤口隐隐作痛,血块、血液伴着分泌物不断从下身流出。这就是产后子宫在收缩回复正常大小时,从阴道排出的所谓"恶露"。恶露是由痊愈的子宫排出的阴道正常分泌物。

恶露持续的时间因人而异,平均为21天,短者可为14天,长者可达42天。但不管恶露分泌时间有多长,随着子宫内胎盘着床处愈合,分泌恶露的情形可分为3个不同阶段。前3~4天,恶露为鲜红色,即血性恶露;当子宫壁脱落时其颜色逐渐变为粉红色或棕色,即浆性恶露;大约产后15天,它会转变为黄白色或无色,即白恶露。

在恶露不断时期,除了使用专用卫生巾之外,食用有利于排除恶露功效的食物也有助于改善恶露不尽的症妆。

不论是哪种分娩方式,新妈妈在刚刚生产的最初几日里都会感觉身体虚弱、胃口比较差。如果这时强行填下油腻的"补食",只会让胃口更加减退。在产后的4~7天里,可以吃些清淡的荤食,如肉片、肉末、瘦牛肉、鸡肉、鱼肉等,配上时鲜蔬菜一起炒,口味清爽营养均衡。橙子、柚子、猕猴桃等水果也有开胃的作用。本阶段的重点是开胃而不是滋补,胃口好,才会食之有味,吸收也才会好。

专家推荐食谱:首乌炖鱼汤、麻油猪肝、四神粥、红豆糯米粥。

新妈妈食用红糖有怎样的利弊

按照我国大多数地区的风俗习惯，产妇分娩后总是要多饮红糖水或多吃红糖粥。从现代医学观点分析，红糖是未经提纯的糖类，与白糖相比，含有较多的"杂质"，正是这些"杂质"，使其优于白糖。它有两个方面的作用：一方面它含有较为丰富的营养物质，如铁、钙、胡萝卜素，有补血和活血功能，能使产后恶露排出通畅，促进产妇身体早日复原；另一方面它含有的大量的葡萄糖，能供给产妇能量，使子宫早日复旧。此外，还能利尿，有利于产妇尽快排除身体内潴留的水分及有害物质。

但是，如果产妇无限制地饮用红糖水，对身体无益反而有害。目前多数初产妇的产后子宫收缩都较好，恶露的颜色和量一般比较正常。因此，如果食用红糖时间太长，例如大量连续服用半个月至一个月以上，使阴道排出的液体多为鲜红血液，反而使产妇处在一个慢性失血的过程中，造成失血性贫血，并且影响子宫复旧，不利于产妇的康复。食用红糖过多，可以引起腹胀、食欲减退等症状，也可能引起腹泻等消化道疾病。

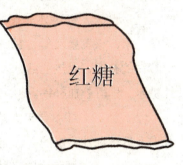

因此建议，产妇食用红糖的时间最好在产后不超过半个月，食用时要注意一定要先将其煮沸、过滤，除去杂质，且要适量食用。以后则应多吃营养丰富、多种多样的食物。

新妈妈进补母鸡有怎样讲究

传统的风俗习惯中，母鸡尤其是老母鸡一直被认为营养价值高，能增强体质，增进食欲，促进乳汁分泌，所以常被用来作为给产妇增加营养的必备食品。

但科学证明，多吃母鸡不但不能增乳，反而会出现回奶现象：这是因为产后血液中的激素浓度大大降低，这时催乳素就会发挥催乳作用，促进乳汁形成；而母鸡体中含大量的雌激素，因此产后大量食用母鸡会加大产妇身体中雌激素的含量，致使催乳素功能减弱甚至丧失，导致回奶。相反，公鸡体

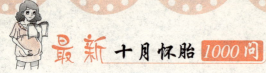

内所含的雄激素有对抗雌激素的作用,因此会使乳汁增多,这对婴儿的身体健康起着潜在的促进作用。并且公鸡所含脂肪较母鸡少,不易导致发胖,婴儿也不会因为乳汁中脂肪含量多而引起消化不良甚至腹泻。所以,产后食公鸡对母婴均有益处。

利于产后补血的食物都有哪些

生完宝宝后,新妈妈元气大伤,尤其是铁元素大量损失,因此产后一定要注意补血,下面我们就介绍一些利于产后补血的食物:

(1) **红糖** 红糖水是新妈妈产后传统的选择。红糖内含有较多的铁质、胡萝卜素、核黄素及锌、锰、钙、铜等多种微量元素,有助于产后能量的摄取和铁的补充,温热的红糖水还可以促进血液循环,新妈妈可每天喝一两杯红糖水,即可补血补铁。

(2) **红枣** 红枣含丰富的营养成分、铁、维生素及微量元素,是新妈妈补血及促进乳汁分泌的必备佳品。

(3) **黑豆** 黑色食物多数都富含铁元素,黑豆就是很好的补血食材。黑豆的吃法可随个人喜好,如可以用黑豆煮乌骨鸡给准妈妈补血。

(4) **胡萝卜** 胡萝卜含有很高的B族维生素、维生素C,同时又含有一种特别的营养素——胡萝卜素,胡萝卜素对补血非常有益,用胡萝卜煮汤,是很好的补血汤饮。

(5) **海带** 海带中含碘和铁较多,新妈妈多吃这种蔬菜,能增加乳汁中的碘及铁含量,新生儿吃了这种乳汁,有帮助于身体的生长发育,防止呆小症。

(6) **龙眼肉** 龙眼肉就是桂圆肉,龙眼肉除了含丰富的铁质外还含有维生素A、B族维生素和葡萄糖、蔗糖等。补血的同时还能治疗健忘、心悸、神经衰弱和失眠症。

(7) **猪血** 猪血的营养十分丰富,而且物美价廉,素有"液态肉""养血之玉"的美称。猪血含有蛋白质、脂肪、碳水化合物、维生素,而且猪血中含铁量较高,并以血红素铁的形式存在,是新妈妈补血的佳品。

(8) **猪肝** 猪肝含有丰富的营养物质,具有营养保健功能,是最理想的补血佳品之一。用猪肝补铁时,吃法很重要,最好是做熘猪肝或猪肝汤。

（9）金针菜 金针菜含铁量最大，比大家熟悉的菠菜高了20倍，铁质含量丰富，同时金针菜还含有丰富的维生素A、维生素B_1、维生素C、蛋白质、脂肪营养素。

新妈妈怎样吃鸡蛋更健康

分娩后，新妈妈坐月子期间常以鸡蛋为主食，但吃鸡蛋并非愈多愈好，新妈妈每天吃2~3个鸡蛋就够了。而且，煮鸡蛋比蒸、炒、煎、炸的营养价值更高，更容易消化吸收。

另外，新妈妈在产后数小时内最好不要吃鸡蛋。因为在分娩过程中，体力消耗大，出汗多，体内体液不足，消化能力随之下降。若产后立即吃鸡蛋，就难以消化吸收，增加胃肠负担，这时应以吃半流质或流质食物为宜。

高龄新妈妈月子期间该如何补

建议高龄新妈妈月子期间适当多吃瘦肉、海产、深海鱼类、奶制品、蔬菜、水果，补充维生素与矿物质。

高龄妈妈的月子进食原则如下：

高蛋白、低脂肪。奶类、蛋类、肉类（瘦肉）等都含丰富的蛋白质；杂粮、水果、蔬菜、小鱼干等属于低脂肪食物。

高龄新妈妈容易发胖，需要控制体重，需避免吃高糖食物，并降低动物性脂肪食物的摄取，如：肥肉、牛油、猪油、汉堡、香肠等。

注意补钙。女性的身体特征容易造成钙流失，25岁之后的女性都需要注意补钙，而30多岁的妈妈，补钙问题更加严峻。

产后饮食搭配有哪些禁忌

食用含铁多的食物时，最好不要同时食用含草酸或鞣酸高的苋菜、菠菜、鲜笋或浓茶，以免结合成不溶解的盐类，妨碍铁的吸收。

含钙多的食物也不要与以上蔬菜同时煮食，否则可使钙"皂化"，不能被人体吸收。

另外，要注意：猪肉忌荞麦、鸽肉、鲫鱼、黄豆；狗肉忌蒜；鲫鱼忌芥菜、猪肝；猪血忌黄豆；猪肝忌荞麦、豆酱、鱼肉；鲤鱼忌狗肉；龟肉忌苋菜；鳝鱼忌狗肉、狗血；雀肉忌猪肝；鸭蛋忌桑葚子、李子；鸡肉忌芥末、糯米、李子；鳖肉忌猪肉、兔肉、鸭肉、苋菜、鸡蛋等。

产后怎样调配膳食

饮食在产后生活中占有非常重要的地位。食疗药膳除了滋补身体外，还有预防和治疗疾病的作用。中医主张药食同源，一些很普通的食物也可以入药，创新出了很多种药膳。

下面根据产后特点介绍几种食疗药膳。

木瓜花生大枣汤

原料 木瓜750克，花生150克，大枣5枚，方糖2~3块。

做法 ①木瓜去皮、去子、切块后与花生、大枣和8碗水放入煲内。②加入方糖，待水滚后改用文火煲2小时即可饮用。

功效 木瓜含有丰富的维生素，常吃能使肌肤光滑、白净兼能养颜；花生味甘、性平，有活血通乳、健脾开胃、润肺利尿的功用。产妇要增加乳汁，可煲这款汤饮用。

木瓜鱼尾汤

原料 木瓜750克，鲩鱼尾600克，精盐、姜、植物油各适量。

做法 ①木瓜去子、去皮、切块；锅内入油烧热，放入姜片，煎香鲩鱼尾。②木瓜放入煲内，加入8碗水，煮滚，再舀起2碗滚水倒入锅中，与已煎香的鱼尾同煮片刻，再将鱼尾连汤倒回煲内，用小火煲1小时，下精盐调味，即可饮用。

功效 具有补脾益气、通乳健胃之功效，最适合产妇饮用。

参芪乌鸡汤

原料 乌骨鸡1只，党参、黄芪各50克，肉豆蔻25克，八角、茴香各适量。

做法 ①乌骨鸡去内杂物，保留心、肝。②将辅料放进鸡腹内，再加作料炖熟即可。

功效 具有温补脾胃、益气养血的功能。

红枣花生蚕豆汤

原料 蚕豆150克，红枣、

Part3 细致全面的产后育儿护理

花生各100克,胡萝卜、精盐各适量。

做法 ①将所有食材放入锅中,用文火慢炖,煮好后焖10分钟。②然后以精盐调味,再焖5分钟即可。亦可视个人喜好加入鸡爪,制成花生红枣鸡爪汤,建议加入鸡爪前先烫过为佳。

功效 蚕豆富含纤维及蛋白质,与谷类搭配烹煮,还可提高蛋白质的利用率。在药膳食补里,花生和红枣是非常有营养的产后滋补配方,与鸡爪炖煮,可增加汤中的胶质,也最适合产妇月子期进补。

养生五子粥

原料 大米200克,松子50克,白芝麻、桃仁、核桃、杏仁各20克,芝麻油1小匙、精盐、蜂蜜各适量。

做法 ①先用食物调理机将松子、桃仁、白芝麻、杏仁、核桃及300毫升冷水打成五子汁备用。②将大米用芝麻油经小火炒香后,再加入剩下的1200毫升冷水烹煮至熟软。③最后将五子汁加入粥中搅拌均匀即可。食用时可随个人口味在粥内加精盐或蜂蜜,并撒上五子坚果碎末。

功效 不仅能补充营养,亦能帮助消化,适合体质虚弱、胃口不好的产妇食用。这道五子粥,除了能提供良好的不饱和脂肪酸,还涵括各类维生素成分,比产后吃综合维生素效果要好。且能达到产后滋补美容的奇效。

枸杞艾草薏米粥

原料 薏米250克,艾草30克,枸杞子20克,酱油1大匙,精盐适量。

做法 ①将艾草用盐水汆烫后,用冷水洗去盐分,再将艾草多余的水分挤去,放入食物调理机中搅成粗碎状备用。②在汤锅中放入薏米及600毫升冷水、400毫升枸杞水(枸杞子先不放)烹煮,焖10分钟,然后将枸杞子及艾草末加入,利用余温稍焖一下即可。③最后用酱油及少许精盐调味即可。

功效 艾草具有通经活络、祛除阴寒、消肿散结的作用,和薏米、枸杞一起煮成药膳粥品,具有增强产妇身体免疫力的独特作用。

当归生姜香菇汤

原料 当归、生姜各15克,香菇、豆腐切条各250克,菠菜50克,精盐适量。

做法 ①将香菇切成小块,

同当归、生姜放入瓷罐中。②加水500毫升，用旺火炖至香菇熟烂后放入豆腐条、菠菜后少顿片刻，加入精盐少许即可食用。

▶ **功效** 当归这味中药可以说是妇科良药，因为它具有调血、养血、活血的神奇功效，此汤中加入当归，可以活血通络，适用于产妇分娩后，小腹持续疼痛的女性。

产后不能吃蔬菜和水果吗

产后不能吃蔬菜水果，这个观点显然是片面的。产后应忌食生冷食物，但非所有的蔬菜水果都不能吃。蔬菜水果中含有大量的维生素和纤维素，适当进食对产妇的身体恢复大有裨益。当然，冷饮、冷菜、凉拌菜等，产妇确实不能吃。一些性寒的水果蔬菜，产妇也应少吃，如袖子、猕猴桃、甘蔗、西瓜、甜瓜、苦瓜、荸荠、慈姑、蕹菜、苦瓜等。

适合新妈妈吃的水果都有哪些

（1）香蕉 香蕉中含有大量的纤维素和铁质，有通便补血的作用，这正是产妇特别需要的。产妇活动少，肠胃蠕动慢，容易便秘，而且分娩时失血量大，需要补血。

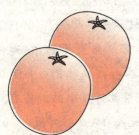

（2）橘子 橘子中含维生素C和钙质较多，维生素C能增强血管壁的弹性和韧性，防止出血，这对预防产后大出血很有益。而钙是构成婴儿骨骼牙齿的重要成分，妈妈摄入钙质多就会通过乳汁供给宝宝。橘核、橘络（橘子瓣上的白丝）还有通乳作用，可以预防乳腺不通。

（3）山楂 山楂酸、柠檬酸，能够生津止渴、散瘀活血。不仅能帮助产妇增进食欲，还能帮助排出子宫内的瘀血。山楂中还含有丰富的维生素和矿物质，对产妇的身体恢复大有帮助。

（4）红枣 中医认为，红枣是水果中最好的补药，具有补脾活胃、益气生津、调整血脉、和解百毒的作用，尤其适合产后脾胃虚弱、气血不足的人食用。

Part3 细致全面的产后育儿护理

(5)桂圆 分娩时不宜吃桂圆，但产后则可放心食用。中医认为，桂圆味甘、性平、无毒，入脾、心经，为补血益脾之佳果。产后体质虚弱的人，适当吃些新鲜的桂圆或干燥的龙眼肉，既能补脾胃之气，又能补心血不足。与桂圆性状相似的荔枝，产妇也可放心食用。

有显著效果的催乳食物都有哪些

乳汁的分泌量与新妈妈的营养有关。为使乳汁分泌充足，哺乳期的母亲不仅在"月子"里要重视营养，而且补充营养要贯穿在整个哺乳期。饮食应多样化，并多吃些奶类食物，不要忌口。经验证明，在哺乳期经常进食鸡、鸭、鱼（鲫鱼）、肉、虾、猪蹄、排骨等熬煮的汤水，可以有效地起到促进乳汁分泌的作用。

此外，以下几种饮食有较显著的催乳作用：

桃仁、花生仁碾碎，加适量红糖，配粳米煮稀饭食用。

花菜30克、黄豆50克、鸡肉150克，共煮烂后食用。

猪蹄1只、香菇50克，加水煮烂加调味品后食用。

酒酿煮鸡蛋，做点心食用。

产后推荐的食谱都有哪些

椰汁芋头滑鸡煲

原料 鲜椰汁150毫升，芋头1个，子鸡1只，青椒、红椒、精盐、淀粉、淡奶、植物油各适量。

做法 ①子鸡洗净，切块，加入淀粉、精盐，拌匀腌渍10分钟，放入五成热油锅中，滑至半熟，捞出沥油。②芋头去皮，洗净，切块，放入热油锅炸至呈金黄色，捞出沥油；青椒、红椒均洗净，切片。③锅留底油烧热，放入青椒、红椒炒香，加入鸡块、芋头翻炒均匀，调入精盐、鲜椰汁、淡奶，煮沸即成。

陈皮萝卜煮肉圆

原料 羊肉、白萝卜、陈皮、香菜末、姜丝、精盐、鸡精各适量。

做法 ①羊肉洗净，剁成肉馅，加入精盐、鸡精拌匀；白萝卜、陈皮洗净，切丝。②锅置火上，至水烧沸，放入陈皮、姜丝，将鲜肉馅挤成丸子，煮至丸子浮起，放入白萝卜丝煮熟，调入精盐、鸡精，撒上香菜末即成。

八宝鱼头

原料 鲢鱼头1个，水发香菇、火腿、虾仁、水发海参各100克，水发竹荪150克，油菜50克，枸杞子、葱姜片、精盐、鸡精、白糖、料酒、胡椒粉、鲜汤、植物油各适量。

做法 ①鲢鱼头治净；火腿切片；水发香菇、虾仁、水发海参、水发竹荪、油菜均洗净，切块；枸杞子洗净。②炒锅倒油烧热，放入葱姜片爆香，放入鲢鱼头煎片刻，加入鲜汤、香菇、火腿、虾仁、海参、竹荪、油菜、枸杞子，小火炖熟，烹入精盐、鸡精、白糖、料酒、胡椒粉调味，拣去葱姜片即成。

鸡肉红枣粥

原料 大米、鸡肉各100克，香菇50克，大枣2枚，姜末、葱花、精盐、料酒各适量。

做法 ①鸡肉洗净，切丁，加料酒拌匀腌渍10分钟；大米淘净；大枣洗净，去核；香菇泡发，洗净，切片。②锅中加适量清水，放入大米，大火烧沸，加入鸡丁、大枣、香菇、姜末，转中火熬煮至粥稠，加精盐调味，撒上葱花即成。

关注日常生活细节

刚分娩后的新妈妈要做些什么

身体分娩、产后处理等程序结束后，新妈妈需安静休息2个小时，确定无事以后，可将自己准备住院的衣服由护士或护理人员帮助穿上，然后被送到自己的病房充分休养，恢复体力。分娩后休息8个小时即可下床。一般是由护士陪同上洗手间排小便，并指导如何更换恶露垫。对阵痛和侧切伤口的疼痛，一般不需要用止痛剂，如疼痛难忍时，可在医生指导下服药。为了避免空腹和口渴，新妈妈可以吃一些简单的食品，要及时排尿，必要时进行人工排尿。

Part3　细致全面的产后育儿护理

产后第1天的生活安排：

分娩30分钟后即可首次喂奶。产后一般由护士指导喂奶与乳房按摩，试验初次哺乳，即使不出乳汁，只让宝宝含吮乳头也行。几乎所有新妈妈此时乳房并没有肿胀的感觉，只是练习让宝宝吮吸。此时可以擦浴，注意切勿过劳，排尿、排便可以自己做。在医院分娩处理恶露，前3天由护士帮助清洗消毒外阴，第4天后多数由自己清洗。

分娩当天，子宫收缩会引起产后阵痛，会阴部缝合处也会非常疼痛。但是，即使躺在床上也要进行简单的运动，加快身体恢复速度。

丈夫如何为新妈妈营造休养环境

（1）居室应清洁卫生　新妈妈在月子里几乎整天都在居室内度过，室内环境一定要打扫得非常干净。在新妈妈出院之前，家里最好用3%的来苏尔水（200～300毫升/米^2）湿擦或喷洒地板、家具和两米以下的墙壁，2小时后通风。

（2）室内温度应适宜　以"寒无凄怆，热无出汗"为原则，即冬天温度18～25℃，湿度30%～80%；夏天温度23～28℃，湿度30%～60%。新妈妈的体质和抵抗力都较低下，居室更需要保温、舒适；使用空调时，温度不宜过低。如果使用电风扇不宜直吹新妈妈。要选择阳光辐射和坐向好的房间做寝室用，这样夏天可以避免过热，冬天又能得到最大限度的阳光照射，使居室温暖。

（3）保持室内空气清新　空气清新有益于新妈妈精神愉快，有利于休息。不要紧闭门窗，要定时开窗换气，保持空气新鲜。新妈妈要避风寒和潮湿，但避风寒和潮湿，不等于紧闭门窗，特别是在盛夏季节，紧闭门窗往往会导致新妈妈中暑。其实，无论什么季节，新妈妈居住的房间都应适时开窗保持空气流通和干燥，注意不要直接受风吹即可。

产后洗澡有哪些要注意的

产褥期，特别是产后头几天，产妇皮肤的排泄功能非常旺盛，出汗很多。所以，产褥期应适时洗澡，保持皮肤卫生，这对预防疾病是十分重要的。但是，产后洗浴时，要根据产妇身体情况的特点，注意下面一些问题：

产褥期适合用擦浴或淋浴的方式洗澡。

正常生产24小时后，如果身体恢复得好即可擦浴。产后1周左右可开始淋浴。由于产后体力较差，每次洗澡的时间不要过长，一般5～10分钟就可以了。

要注意防止受风着凉，室温应控制在25℃，水温控制在38～40℃时为宜。

剖宫产和会阴切开后的产妇，在伤口还没长好以前，不能用淋浴，擦浴时也要防止脏水污染伤口。

产后洗浴应做到"冬防寒，夏防暑，春秋防风"。冬天沐浴，必须密室避风，遮围四壁，浴室宜暖，浴水须热。洗浴时以不大汗淋漓为度，因汗出太多易伤阴耗气，可导致头昏、晕闷、恶心欲吐等。夏天浴室宜空气流通，浴水温度接近人的体温，约37℃，不可贪凉用冷水洗浴，因图一时之快而后患无穷。产后触冷，气血凝滞，易致恶露停于腹中，将来可能患月经不调、痛经等病。

分娩后什么时候可下地活动

产妇若不及时活动，不仅不利于产后会阴部的清洁卫生，还会影响产妇的身体健康。

早期活动可以减少下肢静脉血栓形成的发生率；使膀胱和排尿功能迅速恢复，减少泌尿系统的感染；促进肠道蠕动，加强胃肠道的功能，以增进食欲，减少便秘的发生；并可促进盆底肌肉、筋膜紧张度的恢复等。

顺产的产妇在产后6～12小时，可以起床稍做活动，包括坐在床边、扶着床边走，24小时后就可以下床活动。会阴侧切的产妇可以稍晚一些下床活动。剖宫产的产妇术后平卧8小时后，可以翻身、侧卧，术后24小时可以坐起，48小时后开始在床边活动，并开始哺乳。剖宫产后，早期下床活动，可以减少术后肠粘连。但开始活动时间不宜过长，以免过度疲劳，可逐步增加活动量。拆线后可以做产后操、仰卧起坐、缩肛运动等。至于下床活动的时间，要根据产妇身体情况，因人而异。对于那些体质较差，或难产手术后的产妇，不可勉强其过早下床活动，但是要把早期活动的好处告诉她们，使她

Part3 细致全面的产后育儿护理

们自己量力而行。

我们提倡早期下床活动，指的是轻微的床边活动，并不是过早地进行体力活动，更不是过早地从事体力劳动，这样才能防止发生阴道壁膨出或子宫脱垂。

月子里的衣着有什么要注意的

月子里的穿戴除了满足防暑保暖的功能性外，更重要的是要保证健康，同时还要让产妇感觉舒服。坐月子的衣着应注意以下要点：

（1）衣着应宽大舒适 有些产妇因为怕产后发胖，体型改变，穿紧身衣服进行束胸或穿牛仔裤。这样的装束不利于血液畅通，特别是乳房受压迫容易形成乳痈。产妇应穿着比较宽大的衣服，贴身衣物以棉质为好。腹部可适当用腹带，以防腹壁松弛下垂，也可助子宫复原。

（2）衣物宜纯棉面料、浅颜色 衣服面料不要用化纤的，而是尽可能选择纯棉面料。化纤衣物容易引发过敏或感染，而纯棉面料吸汗、透气性和保暖性能均好于化纤面料，有利于产妇身体健康。颜色方面可以选择浅色的，一是因为浅色不易脱色，可以避免产妇因出汗造成的衣服颜色脱落，形成色斑块；二是因为这时候的宝宝视觉发育还不完善，不能给他过度的视觉刺激。

（3）衣着要常换 此时的产妇内衣非常容易汗湿，并滋生细菌。一旦产妇的乳头出现皲裂，细菌很容易通过伤口进入乳腺，有可能造成乳腺感染，也有可能通过哺乳进入宝宝的身体，影响健康，所以内衣最好天天更换。而内裤更需要天天更换，因为月子里产妇不断有恶露排出，如果不能及时更换内裤，沾染在内裤上的恶露也会滋生细菌，感染阴部，引起阴道炎、尿道炎等疾病。

新妈妈剖宫产后如何护理

（1）卧床要取半卧位 剖宫产者会发生恶露不易排出的情况，如果采用半卧位，配合多翻身，就可以促使恶露排出，避免恶露瘀积在子宫腔内，引起感染而影响子宫复位，也利于子宫切口的愈合。

（2）术后要多翻身 麻醉药物可抑制肠蠕动，引起腹胀。剖宫产的新妈妈产后宜多做翻身动作，促进肠肌蠕动功能及早恢复。术后12小时，要泡番泻叶水喝，以减轻腹胀。

(3) 产后要注意排尿　剖宫产术前要放置导尿管，术后24～48小时，麻醉药物的影响消失，膀胱肌肉才恢复排尿功能。这时可拔掉导尿管，只要一有尿意，新妈妈就要努力自行解尿，降低导尿管保留时间过长而引起尿道细菌感染的危险性。

(4) 保持腹部切口清洁　剖宫产术后2周内，应避免腹部切口沾水，全身的清洁宜采用擦浴，在此之后可以淋浴，但恶露未排干净之前一定要禁止盆浴。如果伤口出现红肿、发热或疼痛，不可自己随意挤压敷贴，应该及时就医，以免伤口感染不愈。

(5) 尽早下床活动　只要产妇体力允许，一般在术后第2天拔去排尿管后即可下床活动，并逐渐增加活动量。这样不仅可增加肠蠕动，促进子宫复旧，而且可避免发生肠粘连、血栓性静脉炎。

(6) 不宜过多进食　因为剖宫产手术时肠管受到刺激，胃肠道正常功能被抑制，肠蠕动相对减慢，肠腔内有积气。如进食过多，肠道负担加重，会造成便秘，腹压增高，不利于康复。所以，术后6小时内应禁食，6小时后也要少进食，逐步增加进食量。

(7) 不要进食产气多的食物　产气多的食物有黄豆、豆制品、甘薯、牛奶等，食后易在腹内发酵，在肠道内产生大量气体而引发腹胀。

(8) 不宜多吃鱼类食品　鱼类食品中含有一种有机酸物质二十碳五烯酸（EPA），有抑制血小板凝集的作用，妨碍术后的止血及伤口愈合。

(9) 少用止痛药　剖宫产术后麻醉药作用逐渐消失，一般在术后数小时，伤口较为疼痛，可请医生在手术当天使用止痛药物。在此之后，最好不要再使用药物止痛，以免影响肠蠕动功能的恢复。伤口疼痛一般在3天后便会自行消失。

(10) 要适当锻炼身体　剖宫产术后如果身体恢复良好，可开始进行健身锻炼。具体方法如下：

仰卧，两腿交替举起，先与身体垂直，然后慢慢放下来，两腿分别做5次。

仰卧，两臂自然放在身体两侧，屈曲抬起右腿，大腿尽力靠近腹部，左右腿交替做，各做5次。

要注意循序渐进，锻炼时间可从2～3分钟逐渐延长到10分钟。

Part3 细致全面的产后育儿护理

会阴侧切后该如何护理

会阴侧切处一定要保持清洁干燥，要换卫生垫，避免浸泡伤口，增加愈合难度。拆线前，每天可用 1 : 1000 苯扎溴铵（新洁尔灭）等消毒液冲洗 2 次，大便后要冲洗 1 次，并应避免粪便等脏物的污染。拆线后，多数产妇此时已回到家中，若恶露还没有干净，仍应坚持每天用温开水洗外阴 2 次。

同时，术后 1 周内，产妇应进食含纤维素多的食物，不要吃辛辣食物，多吃新鲜蔬菜、水果，保持大便通畅，以免伤口裂开。

最好采用坐式大便，并避免蹲坑时间太长。另外，拆线后伤口内部愈合尚不牢固，故不宜过多走动，也不宜进行动作太大的锻炼，避免做用力下蹲动作。坐座位时身体重心偏向右侧，避免伤口受压使切口表皮错开。睡觉的体位要注意，如果伤口在左侧者应当右侧睡，如果伤口在右侧，应当左侧睡。

恶露排出期间如何护理阴道

恶露排出期间，新妈妈可以按以下建议做好日常护理：

多用环形方向按摩腹部子宫位置，让恶露能够顺利排出。

大小便后用温水冲洗会阴，擦拭时由前往后擦拭或直接按压拭干，勿来回擦拭。冲洗时水流不可太强或过于用力，否则会造成保护膜破裂。

最好在分娩后第一时间就垫上产妇专用卫生巾。刚开始约 1 个小时更换 1 次，之后 2~3 个小时更换 1 次即可。

如何清理恶露

除了必要的护理清洁阴道的工作要做好外，新妈妈最好学会如何清理恶露。

新妈妈先彻底洗净双手，用消毒棉自尿道向肛门口方向擦拭整个外阴部。先擦中间，再擦左边、右边。而且消毒型清洁棉也要使用 1 次更换 1 次，以免感染产褥热或膀胱炎。清理恶露时，会阴部有缝合的人，动作要够小心轻柔，以免触痛伤口。剖宫产的恶露较容易清理，并不会比平常的生理期麻烦太多。恶露量如果变得和月经后期的量差不多一样的话，可以使用一般清洁棉去处理。

产后多久能恢复性生活

通常情况下，顺产新妈妈应在产后6周，经医生检查，子宫及内生殖道基本恢复正常后，才可以恢复夫妻生活。剖宫产的新妈妈需要更长的时间来进行恢复。一般需在产后3个月才能开始性生活，因为剖宫产除了腹部的切口外，子宫上的伤口也需要一段时间的愈合，所需要的复原时间会比自然分娩的新妈妈更长一些。

为了帮助新妈妈更好地恢复性生活，请参考以下建议：

（1）产后性生活要轻柔、缓慢 新爸爸长时间没有性生活，"第一次"难免会比较强烈，但不能为了发泄身体的那股欲火就不顾及新妈妈的感受。新爸爸对于产后"第一次"一定不要过于"勇猛"，动作应轻柔、缓慢，否则容易给新妈妈薄弱的阴道造成裂伤。

（2）外阴干燥；多抚摸 一般产后新妈妈外阴会比较干燥，容易造成行房阻碍，这时爸爸要多爱抚妈妈，绝对不要强行进行性生活，否则容易造成伤害或对"第一次"不满，而影响之后的性生活。建议新爸爸或新妈妈在"第一次"时准备阴道润滑剂。

另外，治疗外阴干燥，可以通过外用或口服一些雌激素制剂来改善症状。

（3）"第一次"时间不宜过长 为了保证妈妈的休息，建议每次性生活时间不要超过30分钟，尽量配合新妈妈的感觉来，以新妈妈感觉舒服的方式进行，当然爸爸也可以提出自己的要求，但不能强求。

针对产后疼痛有什么好的按摩方法

放松按摩的护理措施，给产妇一种安全、舒适、放松的感受，有利于产妇产后体力的恢复、紧张情绪的缓解和产后焦虑不安的减轻。下面是对于产后新妈妈腰疼、腕关节痛、颈肩部劳损产生原因的分析和按摩方法：

（1）腰痛

产生的原因：由于在产时、产后失血，导致气血亏虚；或产时及产后不慎受风；长时间站立抱婴儿而产生腰痛。

按摩方法：

①用手掌从上向下推搓腰部3～5遍，以皮肤有温热感为宜。

②用双手拇指从上向下沿着两侧的腰肌进行按压3~5次。

③双手握拳用拇、食指面沿着腰肌从上向下交替叩击，以皮肤有温热感为宜。

④双手掌交替在腰骶部从上向下推摩，以皮肤有热感为宜。同时应注意平时腰部保暖，坐姿时间不应过长，并注意腰部适当的活动锻炼。

（2）腕关节痛

产生原因：由于妈妈长时间双手怀抱宝宝，腕部负重较大且姿态相对固定，腕关节易产生劳损。另外，产后体虚或使用冷水也容易发生腕关节痛。

按摩方法：

①用一手按摩另一侧腕关节2~3分钟。

②用拇指点按另一侧腕关节痛点，同时另侧腕关节做旋转运动1~2分钟。

③双手五指相互交叉做摇腕运动约2分钟。

④用一手拇指按另一手侧腕关节四周，按压2~3次后，再做另一侧腕关节。平时应注意腕部做适当的放松运动，如抖腕法、腕部屈伸法等，使腕关节得到放松以减少疼痛的发生。

（3）颈肩部劳损

产生原因：由于新妈妈在产后体质未复原加之喂养婴儿低头时间较长，颈肩部肌肉长期处在紧张状态，所以此时易发生颈肩痛。

按摩方法：

①一手放于脑后颈部，用手从脑后发际往下拿捏到颈根，两手交替反复3~5次。

②一手放于胸前，按对侧肩井穴及肩周围，两手交替2~3分钟。

③用一手拇指交换按压颈后部风府至大椎穴3~5分钟。

④双手五指交叉，放于颈后部，同时头部做有节律的屈伸动作5~8次。另外，还可配合颈部功能训练，用头做"米"字运动。每日早、晚各1次，每次3~5分钟。

生活中注意哪3方面可预防产后便秘

新妈妈非常容易发生产后便秘，这与新妈妈的不良生活习惯有密切关系。

有些新妈妈产后饮食不当，肉吃得多，蔬菜吃得少，饮食缺乏膳食纤维及水分；有些新妈妈为追求健美而刻意减少食物的摄取量；有些产妇产后很少下床活动，甚至根本就不活动；还有的心理焦虑紧张，经常上火。因此，新妈妈要根据各自的原因从运动、饮食、精神3方面做好预防。

（1）**从运动上预防**　在床上做产后体操，进行缩肛运动，锻炼骨盆底部肌肉。促使肛门部血液回流方法是做忍大便的动作，将肛门向上提，然后放松。早、晚各做1回，每回10～30次。这些活动都可防产后便秘。

（2）**从饮食上预防**　新妈妈饮食要合理搭配，荤素结合，多吃一些含纤维素多的食物，如新鲜的蔬菜瓜果等，香蕉有较好的通便作用。少吃辣椒、胡椒、芥末等刺激性食物，尤其是不可饮酒，要多喝汤、多饮水。每日进餐时，应适当吃一些粗粮，做到粗细粮搭配，力求主食多样化。麻油和蜂蜜有润肠通便作用，产后宜适当多食用。

（3）**从精神上预防**　新妈妈要保持心情舒畅，避免不良的精神刺激，因为不良情绪可使胃酸分泌量下降，肠胃蠕动减慢。注意保持每日定时排便的习惯，以便形成条件反射。每天绕脐顺时针进行腹部按摩2～3次，每次10～15分钟，可以帮助排便。

坐月子期间可以出屋吗

自然生产的产妇，为了促使其身体早日康复，于产后8～12小时就可以自行上厕所，并可在室内活动，但应以不感到疲劳为度。剖宫产无合并症者，于手术第2天拔出导尿管后，可由他人协助在床旁活动，以后逐渐增加活动量。

产后1周，在春、夏或秋季天气晴朗时，便可到户外活动。在户外，呼吸新鲜空气、晒晒太阳、活动四肢，会使人精神愉快、心情舒畅。冬季或天气不好，如遇刮风或下雨，就不要出去了。应该注意不要着凉或过度疲劳，要量力而行。开始时，每天可出外1～2次，每次不超过半小时，以后再逐渐增加活动量。

为什么新妈妈不宜睡软床

新妈妈在产褥期睡软床可引起骶髂关节错缝、耻骨联合分离等骨盆损伤。

有的新妈妈是在产褥初期起床不慎，忽然腰扭伤，腰骶部剧烈疼痛，下肢运动困难，经检查为骶髂关节错缝。有的是早晨起床翻身时耻骨联合处剧痛，检查为耻骨联合分离。以上是软床易产生的症状。还有的是产后睡钢丝床，足月后发现两下肢行走障碍，检查为耻骨联合轻度分离，左骶髂关节稍增宽，为骨盆损伤，左骶髂关节错缝。

新妈妈睡软床会导致骨盆损伤的原因是：卵巢在妊娠末期分泌第3种激素，称松弛素，它有松弛生殖器官中各种韧带与关节的作用，有利于分娩。由于松弛素的作用，新妈妈的骨盆失去完整性、稳固性，而松散的骨盆，加上席梦思的松泡性、弹力性好，压下去，重力移除又弹起，人睡上去之后，左右活动都有一定阻力，很不利于翻身坐起。如欲急速起床或翻身，就很容易造成新妈妈骨盆损伤。因此，新妈妈应睡一段时间木板床，有利机体复原，避免损伤。

产后检查都有什么

产后10～14天内应进行第1次产后检查。这次检查的主要是会阴侧切处或剖腹手术部位的恢复情况。因为产妇不方便出门，一般会让医生上门检查。产后4周，会进行最后一次产后检查，以确定身体是否完全恢复。顺产的产妇，需检查会阴及产道的裂伤愈合情况、骨盆底肌肉组织紧张力恢复情况，以及观察阴道壁有无膨出。剖宫产的产妇，需要检查腹部伤口的愈合情况，子宫及腹部伤口是否有粘连等。

这一次产后检查的项目还包括称体重、测血压、尿常规、血常规，以及其他的常规内科检查，最重要的则是盆腔器官的检查。

盆腔器官检查是最能看出妈妈产后恢复情况的一项检查，内容如下：

子宫大小是否正常，有无脱垂。子宫位置靠后的产妇应该采取侧卧式睡眠；也可以做膝胸卧位的练习，以帮助子宫复位。

阴道分泌物的量、色、味。产后的6～8周为产褥期，产褥期过后，一般产妇都会排干净恶露。如果还有血性分泌物，颜色暗且量大，或有臭味，则表明子宫恢复不良或子宫内膜有炎症。

子宫颈有无糜烂。如有，要在医生的指导下进行治疗。

子宫的附件及周围组织有无炎症及包块。

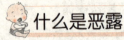

什么是恶露

产妇分娩时，无论是顺产或是剖宫产，都不会把所有胎膜都取得很干净，尤其是顺产。所以产后还有一些胎膜通过子宫收缩慢慢地脱下并排出来，这些排出来的物质就是恶露。恶露有血性恶露、浆性恶露、白色恶露之分。血性恶露在产后1周之内出现，像月经一样出血，并夹杂一些黏液，甚至还带有一些胎膜；浆性恶露为浅红色的浆液，血液量减少，较多的是坏死的蜕膜、宫颈黏液、阴道分泌物及细菌；白色恶露为白色黏稠的物质，含大量白细胞、坏死组织蜕膜、表皮细胞及细菌等。一般情况下，血性的恶露在产后1周内出现，第2周转为浆性恶露，2~3周以内为白色恶露。

对于一般的产妇来说，尤其是顺产的产妇，产后3周恶露就会基本排干净。恶露如果到了1个月还没有彻底干净，建议到医院检查，医生会用中药或者消炎药为产妇调理。

怎样做好乳房的护理

每天要用温水擦洗乳房及乳头，喂奶前要洗手，要养成定时喂乳的习惯。每3~4小时1次，每次哺乳不超过20分钟，要两侧乳房交替哺喂。坚持纯母乳喂养，可以促进子宫复旧和减少产后出血，还有利于恢复体型。

 ## 重塑健康完美身材

产后使乳房更坚挺的按摩方法是什么

乳房是女性美丽的标志之一，然而，随着宝宝的降临，新妈妈要想拥有一双分娩前那样坚挺骄傲的乳房显然不太可能了，但是，如果注意呵护，它依然会魅力不减从前。

要想保持乳房的坚挺，新妈妈应该做好以下几点：

以坐姿哺乳。要防止乳房塌陷，哺乳宝宝时要以坐姿为好，不可侧卧着身子让宝宝吸吮，有的新妈妈喜欢躺着让宝宝含着乳头一直睡到天亮，这样

Part3 细致全面的产后育儿护理

在宝宝吮吸的拉力作用下,乳房不仅会松弛,还会出现下垂。

注意按摩。哺乳完毕之后,最好进行自我按摩,但要注意轻柔,不能用力过大。在沐浴、水浴、日光浴之前,要在乳房上敷上一层起软化作用、含有维生素的滋补性化妆油膏和润肤乳液,然后做滑动性按摩。

加强锻炼。胸部发育欠佳的新妈妈预防产后乳房松弛的最好办法是加强胸廓、背部和全身负荷的体育锻炼,如游泳,划船等。

产后使乳房更坚挺的健胸操如何做

要保持原本挺拔的胸部,做一做健胸操是最有效的方法。下面我们来介绍5种运动方法,除了能帮助胸部保持坚挺之外,还能消减背肌及结实手臂上的肌肉,改善整体的线条美,让新妈妈重新找回自信。

新妈妈先屈膝跪在地上,肩膀放松向下,双手垂直拉着皮筋;然后双手同时先前做360°画圆动作,完成6次后,再向后画圆6次。

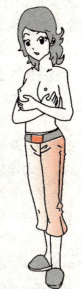

新妈妈先屈膝跪在地上,双手向两侧伸开与肩膀成水平状态并拉近皮筋;然后以弧形角度用力将皮筋拉向前面,就像拥抱的动作一样,以一来一回为1次,共进行6次。

新妈妈将皮筋的一头固定在一个地方,然后屈膝跪在地上,双手弯曲在背后,并拉着皮筋;尽量将皮筋向下拉,完成后慢慢回复到原来的状态,一来一回为1次,共进行6次。

新妈妈将皮筋的一头固定在一个地方,屈膝跪在地上,先以右手向内弯曲,并拉着皮筋;然后将皮筋向横拉,完成后右手回到原位,一来一回为1次,完成6次后,再换左手做同样动作。

新妈妈屈膝跪在地上,双手拉着皮筋张开向上弯曲;将皮筋由向内外拉,直至双掌接触,一来一回为1次,共做6次。

在床上可以轻松做的瘦身操有哪些

专家建议只要新妈妈们把握产后6个月的瘦身黄金期,循序渐进且持之以恒的练习,帮助肌肉及韧带恢复弹性,想要找回昔日诱人的身体曲线,其实并不难。下面我们介绍一套床上减肥瘦身操。

(1) 腹式呼吸运动 平躺，嘴巴紧闭，用鼻子深呼吸，感觉腹部凸起后，再缓缓吐气并放松腹部，重复5～10次。新妈妈自然产后第1天可以开始练习，剖宫产新妈妈待伤口不痛之后再开始练习。此动作可以收缩腹肌，减掉腹部赘肉。

(2) 胸部运动 平躺，手平放于身体两侧。将双手向前直举；双臂向左右伸展后平放身体两侧；接着上举至两掌相遇，再向后伸直平放；再回到前胸后，再往左右平放身体两侧，重复5～10次。此动作可以使乳房恢复弹性，预防松弛及下垂。

(3) 臀部运动 初次做，可以平躺，双手平放身体两侧，两腿膝盖弯起，单脚抬高。以后可以平躺，双手平放身体两侧，两腿膝盖弯起，单脚抬高，臀部抬高。习惯可以再加大难度，平躺，双手抱胸前，两腿膝盖弯起，单脚抬高，臀部抬高。选择以上任一动作练习，重复10次后换另一只脚做。此动作可以帮助腰、臀伸展。

(4) 腿部运动 保持自然呼吸，平躺，双手平放身体两侧，将右腿抬高至与身体垂直角度，脚尖伸直膝盖不要弯曲，再将腿慢慢放下，重复5～10次后换脚做。此动作可以促进子宫及腹肌收缩，并使腿部恢复较好曲线。

(5) 膝胸卧式 身体呈跪伏姿势，头侧向一边，双手曲起贴于胸部两侧的床面，双膝分开与肩同宽，胸部和肩部尽量接近床面，维持此姿势2～5分钟。此动作可以帮助子宫恢复正常位置。

(6) 举脚腹肌运动 平躺，双手平放身体两侧，膝盖直角弯曲，双脚抬高，维持此动作10秒再放下。此动作可以帮助减少腿部和腹部脂肪。

(7) 肌力训练运动 双腿成跪姿，脸往前看，双手支撑于地板上，右脚向后抬高，同时左手向前伸直，重复数次后再换边做（左脚右手）。初学者可只抬高一脚或只伸直一手练习。此动作可以强化肩、腰、臀的肌肉耐受力。

这些小动作，即使躺在床上，也能轻松瘦局部。新妈妈们在进行这些运动时如果感到身体不适，千万不要勉强，应该把握循序渐进的原则，在毫无负担、放轻松的状态下运动。

如何消除妊娠纹

生完宝宝之后腹部出现的妊娠纹，是让新妈妈耿耿于怀的事情。妊娠纹虽无法完全消除,但也可以通过一些方法使之减轻、变淡。

(1) **妊娠纹的处理** 涂抹擦身油、冲冷水(20℃以下)来紧缩腹部肌肤;然后,再涂擦防晒油,一边预防受到紫外线的伤害,一边做日光浴。妊娠纹就会渐渐地不那么明显。

(2) **腹部按摩** 指尖蘸取少许擦身油,按摩腹部,从下腹部朝向胸部的方向来进行按摩,然后慢慢地从中心往腰的外侧方向移动。

腰部健美操如何做

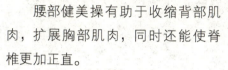

腰部健美操有助于收缩背部肌肉,扩展胸部肌肉,同时还能使脊椎更加正直。

(1) 第1节

预备姿势:直体俯卧,两臂屈肘,手掌叠放,垫在前额处,脚尖绷直,脚跟并拢。为了能做得轻松,脚跟可顶在柜子或床架上。

步骤一:上身抬起,两臂同时侧平伸直,下颏不上翘,手臂不下落。上身抬起时吸气。

步骤二:还原成预备姿势,并重复6~10次。

(2) 第2节

预备姿势:屈膝仰卧(足底尽量靠近大腿),两臂侧平伸直放于地上,掌心向上,背部可垫1个小枕头或折叠几层的毛巾。

步骤一:两手手臂和头用力撑地,挺胸,腰部尽量贴紧地面。挺胸时吸气。

步骤二:还原预备姿势。

重复5~8次。

(3) 第3节

预备姿势:两膝跪地,两手同肩宽俯撑于地,手臂和大腿与上身成直角,两膝稍稍分开。

步骤一:右臂向前上方举起,左膝同时离地,向后上方伸直并尽力抬高。手臂抬起时吸气。

步骤二:还原成预备姿势。

步骤三:左臂右腿依此练习。

重复6~8次。

(4) 第4节

预备姿势:直立于椅前,两腿并立,距椅2步。弯腰,两手扶椅背。两臂、两膝、腰背均挺直,头微抬。

步骤一:向地面方向挺胸。

步骤二:向地面方向压肩。

步骤三:向地面方向塌腰。

步骤四:还原成预备姿势。

重复4~6次。

呼吸:按练习节拍进行。

（5）第5节

预备姿势：两膝跪地（两腿并拢，两臂自然下垂）。

步骤一：两臂上举伸直，掌心向前，腰部挺直，颈部伸直，头不要回缩。

步骤二：上身缓缓前倾，臀部屈坐于脚后跟上，髋关节、膝关节保持极度紧张。

步骤三：胸部触及膝盖，背部肌肉放松，手掌触地，肩部肌肉放松，头自然下垂。

步骤四：手掌撑地时背部肌肉即绷紧，躯干缓慢挺直，成垂直状态。

步骤五：还原成预备姿势。

重复4~8次。

呼吸：上身前倾时呼气，直立时吸气。

能尽快恢复体形的活动操都有哪些

（1）**腹部锻炼** 产妇仰卧在床上，将手放在肩上，做深吸气，使腹部膨胀，然后轻轻呼气，同时用力收缩腹部肌肉，使腹部下陷。从产后第2天到第4周末均可做，有利于恢复松弛的腹部。

（2）**上肢锻炼** 产妇平卧床上，两腿稍稍分开，两臂侧平伸直，然后慢慢抬起两臂，保持肘部平直，当两手接触时，慢慢放下两臂。

从产后第2天至第4周末均可做，有利于恢复双臂及胸部肌肉的力量。

（3）**下肢腰背肌锻炼** 产妇平卧床上，两臂放于身体两侧，与身体稍微离开，然后轻轻抬起双膝、臀部及后背，使身体呈弓形。

产后第3天至第4周末均可做，有利于恢复大腿肌肉及腰背部肌肉的力量。

（4）**腹肌及臀部锻炼** 产妇仰卧床上，两膝及臂弯曲，以两肘及两足支撑，翘起骨盆部；在抬头的同时用力收缩臀部。

产后第4天至第6周末均可做，有利于恢复松弛的腹部及臀部，减少脂肪。

（5）**腹肌及股部锻炼** 产妇仰卧床上，以右侧下肢支持，稍微抬高头部及左膝，但不要接触，然后恢复原位，以同样方法，反方向做同样的动作。

产后的第5天至第6周末均可做，有利于恢复腹部及大腿部正常形态。

（6）**背部、腹部及臀部锻炼** 产妇保持前臂和小腿并拢，以肘、膝为支点爬跪于床上，可在前臂下垫1个枕头，然后向上呈弓形隆起，用力收缩臀部及腹部，接着放松，同时深呼吸。

产后第6天至第6周末均可做，有利于背、腹、臀部的恢复。

让小腹平坦的方法都有哪些

再造平坦的小腹，运动量要大一些，一定要等到体力恢复之后再做，至少，要在出月后再考虑。

（1）变形仰卧起坐运动法 躺在床尾，臀部以下留在床外，然后弯起膝盖使大腿到腹部上方。双手伸直于身体两侧，手掌朝下放在臀部的下方。接下来腹部用力，以慢慢数到10的速度，把腿往前伸直，脚尖务必朝上，使身体成一直线，然后再以数到5的速度弯曲膝盖，大腿回到原来的位置。注意背部、肩膀和手臂都要放松，感觉到仅仅腹部在用力。

（2）坐椅腹部练习操 坐在靠背椅边上，双手反拘椅背，感觉人体好像要从椅子上滑下来，放松地弓背哈腰，腰部要尽量贴上椅面。这组操方便、轻松、收效快，适合天天做或隔天练。

第1组：双脚轮流做踩自行车的动作，腿部肌肉要放松，要求一只脚向下伸到越低越好，但不能触地，另一只脚弯曲向上，越高越好，反复练习，每天坚持做20下。

第2组：同前面姿势，双腿同时向上弯曲，再同时向下伸展，注意腰部不能上顶，尽量使腹部与胃部收缩，然后再尽量接近，达到腹部亦紧亦舒，每天坚持做20下。

（3）腹部按摩 是一种最常用的腹部减肥法，利用揉捏的动作加上按摩霜，改善脂肪结构。按摩可以提高皮肤的温度，大量消耗能量，促进肠蠕动，减少肠道对营养的吸收，促进血液循环，让多余水分排出体外。

做法：以肚脐为中心，在腹部打一个问号，沿问号按摩，先右侧，后左侧，各按摩30～50下，每天按摩1次。

（4）缩腹走路 先学习呼吸，吸气时，肚皮涨起；呼气时，肚皮缩紧。对练瑜伽或练发声的人来说，这是一种基础训练。有助于刺激肠胃蠕动，促进体内废物的排出，顺畅气流，增加肺活量。

做法：平常走路和站立时，要用力缩小腹，配合腹式呼吸，让小腹肌肉变得紧实。刚开始做的前一两天会不习惯,只要随时提醒自己"缩腹才能减肥",几周下来,不但小腹趋于平坦,走路的姿势也会更优雅。

(5) **游泳减肥** 游泳30分钟,可以消耗175千卡的热量。即使人已不在水中,代谢速度依然非常快,能比平时更快地消耗脂肪。这种方法是最科学、最无须质疑的。

游泳不仅能收腹,还能全面塑造体形。

按摩瘦腿的方法有哪些

先把腿部用热水打湿,再用按摩药膏均匀地涂抹,随后用按摩刷自下往上轻刷。这是最简单、最省力的按摩方法,可能无法达到减肥的效果,但也能促进血液循环,健美腿部肌肤。

按照自己的爱好,挑选一款精油,取一至两滴滴在腿上,随后用揉、捏、推等方式按摩。一般来说,用精油按摩是较有效的美腿方式。

常用按摩方式包括推、拍、捏、揉法。

推法:双手用力放在大腿上,随后,自上向下用力推,重复15次。

拍法:这种方法最简单,即不断拍打腿部,这种手法可以使腿部肌肉放松。

捏法:用手捏起腿上的肌肉往上提,每次持续3秒。

揉法:用手掌的掌心按住大腿上的某个位置,随后作逆时针转动,反复20次。

运动瘦腿的方法有哪些

对产后的妈妈来说,适当的运动是最有效的改善腿部曲线的方式。推荐两套适合产后妈妈的美腿操。

(1) **大腿操** 脚尖向外站立,腰背挺直,双腿叉开微曲,与肩同宽,双手放在大腿上;

右腿向前伸,脚尖向上,腿尽量向下压,连做5次;随后换左腿,重复5次;

双拳紧握向前,双腿微曲下蹲,上半身仍然保持挺直;

仰卧垫上,双手插腰,左腿弯曲,右腿伸直由下至上,连做5次;随后

Part3 细致全面的产后育儿护理

换左腿，重复5次。

(2) 小腿操 双腿并拢，双手放在脑后。左腿微曲，右腿向外伸直，左右腿各重复5次；

仰卧垫上，双手插腰，双腿向空中做蹬踢的动作，心中默数50下，随后双腿弯曲放在垫上休息几秒钟，再重复上述动作。

注意：在锻炼大腿时，注意膝盖要尽量伸直，能使运动更有效果；

防止运动伤害，如果身体不适，应减少运动量，在脚踝、手腕等处应事先戴上护腕或护套；

在运动开始前，可以用一些精油涂抹在腿上活血，可以增加运动效果，减少伤害。

运动结束后，千万别忘了做放松练习。

(3) 塑型美腿操 步骤一：平躺在床上，先做深呼吸，放松心情与身体，开始缓缓地抬起头，看着自己向前伸展的脚尖，再放下；把双腿举到45°的高度，在空中略停几秒后，再重复；把腿再抬到约90°，再慢慢地向内弯曲腿，然后伸直腿后，缓缓放下。

步骤二：平卧在床，运用腹部的力量，同时把头部及腿部向上抬起，双手往前伸展；轮换抬起左右腿，配合着韵律节奏；举起双腿在空中做踩脚踏车的动作。

整个流程约需20分钟。

可以锻炼臀部肌肉的健美操怎么做

追求美丽、塑造出迷人的S曲线是女人不能放弃的终极目标。但是对于新妈妈来说，臀部多余的脂肪往往都会令她们倍感苦恼，可目前除了加强锻炼外，尚无消除臀部多余脂肪的更好办法。我们提供一套锻炼臀部肌肉的健美操，主要作用是减去臀部多余脂肪。这套操很容易学会，只需穿上柔软合体的衣服，在家中的地毯或床垫上进行。臀部健美操共6节，我们一一做介绍。

(1) 滚臀运动

①仰卧，双膝曲至胸前，两手平伸与后背紧贴地面，臀部慢慢翻向右边，尽量使双膝接近地面，同时头向左转。

②呼气，回到原来的姿势。再吸气后向相反的方向重复上述动作。

③吸气，臀部慢慢离地时让肌肉收缩。将后背的下部、中部和上部相继挺起，直至用肩胛骨支撑身体为止。保持该姿势10秒钟。

④呼气，慢慢放下身体。你会感到每一节脊椎骨都在松弛。如果没有这种感觉，重新再做1遍。

此节动作是锻炼从双膝到臀部的肌肉，增加该部位肌肉弹性。

(2) 压臀运动

①俯卧，手臂弯曲平伸，掌心和骨盆紧贴床垫，双腿翘起约15厘米。

②慢慢呼吸，收紧臀部肌肉，然后将双腿上下拍打，用力不要太猛，拍打时的感觉以舒适为宜。

此节动作借呼吸与拍打来调和臀部的肌体，使拍打部位的震颤延伸到臀部，使臀部肌体组织有别于其他部位，从而更能体现臀部魅力。

(3) 举臀运动

①屈膝仰卧，手放两侧，掌心向下，双脚分开约30厘米。

②吸气，收紧臀部肌肉，然后将臀部缓缓抬高，使下背部、中背部、上背部都离地，只靠肩胛部支撑身体，保持10秒钟。

③呼气，缓慢放下。

此节动作是锻炼从臀部到背部间的肌体，使该部位的曲线凹凸有致，增加臀部迷人风采。

(4) 紧臀运动

①跪坐在地上，臀部紧压住双脚，两只手掌轻轻地分别靠在大腿上。

②吸气，使上身和大腿直立成跪姿，绷紧臀部肌肉，坚持5秒钟。

③呼气，回到初始状态。

此节动作是锻炼从大腿到腰部间的肌体，使臀部紧缩。

(5) 扭臀运动

①仰卧，双膝靠紧，手臂向两侧伸开，与肩平行。

②吸气，两肩紧靠床垫，臀部慢慢向右转动，膝部尽量靠向床垫，同时把头向左转动。

③呼气，然后回转到原来的位置。

④按此动作吸气后再将臀部和头部转向另一侧。

此节动作的作用可以减掉脂肪，增加该部位肌肉弹性。

(6) 刺激臀部运动

①仰躺，膝盖弯曲，双臂伸直，贴在腰间，双脚张开与肩同宽。

②用力抬起臀部与腰部，使身体成一直线，保持不动2秒钟。

此节动作是借刺激腰部到臀部的肌肉，使臀部曲线玲珑有致。它不仅可以紧缩臀部曲线，还可治疗腰痛。

想要早日减掉臀部多余脂肪，新妈妈最好每次全部做完。如感到疲劳，可到室外散步，呼吸一下新鲜空气，使全身放松，直至心率恢复到运动前的水平为止。开始练习时，也许会出现肌肉酸痛的情况，几天后，肌肉酸痛会消失，1个月后，下垂的臀部能收紧上提，长期锻炼，可以塑造出臀部迷人的曲线。

可以健美颈部的运动都有哪些

(1) 头部后仰运动

预备姿势：两腿屈膝坐地，两手扶膝。

步骤一：腰用力挺直，使肩胛骨尽量并拢。

步骤二：头后仰，颈部尽量伸直，头后仰时吸气，重复10次。

(2) 头部转动的运动

预备姿势：两腿屈膝盘坐，两手握住脚尖，腰挺直。

步骤一：头机械地向左转。

步骤二：头再次尽量向左转。

步骤三：还原成预备姿势。

头再向右侧练习，各重复4~8次。

(3) 头部环绕运动

预备姿势：两膝跪地，两手同肩宽俯撑在地，两臂和大腿应与上体成直角，身体重量保持平衡。

步骤一：头做环绕动作：向下→向左→向上→向右。

步骤二：头向反方向做环绕动作。

各重复3~6次，练习时头要尽量大幅度画成一个圆圈。

(4) 头部后仰下压运动

预备姿势：身体俯卧，两手手指交叉抱后脑勺。肘部抬起，向右拉，肩胛骨尽量并拢，前额顶于地面。

头后仰，而两手同时用力下压，然后还原成预备姿势，重复8～10次。头后仰时吸气。

(5) 头部下压运动

预备姿势：两腿屈膝盘坐，腰挺直，两手握拳，叠放，下颏垫在拳头上，肘部与上体垂直。

步骤一：头下压，使颈顶在向上用力的拳头上。

步骤二：下压4次后，两手落下，自然垂于身体两侧，然后再还原成预备姿势，重复6～8次。头下压时吸气。

消除产后症状困扰

怎样防治乳房胀痛

产后2～3天产妇往往会感觉乳房胀痛，体温会轻微升高，最早可在产后24小时就胀奶。这是因为乳房充血，腺泡里蓄积乳汁，乳腺管尚不通畅所致。有部分产妇在腋窝下有副乳腺，腋下会出现肿胀、硬结、疼痛。

产妇产后30分钟就应开始让孩子吸吮乳头，此时虽然还没有明显的乳汁排出，可吸吮动作可促使乳腺管开放，并及时将乳汁排出，减少乳汁瘀积。婴儿吸吮不及时时，可借助器械，把乳汁充分吸出。

乳腺管通畅以后，乳房胀痛就会缓解或消失。胀痛时应暂时减少食用鱼汤、肉汤等，可以口服散结通乳的中药，如柴胡6克，当归12克，王不留行、漏芦、通草各9克，用水煎服。实践证明，这些中药可以改善乳汁瘀积引起的乳房胀痛。

用冷敷法也可缓解乳房胀痛。当乳汁分泌较多，乳腺管尚不十分通畅时，冷敷法是快而有效的治疗方法。用冷水或冰水敷在乳房的周围，可以止痛，并暂时收缩血管，减小乳汁的分泌，为乳房的按摩或挤奶赢得时间。另外，佩戴合适的胸罩，将乳房托起，有利于乳房血液循环，可以减少疼痛。

Part3 细致全面的产后育儿护理

如何防治产后骨盆疼痛

骨盆疼痛的原因是产妇分娩时产程过长，胎儿过大，产时用力不当，姿势不正以及腰骶部受寒等，或者当骨盆某个关节有异常病变，均可造成耻骨联合分离或骶髂关节错位而发生疼痛。此外，在韧带未恢复时，由于外力作用如怀孕下蹲或睡醒起坐过猛、过早做剧烈运动、负重远行等，均易发生耻骨联合分离。表现为下腰部疼痛，并放射到腹股沟内侧或大腿内侧，也可向臀部或腿后放射。

一般来说，此病过一段时间（几个月甚至1年左右）疼痛会自然缓解。如果长期不愈可采用推拿方法治疗并服消炎止痛药，既可减轻疼痛，又可促进局部炎症吸收。

防治方法：

患有关节结核、风湿、骨软化症的女性应在怀孕前治愈这些疾病，然后再考虑妊娠。

怀孕后，多休息，少活动，但不能绝对静止不动，要适当做一些不过分剧烈的劳动或体育锻炼，如做一些伸屈大腿的练习，尽量避免腰部、臀部大幅度地运动或急剧的动作。

产后避免过早下床或在床上扭动腰、臀部。

产后为什么爱出汗

许多产妇产后会发现出汗增多，尤其是在哺乳、进食后会汗流浃背，或一觉醒来发现满头大汗、汗湿衣衫，这种产后从皮肤排出大量汗液的情况，医学上称为褥汗。大部分人因此认为自己是身体"虚"而紧张，其实这是产后机体恢复和自身调节时的一种正常生理现象。

因为产后胎盘娩出后，原本由胎盘分泌的雌孕激素迅速下降，使孕期潴留在体内的大量多余的水、钠加速排出，使皮肤排泄功能旺盛，导致大量出汗，尤其在睡眠和初醒时明显，大多数在产后数日内会自行缓解。

此阶段产妇要注意用干毛巾及时吸去汗水，并可用温热的水擦身、勤换内衣以保持皮肤清洁，防止感冒；同时多喝一些温开水，少量多次，及时补充水分，防止脱水。

为什么会出现产后低热

大多数产妇产后体温在正常范围。有些产妇由于产时过度疲劳、产程较长或身体脱水,可在产后24小时内体温稍升高,但不超过38℃,这是由于产妇在产时过度疲劳所引起的疲劳热,一般不需处理,能自行恢复。

剖宫产产妇在产后3天内可有低热,但不超过38.5℃。主要是由于手术后切口组织愈合过程中产生的吸收热,如果体温过高或持续时间过长,可能由于手术后感染引起,需要积极治疗。

产后3~4天产妇乳房血管、淋巴管极度充盈,这是因为泌乳需要而引起的生理变化,产妇体温可升高至37.8~39℃,称为泌乳热。一般持续4~16小时后恢复正常。此时可通过热敷乳房、让宝宝吸吮乳房或挤压乳房以缓解乳房胀痛、降低体温。

出现乳房胀痛怎么办

如果乳房胀得不到有效及时地处理,乳汁不能由乳房排出时,就会产生乳腺管阻塞。乳房部分的腺管有时被浓稠的乳汁堵住,可形成乳腺肿块,产生疼痛。

发生乳腺胀痛后应该继续让宝宝吸吮乳房。如果宝宝因某种原因不肯吸奶,则将奶挤出。

及时进行乳房按摩,促使乳管畅通。

及时进行乳房湿敷,将一块毛巾在温水中浸润湿后敷在乳房上,以缓解疼痛,每天可敷几次。

乳房感染发生后应将乳汁排尽。如果乳汁淤积在乳房中,即使使用抗生素及其他方法也是无效的。鼓励妈妈继续让宝宝吸奶,此时,母乳喂养仍然是安全的。如果妈妈不想用发炎的乳房哺乳或因为疼痛不能坚持,则必须将奶水挤出或用吸奶器吸出。如果不及时将奶水排出,将导致感染扩散。

乳房脓肿一旦形成,应及时去医院进行切开引流术。

出现乳头疼痛怎么办

乳头痛最常见的原因是宝宝吸吮不当。宝宝没有把足够的乳晕含入口内,而仅仅吸吮乳头顶部。

发生了乳头疼痛首先应该检查乳头皮肤表面是否受损，如果有损伤应积极处理。

检查乳房是否有念珠菌感染的征象，检查宝宝是否患有鹅口疮，宝宝口内的鹅口疮会引起妈妈乳头痛，如果有应积极处理。

纠正宝宝的吸吮部位，大多数情况下，这样做后，疼痛很快会停止。

不必让宝宝停止吸乳或让乳房休息，应继续坚持喂奶，或必要时进行挤奶或用吸奶器吸奶。

乳房不必一天内进行多次清洗，喂奶前后也不需要进行常规清洗，否则会将乳房皮肤的天然油脂洗去，更容易引起疼痛。仅需要在喂奶前，用生理盐水纱布或温水轻轻擦一下乳头就可以了。清洗时不要用肥皂，或者用毛巾用力搓。

不必在乳头上涂药膏或其他药物，这样并不会有助于减轻疼痛，有时反而加重疼痛。

喂奶后用手挤出一点乳汁，涂在乳头和乳晕上，这样会促进其痊愈。

出现子宫脱垂该怎么办

产生子宫脱垂的主要原因有急产、滞产和产后过早参加劳动。

子宫脱垂患者会感到下腹、外阴及阴道有坠胀感，并可有腰酸背痛，久立或劳动时感觉更加严重。若病情继续加重，严重者会影响行动。

子宫早期脱垂或症状较轻者，可取平卧位或稍坐一会儿，即可使会阴部恢复常态；也可使用体育疗法，如缩肛运动，一缩一放地进行，每次10～15分钟，每天2次。

为了预防子宫脱垂，在产褥早期产妇应当做简单的康复体操，加强产后锻炼。产妇在产褥期卧床时应常更换体位，要多侧卧或俯卧，不要总是仰卧。产后避免过早参加重体力劳动，尽量避免便秘或剧烈咳嗽。

如何预防乳房湿疹

乳房湿疹是一种变态反应性皮肤病，多见于妇女哺乳期，表现为乳头和乳晕处瘙痒、糜烂、有渗出液和结痂。迁延不愈后局部乳头增大、皲裂，有时很痛。乳房湿疹的患者可在医生指导下选用一些药物治疗，夜间瘙痒剧烈可于晚餐及睡前各服1次。

乳房湿疹是可以预防的，新妈妈应该从注意乳房卫生做起，经常沐浴或用温水清洗乳头、乳晕，避免搔抓，忌用肥皂和洗热水澡。

如何防治乳腺炎

预防乳腺炎，首先应重视产前及哺乳期的乳房护理，采用正确的哺乳方法，哺乳妈妈本人及家庭的卫生也很重要。对单纯的乳汁淤积要及时处理，如按摩、热敷和及时吸出乳汁等。乳腺炎早期感染病情较轻时，可将仙人掌去皮、刺，捣碎成糊外敷，或用中药如意金黄散和水调成糊，敷于硬结处。乳头破裂要及时上药，必要时应停止哺乳，待炎症消退后再哺乳。

总之，乳腺炎是可以预防的。炎症初起时，如能早期发现，及时治疗，就会很快痊愈。

为什么产后容易足跟疼

产后足跟痛是因为有的产妇在分娩后不注意足部保暖，爱穿拖鞋，或赤脚穿凉鞋，加上过于疲劳不注意休息，以至于足跟疼痛。产后足跟痛表现为站立时足跟疼痛，休息后疼痛减轻，遇热则感舒适。站立、步行稍远或寒冷时则疼痛加重，尤其上下台阶时由于疼痛剧烈，常有身体不适感，有时时间久了，症状会自然消失，但遇冷时又会发病。

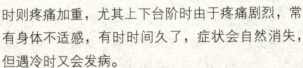

中医认为，产后足跟痛是虚证，不是外伤，也不属于骨刺所致。这种产后病，以肾虚为主，肾为元气之本，肾主生殖、主骨。

根据经络循环路线，足跟属肾经循环的范围。产后本身肾气虚弱，冲任受损，百脉空虚，气血两亏，如果再经常赤脚使足跟外露，或经常穿硬底、弯曲度高的高跟鞋，使产后本已虚弱的足部肌肉不能得到休息，气血失于温养而不流畅，就很容易导致足跟痛。如果不及时调治，日久不愈，便会落下病根。

Part3 细致全面的产后育儿护理

预防足跟疼的方法是产后 3 个月内不要穿高跟鞋和硬底鞋，穿凉鞋、拖鞋时最好穿上袜子。一旦出现足跟疼痛可每天坚持按摩足跟及全脚掌，并注意保暖，千万不要再受寒。也可请专业的中医师指导，采用以补肾为主的食疗和药疗，积极调养。经过一段时间的保健，疼痛症状会逐渐消失的。

产后恶露不下怎么办

如果分娩后恶露不下，或所下甚少，致使瘀血停蓄，可引起腹痛、发热等症称为恶露不下。中医学认为恶露不下多由产时或产后情志不畅、肝气郁结、气机不利、血下得畅行而瘀或临产受寒，或素体阳虚、伤于风冷、血为寒凝等引起，其防治方法如下：

首先，注意观察恶露的性质，恶露一般是可持续 20 天左右，若恶露始终是红色，或紫红色，有较多瘀血块，其量不减，甚至增多，时间超过 20 天或所下极少，均属于病理情况，应引起注声。

其次，若分娩时产妇感受寒邪，从而引起恶露被寒气所凝滞，产生下腹疼痛，按之更甚，痛处可触及肿块，恶露极少，可采用按摩法：产妇取半坐卧式，用手从心下掳至脐，在脐部轻轻揉按数遍，如此反复按摩 10～15 次，每天 52 次。还可以多吃鲤鱼，卧室保暖，防止风寒外袭。

最后，如果分娩后产妇情绪不好，或因操劳过度，悲伤过度，而致恶露不下，可采用热熨。选艾叶、陈皮、柚子皮、生姜、桂皮、花椒、葱、川芎、红花、乳香等，任选 2～3 味适量，炒热或蒸热，用纱布包扎，外熨痛处。也可用薄荷 6 克、生姜 2 片泡开水当茶饮。另外，产妇一定要保持精神愉快，避免各种影响情绪的因素。

母乳不足时怎么办

当喂奶时听不到宝宝吞咽的声音，新妈妈自己也感不到奶胀，喂奶时没有乳汁往外喷出的现象，宝宝吃半个小时仍不肯放弃，而尿量少且每日少于 6 次等，出现这些状况时，可以断定母乳不足，新妈妈可以采取以下几点补救措施：

首先应该检查喂养的方式是否有问题，如宝宝吸吮乳头的姿势是否正确，一定要让宝宝的小嘴将大部分乳晕含入口中，才能有效地刺激妈妈的泌乳和喷乳反射。

两侧乳房，轮换喂养，每次都要排空。喂空一侧乳房再换另一侧乳房，让宝宝吃到妈妈的全部乳汁；如果还是存在乳汁分泌不足的问题，就应及时采取催乳措施。

采取食补。哺乳期的新妈妈更要注意均衡营养，除了蛋白质、脂肪的补充外一定要吃新鲜蔬菜、水果和牛奶。还要多摄取有催乳作用的食物，如鸡蛋、猪蹄汤、鲫鱼汤、骨头汤等。

要休息好，保证睡眠，避免过于劳累。新妈妈要有较充足的睡眠，要学会夜间睡眠不足白天补，学会抓紧时间和孩子同步休息。往往在人们的认识中，坐完月子后新妈妈体力就恢复了。其实不然，她不但身体尚未复原，带孩子本身又是一个累活，这时家人的体谅和帮助是必不可少的。

保持舒畅的心情。新妈妈精神不愉快也会使乳汁分泌减少，甚至回奶。家人的关怀，丈夫的体贴，让新妈妈心情舒畅是保证母乳喂养成功的关键。

如果母乳仍然无法满足小宝宝，就要采取人工喂养的方式，添加配方奶粉或者牛奶。新妈妈可以给婴儿改喂1顿牛奶，如果5天之内婴儿体重只增加100克，那么就需要加喂1次牛奶，奶量一次不超过150毫升，以5天内婴儿体重增加在150~200克为宜。

什么是膀胱炎

膀胱炎是泌尿系统最常见的疾病，尤以女性多见。膀胱的炎症可分为急性与慢性2种，两者又可互相转化，急性膀胱炎得不到彻底治疗可迁延成慢性，慢性膀胱炎在机体抵抗力降低或局部病变因素加重时，又可转化成急性发作。产后膀胱肌肉处于比较松弛的阶段，容易积存尿液，从而加重膀胱的负担，使细菌有机可乘，引起膀胱炎。预防的办法就是多饮水，保持外阴清洁，常清洗外阴。

出现乳疖时该如何处理

乳疖的成因是由于部分乳腺管不通，致使乳汁瘀积在乳房内而引起疖。如果有乳疖，乳房会有硬块并有触痛。

Part3 细致全面的产后育儿护理

出现乳疖后，如果不是很肿大，也不是很疼的话，可以按摩。按摩时先从乳房外缘向乳晕方向稍稍用力按摩，一下一下，就像向外挤奶一样。也可以用热敷加宝宝吸的方法。热敷时，可以用热毛巾也可以用热水袋，每次持续 5 分钟左右。

如果乳疖肿大，并且很疼，那就不要用热敷了，鱼石脂软膏是很有效的办法。晚上睡觉前涂一层，然后用纱布和医用橡皮胶带贴起来，以防染到衣服上。白天则可以改用冷敷加按摩。冷敷能够让奶水分泌减少，从而减轻肿块处的压力，并且会减少疼痛感。

如果长乳疖，饮食也要注意，少吃油腻的东西。豆浆中的软磷脂有助于通奶疖，长乳疖的妈妈们不妨多喝。

乳头皲裂怎么哺乳

乳头皲裂，一般是由于宝宝含接乳头的姿势不正确所致。正确姿势是让宝宝含入乳头及大部分乳晕，而不是仅仅含住乳头。有乳头皲裂者可以继续喂奶，但要先喂健康的一侧或较轻的一侧，然后再喂患病的一侧或较重的一侧。喂奶后要用乳汁涂擦乳头，以保护乳头皮肤。也可在乳头上涂上薄薄一层水状的羊毛脂，它对宝宝无害，哺乳前不必擦掉。皲裂严重者可用乳头罩哺乳，或用吸奶器将乳汁吸出，以免影响乳汁分泌。哺乳前后用温开水清洗乳头乳晕，哺乳后裂口处涂点 10% 鱼肝油铋剂或复方安息香软膏等，也可以在喂完宝宝后用红霉素或者金霉素软膏涂抹，然后把维生素 B_2 碾成粉末敷在乳头上，两三天后就能好。

为什么产后不来月经

产后多久月经才会来？这是个常见的问题。一般如果在正常的情况下，大概是产后 6~8 个星期月经会来。但是有些新妈妈超过这个时间后依然久久没有来月经，这是怎么回事？临床发现，产后泌乳激素持续维持高数值时，即会发生所谓的产后无月经症。在女性孕育生产的过程中，体内泌乳激素会逐渐增高，持续的高泌乳激素的状态就会导致无月经症，此外，身体的压力，例如外科手术、麻醉、极剧烈的运动，以及情绪上的压力等，都会引起泌乳激素分泌的增加，所有这些生理性刺激，导致泌乳激素分泌增加的效应都会比较明显。如果新妈妈出现无月经症，应及时就医，以保证身体健康。

怎样预防关节痛

产妇分娩后，体内激素发生变化，结果会导致关节囊及其附近的韧带出现张力下降，引起关节松弛。此时如果过多从事家务劳动，或过多抱孩子，接触冷水，就会使关节、肌腱、韧带负担过重，引起手关节痛，且会经久不愈。

预防方法：在产褥期，产妇要注意休息，不要过多做家务。要减少手指和手腕的负担，避免过早接触冷水。

Part3　细致全面的产后育儿护理

新生儿

掌握科学的哺乳方法

正确的哺乳姿势是怎样的

母乳喂哺乳姿势可以各种各样，但应母婴均感到舒适。乳母将拇指和食指分别放在乳房的上下方托起乳房，将乳头刺激婴儿的上唇，引起觅食反射，婴儿应含乳晕的大部分，使婴儿在吸吮时充分挤压乳晕下的乳窦，使乳汁排出。同时有效地刺激乳头上的神经末梢，促使泌乳和摄乳反射。喂哺完毕，将婴儿抱直，头部靠在母亲肩上，轻拍背部促使胃内空气排出，然后保持右侧卧位，以防呕吐。

每次把婴儿放到乳头上时，应力图将乳头正确地放入婴儿口内，这样做有如下好处：第一，只有婴儿将大部分乳晕含在口内，才能顺利地从乳房吸吮出乳汁。婴儿以吸和啜两种方式从乳晕周围形成一个密封环，当吸食时，婴儿的舌将乳头推向口腔顶部（上腭），乳汁是在有节奏地一吸一挤的情况下被吸出来。第二，如果乳头能正确在放入婴儿的口腔内，那么乳头酸痛或皲裂就可以减少至最低程度。

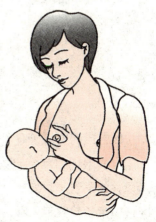

婴儿有很强的吸吮能力，如果他没有含着乳晕而只有乳头在口内，会有效地切断输乳管的通道，这时就几乎没有乳汁流出了。这样乳头就变得酸痛异常，结果乳汁的供应就因乳汁没有被吸出而减少。婴儿将会很自然地吸不到乳汁，并由于饥饿而哭闹。

怎样更好地进行两侧乳房轮流哺乳

婴儿吸吮在最初5分钟内是最强烈的，此时，他已吸食了80%。一般来说，每一侧乳房哺乳时间的长短视婴儿吸吮的兴趣而定，但是，通常应不超过10分钟。到达上述时间，乳房已被排空，虽然婴儿可能还对吸吮感到津津有味，但新妈妈会发现，婴儿对继续吃奶已不感兴趣。他也许开始玩弄新妈妈的乳房，将乳头在口内一会儿含入、一会儿吐出；他也许转过脸去；也许入睡。当婴儿显露出在一侧乳房已吃饱时，应把他轻轻地从乳头上移开，把他放在另一侧乳房上。如果他吸吮两侧乳房之后睡着的话，他可能已经吃饱了。

如果婴儿看来只从一侧乳房中吸食已能满足他的需要量的话，那么，下次喂奶时，一开始应换用另一侧乳房哺乳。

新生儿多久喂一次奶比较好

新生儿期，绝大多数宝宝需要每2~3小时喂奶1次，24小时喂奶10~20次，每次喂奶20~30分钟。不过，出生第1周内的宝宝，喂奶间隔时间可适当缩短，可以每隔1~2小时喂奶1次。以下是母乳喂养宝宝的喂奶时间，以供参考：

1~7天	按需哺乳，每隔1~2小时喂奶1次，每次喂10~15分钟
8~14天	每3小时喂奶1次，每次喂15~20分钟
15~28天	每隔2~3小时喂奶1次，每次15~20分钟

以上时间安排只是原则性的，妈妈要根据宝宝的具体情况，找到适合你和宝宝的喂奶时间。宝宝吃饱了，给奶也不吃；宝宝饿了，不喂奶就会哭。所以，如果到了喂奶时间，宝宝不吃，那就过一会儿再喂。如果还没到喂奶时间，宝宝就哭闹，喂奶就不哭了，就不要等时间。

Part3 细致全面的产后育儿护理

 如何知道宝宝是否吃饱了

由于宝宝无法直接用言语和妈妈沟通,妈妈需要通过观察宝宝吃奶后的表情,动作以及一些生理特征来判断宝宝是否已经吃饱。

喂奶前乳房丰满,喂奶后乳房较柔软。如果妈妈喂奶前乳房饱满,乳房皮肤表面青筋显露,用手挤时很容易将乳汁挤出,宝宝吃奶时有连续咽奶声,几分钟后吸奶的动作逐渐减慢,最后仅含着乳头或放掉乳头,表示母乳充足。喂完奶后乳房变得柔软,宝宝也就吃饱了。

宝宝吃奶后应该有满足感。如喂饱后他对妈妈笑,或不哭了,或马上安静入睡,说明宝宝吃饱了。如吃奶后还哭,或咬着奶头不放,或者睡不到2个小时就醒,或宝宝没吃饱就被强行停止了,说明奶量不足。

如果宝宝吃饱了,一般尿布会24小时湿6次及6次以上;每天大便2~4次,色泽金黄,呈黏糊状、粥稠状或者成形。如宝宝尿量少,大便量少或出现多次稀薄发绿的大便,在没有生病的情况下,即可判断妈妈奶量不足或宝宝没吃饱。

看体重增减。一般来说,足月新生宝宝头1个月平均体重每天可增长30~40克,头1个月增加600~1200克。如果宝宝体重增长缓慢,说明母乳不足。

 母乳喂养从什么时候开始好

按照既往规定,如果产后妈妈和宝宝都很健康,产后2小时开始喂水,产后4小时就开始喂奶。但最新研究的观念认为,尽早开始喂奶对母子健康好处多,可促进母乳分泌和子宫恢复。开始喂奶晚的新生儿黄疸较多,有的还会发生低血糖,使脑细胞受到损害。现在按照母乳喂养的规定,新生儿在出生后1小时内就应让他吸吮母乳。当然早产儿、虚弱儿,或妈妈有特殊原因可适当推迟。

 怎样正确判断母乳是否不足

可根据以下几点来判断奶量是否不足:

喂奶前妈妈没有乳房胀的感觉,喂养前后乳房变化不明显。

宝宝吃奶时间较长，用力吸吮乳头，却听不到吞咽声。

喂完奶后，宝宝仍哭闹，或不久又哭闹，宝宝吃奶后睡眠时间短，往往少于1小时。

宝宝大小便量少，次数也少。

体重增加缓慢。

出现以上现象时，可以判断是母乳量不足，要设法增加乳量。

宝宝出现吐奶该怎么办

新生儿宝宝吐奶的主要原因是生理上的，与宝宝的胃部结构及吃奶方式有很大的关系。新生儿的喉头位置比成年人的要高一些，再加上宝宝含乳头的方式比较笨拙，吃奶时很容易把空气与奶汁一起吸入胃部。新生儿的胃部，从正面看是横躺着的，呈不稳定状态，同时胃部入口还比较松。也就是说，成人吃饭时，食物进入胃部后，胃部会收缩来防止食物逆流回食道；但由于婴儿的胃贲门还不能很好地进行收缩，这样进入胃部的奶汁等就比较容易地流回食道。当宝宝打嗝或身体晃动时，吃进去的奶也就比较容易被吐出来。另外，喂养方法不当，婴儿吃奶过多，妈妈乳头内陷，宝宝吸空奶瓶、奶头内没有充满乳汁等因素，也都会使宝宝吞入大量空气而发生溢奶。喂奶后，宝宝频繁改变体位也容易引起溢奶。

（1）吐奶的预防措施

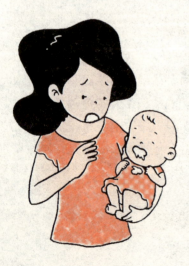

①母乳喂养的宝宝：如果母亲乳头内陷，在孕期就应该开始矫正。吃奶时注意不要让宝宝吃的太急，如果奶汁喷射出来，会让宝宝感到不舒服。

②人工喂养的宝宝：奶嘴的开孔大小要合适，奶嘴必须充满乳汁才能让宝宝吃。

③喂奶最好做到少而勤。

④注意喂奶中及吃饱后给宝宝拍嗝。喂奶后应将宝宝轻轻抱起，把头靠在妈妈肩上，轻拍宝宝背部，使胃内空气得以拍出。

Part3 细致全面的产后育儿护理

(2) 吐奶的护理与防治

如果宝宝吐奶了,要赶紧抬高宝宝的上身,并保持这一姿势。因为一旦呕吐物被宝宝吸进气管,会使宝宝窒息。在让宝宝躺下时,最好将浴巾垫在宝宝身体下面,并注意将宝宝的上身抬高。如果宝宝躺着时发生吐奶,可以把宝宝的脸侧向一边。宝宝吐奶后应适当地补充水分,最好在吐后30分钟左右,试着给宝宝喂些白水,如果马上给宝宝补充水分,可能会再次引起呕吐。

宝宝吐奶后,下次喂奶数量要减少到平时的一半,喂奶次数可以适当增加。在宝宝持续呕吐期间,只能给宝宝喂奶,最好不要喂其他食物。

吐奶得到缓解后,如果宝宝还有精神不振、只想睡觉、情绪不安、无法入睡、发烧、肚子胀等现象,就可能是生病了,应该尽快带宝宝去看医生。

(3) 吐奶的按摩疗法

腹部按摩是治疗宝宝吐奶的有效辅助疗法。按摩可以选择在喂奶后半小时进行。按摩时以肚脐为中心,手指并拢,以适中的速度按顺时针方向进行按摩,同时要给宝宝的腹部施加一定的压力。每次按摩时间为5~10分钟。一般4~6小时按摩1次,夜间可延长至6小时以上。吐奶减轻后,按摩次数减至每日2~3次,直至吐奶现象消失。

新生双胞胎喂养应注意什么

双胞胎儿的特点是早产多,据统计,大约有80%双胞胎儿是早产儿。双胞胎儿的器官尤其是消化系统功能不健全,生活能力差,但生长速度特别快,需要吸收大量的营养素。

由于双胞胎儿的上述特点,喂养双胞胎儿应采取特殊方法。母乳仍应是双胞胎儿最理想的营养品。双胞胎儿胃容量小,胃肠消化能力差,宜采取少量多餐的哺喂方法。一般说来,只要产妇有足够的营养和充分休息,她的乳汁是能够满足双胞胎儿需要的。如乳汁不足,应在保证2个婴儿都得到母乳的前提下,先喂体质较弱的孩子,再每人加喂牛奶或奶粉。万一产妇无乳汁,就要采取人工喂养。

由于双胞胎儿大多体重较轻,体内储备的营养素少,生长发育又特别快,奶量需要量大,因此,辅食的添加应早于单胎足月儿,宜从生后第2周起逐渐加些鱼肝油、菜汁、鲜橘汁，第8周可加蛋黄、肝泥、鱼泥等。否则，双胞胎儿易发生缺铁性贫血、佝偻病等。

为什么说吸吮乳头的位置很重要

新生儿吸吮乳头位置正确与否非常重要，这关系到能否顺利地喂养及哺乳量的多少。正确的吸吮位置应当让乳头大部分乳晕都含进新生儿的嘴里。这样，在新生儿口腔外面是看不见乳晕的，仅在其上唇上方可看见一些乳晕。正确的吸吮位置可有效地刺激乳头、乳晕周围的感觉神经，引起产妇泌乳和喷乳反射。

不正确的吸吮是乳晕留在新生儿口腔外面，这样会引起许多不良后果。只吸吮乳头，不吸吮乳晕，不能压迫乳窦而吃不到乳汁，会造成新生儿啼哭不安，不肯吸乳头，使产妇乳头得不到刺激而导致乳汁分泌减少，引起乳头疼痛、破损等不良后果。

如何帮宝宝吸到乳头

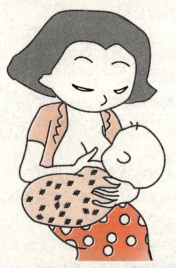

有些母亲喂哺时，新生儿嘴巴张得很大，左右摆动寻找乳头。母亲常用手指去挪小儿的面颊，试图把新生儿的脸颊推向乳头侧。但新生儿的脸部却转向母亲的手指方向，反而脸朝向了乳头的相反方向。这是由于新生儿有一种先天性觅食反射本能。当新生儿一侧面颊部被触及时，头即反射性地转向该侧作觅食状。所以当新生儿吮吸不到乳头时，母亲用手挪新生儿面颊部是没有用的。

怎样帮新生儿吸到母亲的乳头？可利用新生儿的觅食反射，让新生儿的头脸转向乳头方向。新生儿由于饥饿张开嘴巴时，乳母应把乳头塞进新生儿的口腔中，把乳头放在其上腭的下面和舌的上面，用这样的方法使新生儿吸到母亲的乳头是有效的。

Part3 细致全面的产后育儿护理

宝宝拒绝吸奶怎么办

　　如果婴儿出生后没有及时开始用母乳喂养，他就可能不愿意吸吮乳房了。为了新妈妈和婴儿，越早开始用母乳喂养越好。婴儿在最初48小时内很快就能学会吸吮乳房，但如果延误了开始的时间，恐怕他以后就难以学会吸吮乳房了。但是，这并不意味着婴儿将永远不吸吮乳房，这仅仅意味着新妈妈必须耐心的坚持下去。如果婴儿是早产儿，新妈妈可以要求用自己挤出来的乳汁喂养他（这样新妈妈的乳汁供应就能源源不断），当新妈妈回家时便可直接用乳房授乳。

如何进行人工喂养

　　人工喂养首先是对乳品和代乳品的选择，可根据当地的习惯和条件选用。首选是牛奶，因为牛奶不仅蛋白质含量高，其他营养素也较符合婴儿生长发育的需要，与其他代乳品比，牛奶是最接近母乳、最适合婴儿的营养食品了。但牛奶以酪蛋白为主，入胃后凝块较大，不利于婴儿的消化吸收。因此，新生儿期喂牛奶时应加开水稀释，以100毫升为例，其中纯牛奶75毫升，水25毫升，再加5克糖，反复煮沸3次后再喂婴儿。喂牛奶的婴儿还要适当喂给水，否则婴儿易大便发干，出现便秘。

　　1个月以内的婴儿，喂奶的稀释比例应为3：1，每100毫升内可加糖5克，每日喂奶次数约7次左右，每次喂奶量约50～120毫升；1～2个月的婴儿每次喂奶量可以增加到120～150毫升；3～4个月的婴儿每日喂奶次数约为6次左右，每次喂奶量约150～180毫升。只要婴儿消化吸收情况良好，可逐渐少加稀释，并减少糖的用量，每日喂奶次数约5次左右，每次喂奶量约200毫升。

　　婴儿奶粉是在牛奶的基础上经过加工，加入了婴儿必需的维生素和钙、铁等矿物质，已达到或接近母乳的程度。且不同月龄的婴儿奶粉会有不同的配方，一般较为适合婴儿喂养。在喂养时，只要加水冲开并稀释即可，无需煮沸，比较方便，可根据情况适当选用。

　　婴儿奶粉配制时，按容量算一般可在1份奶粉中加入4份水，按重量计算为1：8。在喂养中还要根据婴儿的月龄、个体差别等因素来决定婴儿每天

最新十月怀胎1000问

的喂奶量，一般1天所需奶的总量约等于婴儿体重千克数×（100-120）毫升。1天奶的供给量不应超过1000毫升。

 ## 人工喂养有哪些注意事项

人工喂养是指母乳全无或因母亲及新生儿患病等种种原因不能进行母乳喂养时，完全依靠配方奶或其他代乳品喂养，以满足新生儿生长发育的需要。人工喂养比母乳喂养在操作上环节多一些，需要注意以下问题。

（1）**喂奶的量和时间** 新生儿吃奶的量和时间不必过于拘泥，一般在配方奶包装上会有相应说明。只要宝宝体重正常增长，大便正常，情绪良好，就不必为宝宝担心。

（2）**奶粉的浓度** 奶粉调制过浓会使宝宝消化不良，大便中会带有奶瓣；调制过稀则会使宝宝营养不良。一定要按奶粉包装说明去冲调奶粉。

（3）**适量补充水** 喂养的宝宝必须在两顿奶之间补充适量的温开水，可以帮助体内生理代谢的进行，同时也可以清洁口腔。

（4）**适当补充鱼肝油和钙剂** 人工喂养的宝宝容易缺乏维生素A和维生素D，所以要给宝宝适当补充鱼肝油和钙剂。

（5）**重视奶具消毒** 人工喂养一定要保持奶具的清洗和消毒，不要怕麻烦。另外，完全人工喂养的婴儿容易便秘或腹泻，还易患呼吸道感染。

夜间如何哺喂宝宝

要满足婴儿对食物的要求，就应增加哺乳时间。通常每24小时喂8～12次，夜间也不应停止哺乳。这样24小时就花去了3个小时，再加上夜间哺乳，因此，妈妈往往为照料婴儿而弄得疲倦不堪和精神紧张，一天睡不上几个小时，妈妈的睡眠方式在很长时期内会被打乱。所以，妈妈应在白天和晚间争取充分的休息，作为丈夫应该协助妻子，并且帮助妻子做一些家务劳动。实际上，虽然母乳喂养在夜间哺乳不是丈夫的责任，但如果婴儿睡在另一间房里，一旦婴儿啼哭，就可请丈夫把婴儿抱来喂，并且在喂完奶后再抱回婴儿睡房和换尿布。

妈妈晚上给宝宝喂奶时要注意以下几点：

（1）**保持坐姿喂奶** 建议妈妈应该像白天一样坐起来喂奶。喂奶时，光线不要太暗，要能够清晰地看到宝宝皮肤颜色；喂奶后仍要竖立抱，并轻轻拍背，待打嗝后再放下。观察一会儿，如安稳入睡，保留暗一些的光线，以便宝宝溢乳时能及时发现。

(2) **不要让宝宝叼着乳头睡觉** 有些妈妈为了避免宝宝哭闹影响自己的休息，就让宝宝叼着乳头睡觉，或者一听见宝宝哭就立即把乳头塞到宝宝的嘴里。这样就会影响宝宝的睡眠，也不能让宝宝养成良好的吃奶习惯，而且还有可能在妈妈睡熟后，乳房压住宝宝的鼻孔，造成宝宝窒息死亡。

早产儿该如何喂养

早产宝宝的生理机能发育不完善，要尽可能用母乳（特别是初乳）来喂养。

早产宝宝的吸吮能力和胃容量均有限，摄入量的足够与否需根据宝宝的体重给予适当的喂养。可采用少量多餐的方法喂养早产宝宝。若母乳不够或无母乳，可用稀释成3∶1的牛奶喂宝宝。一般体重1500～2000克的早产宝宝一天喂奶12次，每2小时喂一次；体重2000～2500克的宝宝一天喂8次，每3小时喂1次，但是不同宝宝每日的喂奶量差别较大。

此外，要注意喂奶后让宝宝侧卧，防止宝宝呛奶。无力吸奶的宝宝可用滴管将奶慢慢滴入其口中。先由5毫升开始喂，以后根据吸吮吞咽情况逐渐增多。一般每2～3小时喂养1次。天热时，可在2次喂奶期间再喂1次糖水，水量约为总量的一半。

早产儿体内各种维生素储量少，可特别添加些营养物质。宝宝出生后每日可给3毫克维生素K和100毫克维生素C，共2～3天。出生后3天，可给50毫克复合维生素半片和维生素C，每日2次。10天后可喂浓缩鱼肝油滴剂，由每日1滴增加到每日3～4滴。出生后1月，可供给铁剂。

怎样从宝宝口中抽出乳头

很多妈妈会遇到这样一个问题：一般宝宝吃饱后会主动松开乳头，但有时候宝宝即使吃饱了也还是咬住乳头不放，这时妈妈又不能硬拉，应该采取正确的方法从宝宝口中抽出乳头。

当宝宝吸饱乳汁后，妈妈可用手指轻轻压一下宝宝的下巴或下嘴唇，这样做会使宝宝松开乳头。

当宝宝吸饱乳汁后，妈妈可将食指伸进宝宝的嘴角，慢慢地让他把嘴松开，这样再抽出乳头就比较容易了。

当宝宝吸饱乳汁后，妈妈还可将宝宝的头轻轻地扣向乳房，堵住他的鼻子，宝宝就会本能地松开嘴。

新妈妈在哺乳的过程中应避免些什么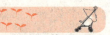

哺乳期的母乳是婴儿的最佳食品，正确的哺乳方式不但能提供婴儿生长发育所需要的物质，同时还会促进母亲的健康。因此，为了母子健康、以及宝宝的发育，妈妈在哺乳的过程中，要注意避免一些不当的行为。

(1) 尽量不要让宝宝平躺着吃奶 宝宝的胃呈水平位置，躺着吃奶容易导致宝宝吐奶。正确的方法是妈妈取坐位或靠坐位，将两只脚踩在小凳上，抱好宝宝，另一只手以拇指和食指轻轻夹着乳头哺乳，以防乳头堵住宝宝的鼻孔或因奶汁太急引起宝宝呛咳、吐奶。

(2) 先脱下工作服再喂奶 医护人员、实验室工作的妈妈穿着工作服喂奶对宝宝的健康不利。因为妈妈的工作服上往往附有很多肉眼看不见的病毒、细菌和其他有害物质。所以妈妈无论怎么忙，也要先脱下工作服（最好也脱掉外套）洗净双手后再喂奶。

(3) 卸妆干净后再喂奶 妈妈身体的气味对宝宝有着特殊的吸引力，并可激发出宝宝愉悦的"进餐"情绪，即使刚出生的宝宝也能将头转向妈妈气味的方向寻找奶头。换言之，妈妈体味有助于宝宝吸奶。如果妈妈浓妆艳抹，陌生的化妆品气味掩盖了熟悉的母体乳味，会使宝宝难以适应而致情绪低落，食量下降，并影响发育。

(4) 运动后休息一会儿再喂奶 人在运动中体内会产生乳酸，乳酸潴留于血液中会使乳汁变味。据测试，一般中等强度以上的运动即可产生这种现象，故哺乳的妈妈应尽量避免强度过大的运动，且在运动结束后应先休息一会儿再喂奶。

(5) 不要常穿化纤类乳罩 化纤内衣的最大危害是纤维脱落堵塞乳腺管，造成无奶的后果。经研究，很多无奶母亲，在其乳汁中找到了大量的茧丝状物，这些茧丝状物是因乳房在内衣或乳罩内做圆周运动时，内衣或乳罩内的纤维脱落而侵入乳腺管的。故哺乳的妈妈应暂时不要穿化纤内衣，也不要佩戴化纤类乳罩，最好选择棉质的内衣和乳罩。

关注日常生活细节

怎样为宝宝挑选奶具

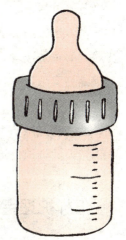

（1）奶瓶 应选用直形奶瓶。奶瓶有塑料奶瓶和玻璃奶瓶两种，可根据需要选择。现在一般用塑料奶瓶的居多，塑料奶瓶的优点有轻便、耐高温、不易碎、清洗容易。特别是有些品牌的奶瓶，是根据宝宝生理特点进行设计的，瓶体形状便于宝宝抓握，可训练宝宝自理。人工喂养宝宝至少应该准备2～3套奶瓶，其中大小奶瓶各准备若干，用于不同需要。

（2）奶嘴 奶嘴的选择也有2种：一种是传统的圆形奶嘴，还有一种是仿生化扁奶嘴。市场上出售的奶嘴大多已开好了十字孔，这种开孔方法比较科学，出奶量可以根据宝宝的吸吮力度而变化。但这种奶嘴较容易被宝宝咬豁，应注意及时更换。奶嘴要软硬适中，太软的奶嘴在吮吸时会被压扁，以致吸吮困难，太硬的奶嘴会使婴儿难以吸吮。

（3）奶瓶刷 奶瓶刷包括1个大瓶刷和1个小奶嘴刷。每次洗完奶瓶后应挂起晾干，消毒奶瓶时也应一起消毒，但这有可能使刷子加快老化。

（4）奶锅 奶锅可用不锈钢锅或小铝锅，最好选用那种带1个长柄、锅边有个小豁嘴的奶锅，便于往奶瓶里倒奶。这个锅应为宝宝煮奶专用，每次用完及时刷洗干净。

（5）蒸锅 消毒用的蒸煮锅应带蒸屉，容积大一些，便于盛下所有奶具，一次完成消毒过程。

怎样护理宝宝的耳部

给宝宝洗澡时，注意不要将污水灌入宝宝耳内，洗澡后用棉签拭干外耳道及外耳。要注意耳背后的清洁，宝宝的耳后有时会发生湿疹及皲裂，可涂些食用植物油或甲紫（龙胆紫）溶液。一旦发生耳后湿疹，可涂婴儿湿疹膏。耳道内的污垢要采用棉签旋转的方法取出，但不能插入过深，防止损伤鼓膜和外耳道。

怎样护理宝宝的眼部

分娩过程中胎儿通过产道时，眼睛易被细菌感染，有些新生儿眼部分泌物很多，出生后要注意眼部护理。新生儿的眼部要保持清洁，每次洗脸前应先将眼睛擦洗干净，平时也要注意及时将分泌物擦去。如果眼部分泌物多，可滴氯霉素眼药水，每只眼每次滴药1滴，每日4次。在滴眼药水前，一定要先看清眼药瓶上的标记，核对药名、浓度，把手洗净，轻轻分开新生儿上、下眼睑，滴入眼药水后，将眼皮轻轻向上提一下，以便药液在眼内停留片刻，同时应及时清除外流的眼药水，以防流入耳内。

怎样护理宝宝的鼻子

新生儿只能用鼻子呼吸，一旦堵住就会影响呼吸，严重的可能造成呼吸困难。要经常注意孩子的鼻孔，及时为他清除鼻垢和鼻涕，要用手固定好孩子的头部，用棉签轻轻在鼻腔里转动清除污物，棉签不要插入过深。遇到固结的鼻垢和鼻涕，不可硬拨、硬扯，而应设法吸出。可滴1滴奶水进鼻腔，待鼻痂软化后用棉签粘出，切不可损伤孩子的鼻腔黏膜。

怎样给宝宝洗澡

新生儿出生后第2天就可以洗澡，正常情况下，每天洗1次澡。如果新生儿在夏天出生，因出汗多，可多洗几次。洗澡前将水温、室温调节好，脱去新生儿衣服，把新生儿轻轻放入澡盆的水中，呈仰卧位。洗者用左手扶住

Part3 细致全面的产后育儿护理

新生儿头部枕后，托出水面，用拇指和中指分别向前轻按住右、左侧耳屏，使之盖住耳孔，以防水流入耳内，然后右手用柔软的毛巾洗头，洗干净后用毛巾擦干。接着依次清洗头颈、腋窝、肘弯、手心、前胸、腹部，最后洗腹股沟、大腿、腋窝皱褶处、脚等。洗完后，用左手前臂托住新生儿胸前，手掌托住新生儿右侧腋窝处固定，使之呈前倾的姿势，然后清洗背部及臀部和臀沟。全部洗完后再翻至仰卧位，左手托住头颈部，右手抓住脚踝部拎出水面，放至一块预先准备好的干燥的大毛巾毯上，并包起来轻轻擦干。在皮肤皱褶处扑上爽身粉保持局部干燥。如果脐残端未脱落者，用75%酒精棉签清洁，以防脐部感染。用干棉签擦一下耳孔和耳屏内侧面（但要注意安全）。全部做完后，给新生儿穿上衣服。

洗澡时应注意保持室温在26~28℃，水温在38~40℃之间。每次洗澡的时间安排在喂奶前1~2小时，以免引起吐奶。要选用对皮肤刺激小的中性肥皂或婴儿专用浴液。

怎样护理宝宝的秘密处

（1）女宝宝私密处的护理 由于女性的尿道口、阴道口与肛门距离非常近，交叉感染的机会比较大。因此在清洗阴部的时候，须做到"从上到下""由内而外"。也就是先清洗尿道口附近，再擦洗肛门周遭，以免肛门内的病菌污垢污染尿道，还要将大腿根缝隙中的水分仔细地擦干净。最后，保持外阴清洁和干燥，尿布应选择纯棉质地，不出门的时候最好不用一次性纸尿裤。为宝宝涂抹爽身粉时不要在宝宝生殖器附近涂抹，否则粉尘极容易从阴道口进入阴道深处，从而引发不适。

（2）男宝宝私密处的护理 男宝宝的生殖器组织由阴茎、阴囊以及阴囊内之睾丸、副睾丸和输精管等几部分构成，由于阴囊、阴茎皮肤褶皱多、汗腺密，也容易藏污纳垢、滋生病菌。每天睡前、每次便后都要给男宝宝清洗私密处，先洗净前面的阴茎、阴囊，再清洁后面的肛门。包皮褶皱的部位很容易存积污垢，要一边用手将其往上推，一边用棉签蘸水沿环形擦拭。男宝宝的私密处神经、血管丰富，清洗动作一定要轻柔，不然刺激过度，宝宝会不舒服而哭闹。

宝宝的洗护用品该如何选购

婴幼儿洗护品的主要功能是清洁皮肤和保护皮肤，其种类远不及成人用品繁多，主要有婴儿香波、婴儿润肤油、婴儿沐浴精、婴儿沐浴乳、婴儿皂、湿纸巾和尿布清洗剂等，主要的功能是清洁；其他的还有婴儿油、婴儿膏、婴儿霜、婴儿露、婴儿乳液、婴儿爽身粉等。宝宝的肌肤娇嫩，妈妈在给宝宝清洁时，无论动作还是所使用的产品都要温和，尽量不刺激宝宝的皮肤。那么，怎样为宝宝选购洗护用品呢？

（1）要与宝宝的皮肤状况相适宜 虽然婴儿洗护品都很温和、自然，但不同的婴儿洗护品所强调的配方不同，妈妈不能依自己的喜好选择，如刚出生的宝宝由于活动量少，稍稍清洗即可，无须购买清洁力很强的沐浴品。

（2）不可用功能相同的成人用品替代 虽然它的功能是宝宝需要的，但配方和标准不是专为宝宝皮肤设计的，有可能不适合宝宝皮肤的生理特点而造成刺激。选购时，一定要认明"专为婴儿设计"的字样，因为，这类产品已针对宝宝皮肤做过测试。

（3）要注重洗护品的内在品质 衡量内在品质优秀的标准，即是否正规厂家生产及来源于正规渠道，是否经卫生管理部门批准和检测，外包装上应有批准文号、生产厂家、成分、有效期等正规标志。一般而言，选择老牌子、口碑佳的产品较有安全保证。

（5）包装要完整安全 包装与色彩的感觉是否高贵不是主要的。首先，包装材质要无毒，且要造型易于抓握，不怕摔，有安全包装设计，能防止宝宝误食；包装要无破损，容器密封完好，其中的成分未和空气结合而发生变质。

如果宝宝是过敏性皮肤，妈妈要根据医生的推荐，选用专门设计的沐浴用品以确保安全。

宝宝囟门该如何清洗

囟门是人体生理过程中的正常现象，用手触摸前囟门时，有时会触及如脉搏一样的搏动感，这是由于皮下血管搏动引起的，未触动到搏动也是正常的。囟门同时又是一个观察疾病的窗口，医护人员在检查婴儿时常常摸摸囟门来判断一些疾病。所以说宝宝的囟门是可以触摸的,并不像很多新手爸妈所想的那样,囟门不能碰、不能清洗。

清洗囟门的方法如下:

清洗时手指应平置在囟门处轻轻地揉洗,不应强力按压或强力搔抓,更不能以硬物在囟门处刮划。

如果囟门处有污垢不易洗掉,可以先用麻油或精制油蒸熟后润湿浸透2~3小时,待这些污垢变软后再用无菌棉球按照头发的生长方向擦掉,并在洗净后扑以婴儿粉。

囟门的清洗可在洗澡时进行,可用宝宝专用洗发液而不宜用强碱肥皂,以免刺激头皮诱发湿疹或加重湿疹。

如何给新生儿剪指甲

新生儿的指甲长得特别快,1~2个月大的新生儿指甲以每天0.1毫米的速度生长。若指甲长了不及时剪短,指甲会藏污纳垢,也可能会因抓破皮肤而引起感染。因此,新妈妈要及时给宝宝剪指甲。睡觉时给宝宝剪指甲最好,这个时候宝宝不会乱动,而宝宝洗澡以后,指甲很软,这时候修剪指甲最轻松。宝宝的指甲很小,很难剪,妈妈可不要贪一时省事而使用成人的剪刀或指甲剪,最好使用专门为宝宝设计的指甲剪。选择前部钝头、呈弧形的指甲剪,每次用完后都要用酒精擦拭,防止细菌和病毒滋生。

给宝宝修剪指甲还有点小学问,首先要尽量将宝宝的手指分开;妈妈左手的拇指和食指牢固地握住宝宝的手指,右手持剪刀从指甲的一端沿着自然弯曲轻轻地将指甲剪下,切不可剪得太深或太多,以免损伤皮肤和甲床。剪好后,妈妈用自己的拇指内面,触摸一下指甲缘处有无尖刺,若未修整成圆弧形,可以用一张很细的砂纸,锉平宝宝指甲的边缘,防止粗糙的边缘划伤宝宝娇嫩的肌肤。如果指甲下方有残留污垢,不要用锐利的东西清理,最好用清水洗干净。

宝宝的头形与睡姿有关吗

刚出生的宝宝,头颅骨尚未完全骨化,各个骨片之间仍有成长空隙,直到15个月左右时囟门闭合前,宝宝头部都有相当的可塑性。所以新妈妈要注意不能让宝宝只习惯某一种睡姿,否则宝宝容易睡偏头。

新妈妈应该每2~3个小时给宝宝更换1次睡眠姿势。一般认为,平卧和侧卧是宝宝最好的睡姿选择,能保证宝宝头部正常发育,睡出漂亮的头形。但是一定不能忘记,侧卧时,还是应采取左侧卧和右侧卧交替的方法。

更换方法为:宝宝在睡眠比较浅的时候不要动他,他会不接受,会哭闹不安,转到他喜欢的位置接着睡。在宝宝睡着15~20分钟,比较沉的时候,帮助他改变一下体位,是循序渐进地改变,开始少一点,然后再多一点。

怎样让宝宝拥有良好的睡眠

睡眠是新生儿生活中不可缺少的一部分,良好的睡眠能调整体况,消除疲劳,有利于机体的新陈代谢,促进生长发育。新生儿的睡眠每天应该在20个小时左右,会随着月龄的增长而逐渐减少,2个月的婴儿每天约18个小时,4个月时每天约睡16个小时,8个月时约15个小时,当满周岁时,每天只需要13~14个小时就可以了。

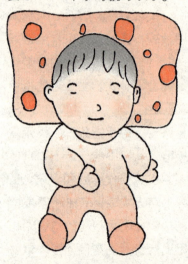

新生儿睡眠时不能处于饥饿状态,睡前最好大小便。新生儿睡觉不应用枕头,因为此时头围大于胸围,若孩子睡觉时再加枕头,会使头部前倾或偏向一侧,影响其呼吸或使其睡不舒适。天长日久,可能造成头颈部畸形。

宝宝睡不好可能由于宝宝大、小便使尿布湿了,没吃饱,睡眠环境太吵等,这些都有可能导致新生儿睡眠不稳,要针对形成的原因去采用相应的处理措施。如果这些情况都不存在,查看一下宝宝除睡眠不安是否伴有发热、不吃奶等其他症状时,如果有应去医院请大夫检查诊治。

为什么晒太阳对新生儿很重要

维生素D进入人的血液后能帮助吸收食物中的钙和铁,可以预防和治疗小儿佝偻病;紫外线可以刺激骨体制造红细胞,防止贫血,并可杀除皮肤上

Part3 细致全面的产后育儿护理

的细菌，增进皮肤的抵抗力。可见，新生儿晒太阳很重要。室内晒太阳，不可隔玻璃窗、纱窗，以免减少紫外线的透入。

婴儿太小时不能直接到室外曝晒，只能在室内，斜射阳光时打开窗子给婴儿晒太阳，每天晒 1～2 次即可，一般健康婴儿 2 周后即可在室内晒太阳。一般出生 3～4 周后的婴儿，才能抱到户外晒太阳，而且开始的时间要短，只晒一部分如脚、腿等，然后再慢慢地增加晒太阳的时间和范围。头部和脸部一般不要直接照射，可置阴凉处或戴遮阳帽。一般婴儿晒太阳的顺序是：

最初的两三天，可从脚尖晒到膝盖，约 5～10 分钟即可。

然后可扩大晒的范围，从膝盖扩大到腿根部。

除去尿布，可连续两三天都晒到肚脐，时间约 15～20 分。

最后可增加晒背部约 30 分钟。

晒太阳时新生儿如果流汗，要用毛巾擦净，再喂以白开水或果汁，以补充水分。小儿晒太阳的时间最好在早上 9～10 点及下午的 4 点左右。

怎样护理宝宝的皮肤

新生儿的皮肤薄而且很娇嫩，防御功能差，对各种损伤抵抗力低，故易发生皮肤感染，严重时可因细菌侵入血液而造成败血症。所以对新生儿的皮肤要做特殊的护理。

新生儿刚出生时，皮肤表面有一层胎脂，它对皮肤有暂时的保护作用，可减少感染机会，不要立即洗去。新生儿皮肤娇嫩、柔软，毛细血管丰富，皮脂腺分泌较多，特别是皮肤褶皱处如颈部、腋窝、大腿根部、腘窝等处，可因潮湿及污物的堆积使局部皮肤破溃、糜烂，造成感染。因此需勤洗澡、勤换内衣，以保护皮肤健康。洗澡时，降生后 6 个星期内的新生宝宝，只能用水来给宝宝清洗，并且要特别注意清洗皮肤褶皱处。若指甲过长应用小剪刀剪掉，以免抓伤皮肤。注意新生儿衣服、被褥的增减，避免出汗过多。

尽量少给宝宝使用爽身粉，特别是有尿布疹的宝宝，因为一旦爽身粉与尿液、粪屑混合在一块，容易产生新的化合物及一些微粒，堵塞毛孔、汗孔，不仅妨碍皮肤透气，还会诱发或加重宝宝的皮炎。

新生儿护理与疾病预防

如何预防新生儿脱水热

宝宝刚出生时，由于环境的变化，体温很快下降，12～24小时经体温调节逐渐上升到36℃以上。可是，因为发育未完善，皮下脂肪较薄，所以体温常波动不稳。

当呼吸、皮肤及大小便失去的水分超过了喂哺新生儿所得的液体量时，即可发生脱水热。当天气干燥与炎热，或室温过高、保暖过度时，均可使新生儿体内水分丢失过多，如补充供给不足，即可致发热。

新生儿脱水热多发生于出生后2～4天。新生儿可表现烦躁不安及啼哭，无感染中毒症状，体温可突然升高，前囟稍凹陷，口唇黏膜干燥，皮肤弹性较差，尿量减少，供给足量水分后体温迅速下降。

新生儿便秘该怎么办

便秘是指大便数少，排便的间隔时间长，而且粪便坚硬，排出困难。人们解大便的次数和间隔时间没有绝对的标准。有的每天大便1～2次，也有的1～2天大便1次。如果没有不舒服的感觉，无呕吐、腹胀，排便容易，都属正常。新生儿出生后3天仍然没有绿色的胎便排出，尤其是有腹胀或呕吐等症状，可能患有肛门或小肠畸形。新生儿便秘不伴有腹胀的，可能由于饮食不足，或质量不当，或者甲状腺功能减退引起。对于便秘并有腹胀、呕吐或持续性、经常性便秘的，应及早到医院诊治。对于临时性的，可以用甘油栓、开塞露或泡软的肥皂条，注入或塞入肛门，以刺激肠壁，滑润粪便，便于排出大便。

宝宝脐部有少量出血或渗液正常吗

宝宝脐带于出生1周后开始脱落，在脱落前脐部可能有少量出血或渗液，这都属于正常现象。只要出血不多，就不必担心。每天给宝宝洗完澡后，用棉签蘸75%酒精擦干宝宝脐部，保持宝宝脐部干燥即可。如果出血量多，应立即用无菌或干净纱布敷在脐部，并尽快到医院就诊处理。如果渗液偏多，可以在擦完酒精后洒一些脐带粉。如果脐周发红、渗液呈脓性时，除脐部护理外，应给予抗菌治疗。

怎样防治新生儿脐部脐炎

正常情况下，宝宝出生3～7天，脐带残端逐渐干枯变细，成为黑色而脱落。但有的新生儿在断脐时或断脐后，如果消毒不严或稍有护理不当，很容易造成感染而引发脐炎。引起脐部发炎的多为金黄色葡萄球菌、大肠杆菌，其次为溶血性链球菌，或混合细菌感染等。

预防新生儿脐炎，关键是做到：孕妇在产前要防治感染性疾病，加强围产期保健；普及新法接生，分娩过程中严格执行无菌操作；断脐后的一周内要护理好脐部，保持局部干燥和清洁卫生。勤给孩子换消过毒的尿布，并防止粪便尿液污染，不要让尿布覆盖住脐部，以免厌氧菌生长繁殖。为母婴卧室创造一个洁净的环境，所用的床上物品、内裤、毛巾及婴儿尿布等以抗菌织物制成的为好；宝宝得了脐炎后，炎症轻者可用3%双氧水冲洗局部，洗净后涂碘伏，或用增效联磺片研成细末，撒在肚脐上，并注意保持局部干燥。如果形成脓肿者，需及时切开引流换药。若变为慢性肉芽肿者，使用10%硝酸银，或硝酸银棒给予局部烧灼，肉芽较大应手术切除。一旦孩子发生菌血症或败血症，则需尽快住院治疗，选准抗生素，足程足量，以控制病情发展，及早治愈。

如何防治鹅口疮

鹅口疮是新生儿时期经常见到的疾病，尤其是出生一周以后的早产儿。俗称"白口糊"，中医叫"雪口症"，是由白色念珠菌感染引起的。一般认为它是由新生儿免疫机能低下，如虚弱、营养不良、腹泻，或因感染而长期应用各种抗生素或激素造成的。

有了鹅口疮的宝宝常表现为宝宝嘴巴里有很多像奶斑一样的东西粘在口腔壁上，与新生儿吃奶留下的奶斑很难区别。如果用棉签能擦掉则为奶斑，擦不掉则为鹅口疮了。

先看看这些引起鹅口疮的念珠菌是怎么来的吧。这些肉眼看不见的霉菌主要来自产妇阴道、带菌的医护人员以及没有经过严格消毒的奶瓶和尿布。宝宝的皮肤或口腔黏膜接触到这些被霉菌污染过的东西后就会引起局部的感染。

所以刚做母亲的产妇、婴儿室医护人员应该注意个人卫生，母亲喂奶前应该洗手并用温水擦干净自己的乳头，医护人员每次接触孩子以前也要把手洗干净，每次用奶瓶前要经过沸水消毒。当发现宝宝的口腔里长出白色絮状物时，有的老人喜欢用手或布擦洗口腔，这样做是徒劳的，白斑过几天又会重新长出来。

由于弱碱环境不利于霉菌生长，故可用2%～5%的苏打水清洗口腔。其他方法如1%的甘油或中药冰硼散涂口腔均有疗效。

最有效的方法是，用每毫升含制霉菌素5～10万单位的液体涂局部，每天3次即可，涂药时不要吃奶或喝水，最好在吃奶以后涂药，以免冲掉口腔中的药物。在使用任何药物前都要到医生处咨询。

新生儿黄疸该如何护理

新生儿黄疸分为生理性和病理性，新生儿的生理性黄疸并非不正常。如果年长儿及成人发生黄疸就不正常了。足月新生儿一般生后2～3天出现，这时皮肤呈浅黄色，白眼珠以蓝为主微带黄色，尿稍黄但不染尿布，孩子没有什么不适，一般生后2～4天黄疸最明显，1周左右就消退了。新生儿病理性黄疸出现较晚，一般生后3～5天出现，6～8天达到高峰，黄疸的程度也比足月儿重，血胆红素可达256微摩/升（15毫克/分升），而且黄疸消退的时间也比较晚，7～9天开始消退，2～3周才退净。

下面是护理生理性黄疸的要点：

（1）**要点1** 生理性黄疸不会让宝宝有什么不舒服的，因此发现黄疸不要着急，此期间可用些葡萄糖冲水喝，糖水的利尿作用可使胆红素加速排出。吃奶不好及饥饿可能使生理性黄疸加重延长。

（2）**要点2** 各种急慢性疾病也可使生理性黄疸加重或延长，应积极治疗这些疾病。

(3) 要点3 应注意与迅速出现的严重的病理性黄疸相鉴别，观察黄疸进展情况，出生后黄疸发生的时间、部位、程度变化，有无肌张力低下、嗜睡、吮吸反射减弱、发烧、呕吐等情况。若出现上述表现，切莫延误病情，失去治疗时机。对于病理性黄疸先应明确病理性黄疸的原因，有针对性地去除病因。

新生儿尿布疹该怎么办

尿布疹也就是俗称的"红屁股"，是发生在宝宝裹尿布部位的一种皮肤炎性病变，也叫婴儿红臀，主要表现为小宝宝屁股与尿布接触区域的皮肤发红、发肿，甚至出现溃烂、感染。一般情况下，尿布疹可以在短期内治愈。也有的顽固尿布疹奇痒难耐，久治不愈，迁延宝宝儿童期才慢慢减轻，常常影响宝宝的身心健康。

尿布疹的防护措施：

使宝宝的屁股保持干爽是预防尿布疹最好的措施，所以尿布被污染后要尽快更换。

每次换尿布后，彻底清洗宝宝的生殖区域。洗完后，用软毛巾或纸巾吸干水分，千万不能来回擦。

不要使用滑石粉质地的爽身粉，如果宝宝吸入它的粉尘，会对肺部造成伤害。最好选择较为安全的以玉米淀粉为原料的爽身粉。

给宝宝添加辅食时，每次只添加一种新食品，有助于判断宝宝是否对食物过敏而引发尿布疹。

不要把尿裤系得太紧。宽松的衣服能够让宝宝的小屁股"呼吸"。

不要给宝宝穿不透气的材料制成的衣物。

清洗宝宝的棉质尿布时不要用含有芳香成分的洗涤剂，也不要使用柔顺剂，这些东西都会使宝宝的皮肤产生过敏反应。可以在第1次漂洗时加入一点醋，以消除碱性刺激物。

天气暖和时，尽可能让宝宝不穿尿裤，直接接触空气会加快尿布疹的恢复。

尽量选择母乳喂养，母乳喂养会增加宝宝全面抗感染的抵抗力，避免宝宝因服用抗生素而诱发尿布疹。

新生儿在预防接种前后有哪些注意事项

（1）接种前

①接种前要洗澡，保持清洁。

②接种前测量一下体温，还要观察孩子有没有异常。

③要填写母婴健康手册。

（2）接种后

①当天禁止洗澡，如没有什么异常，第2天可洗澡。

②不要触摸打预防针处。

③接种后要仔细观察孩子的情况，注意注射处是否红肿、孩子是否发烧、腹泻，精神状况如何，如出现严重腹泻、高烧、抽搐等症状，应到医院诊治。

预防接种要在身体健康时进行。预防接种时，如患有其他疾病，有的会加重病情，有的会影响预防接种的效果。因此有以下情况时不能进行预防注射：①孩子有发热、感冒、腹泻等急性病时，暂时不能进行预防接种。

②有严重心脏病、肾脏病、肝脏病和贫血时，不能进行预防注射。

③有过敏体质，如有严重湿疹、支气管哮喘、过敏性皮炎等，预防接种时可起起严重的过敏反应，不宜进行预防注射。

④有脑发育不全、脑病或脑炎后遗症、癫痫病等，不宜预防注射，以免加重病情。